全国高等医药院校医学检验技术专业规划教材

全国高等医药教材建设研究会规划教材
供医学检验技术专业用

医学检验导论

主　审　刘成玉

主　编　龚道元　徐克前　林发全

副主编　郑　磊　孙晓春　徐军发　胥文春

编　委（以姓氏笔画为序）

王元松（青岛大学）
石青峰（桂林医学院）
闫海润（牡丹江医学院）
江新泉（泰山医学院）
孙晓春（江苏大学）
孙连桃（包头医学院）
李树平（湖南医药学院）
李　萍（河北北方学院）
李思虹（佛山科学技术学院）
李　晖（北京卫生职业学院）
冷　平（成都中医药大学）
张纪云（山东医学高等专科学校）
张式鸿（中山大学）
张家忠（襄阳职业技术学院）
郑　磊（南方医科大学）
岳保红（郑州大学）
林发全（广西医科大学）
胡　敏（中南大学）
胡志坚（九江学院）
胥文春（重庆医科大学）
徐克前（中南大学）
徐军发（广东医科大学）
龚道元（佛山科学技术学院）
傅琼瑶（海南医学院）

秘　书　岳保红（郑州大学）

人民卫生出版社

图书在版编目(CIP)数据

医学检验导论 / 龚道元,徐克前,林发全主编. —北京:人民卫生出版社,2016

ISBN 978-7-117-23233-3

Ⅰ. ①医… Ⅱ. ①龚…②徐…③林… Ⅲ. ①医学检验—医学院校—教材 Ⅳ. ①R446

中国版本图书馆 CIP 数据核字(2016)第 213154 号

人卫智网	www.ipmph.com	医学教育、学术、考试、健康,购书智慧智能综合服务平台
人卫官网	www.pmph.com	人卫官方资讯发布平台

医学检验导论

主　　编:龚道元　徐克前　林发全
出版发行:人民卫生出版社(中继线 010-59780011)
地　　址:北京市朝阳区潘家园南里 19 号
邮　　编:100021
E - mail:pmph @ pmph.com
购书热线:010-59787592　010-59787584　010-65264830
印　　刷:中农印务有限公司
经　　销:新华书店
开　　本:850 × 1168　1/16　　印张:12
字　　数:322 千字
版　　次:2016 年 9 月第 1 版　2023 年 4 月第 1 版第 12 次印刷
标准书号:ISBN 978-7-117-23233-3/R · 23234
定　　价:33.00 元

序　言

我国医学检验专业办学已经有几十年的历史，从最初的中专教育发展到目前200多所高职高专和本科院校开办医学检验（技术）专业，医学检验专业的学生数量与过去相比有了显著的增加。但绝大多数学生对本专业缺少充分的了解和认识，甚至出现一些认识偏差。因此，对医学检验专业的新生及时进行专业教育非常必要。而目前绝大多数高校还没有开设正规课程进行规范的专业启蒙教育。

龚道元、徐克前、林发全三位主编独具匠心、呕心沥血，带领一批优秀的检验教育专家开创性地编写了《医学检验导论》，可作为医学检验专业新生"专业导论课"的教材。该教材从医学检验的形成与发展，地位作用与发展前景，培养目标与课程设置，专业学习与能力素质，就业岗位与职业道德，研究生应考，理想职业与职业规划等多方面进行了阐述，使本专业的新生从步入校门即能接受规范的专业启蒙教育，全面了解医学检验专业的发展与前景以及在医学中的作用，提高他们对本专业的认同度和自豪感，稳固专业思想；指导学生制定学习计划和职业规划，对促进学生将来投身医学检验事业起到极大的推动作用。

我们非常欣喜地看到此版医学检验专业启蒙教育正规教材的问世，本教材的出版为开设《医学检验导论》课程创造了条件，对加强新生专业教育具有重要的意义，我希望有条件的高校都能够开设此门课程。由于《医学检验导论》是一部新编写的教材，编写难度可想而知，不足之处也在所难免，希望大家在教学实践中提出宝贵意见，并不断更新与完善教材建设工作。

最后，我衷心祝贺这本书的出版，同时感谢主编和各位编者对我国医学检验专业教育与发展辛勤付出。

许文荣

2016年7月

前　言

近30多年来，医学检验飞速发展，医学检验在人体健康评估、疾病诊断、疗效观察、预后估计以及精准医疗等方面发挥越来越重要的作用，被誉为临床医学的“侦察兵”。从事医学检验是一份好的职业，具有职业稳定、收入较高、发展前景良好等特点。美国将医学检验技术排在最佳职业榜的前十位。目前国内社会对医学检验普遍存在认知不足，因此在选专业时存在一定的盲目性。即使选择医学检验技术专业（简称医学检验专业）的大学生新生亦可能对专业知之甚少，并对其发展前景存在疑惑。如何让医学检验专业大学生一进入校门就能够接受到正确而规范的专业教育，从而让学生全面了解医学检验专业的发展历史和发展前景，提高对专业的认同度和自豪感是目前面临的一个重要课题。对于大学生来说，树立正确的人生观和价值观，确立自己的奋斗目标，制定自己学业计划和设计未来的职业规划；学会如何学习、如何做人、如何做事，培养自己的专业素养和综合素质也是非常重要的。本书对以上几个方面的内容均有涉及，这也是我们编写《医学检验导论》的初衷。通过本课程的学习能够帮助医学检验专业的学生形成较系统的专业认识，满足社会大众了解医学检验专业内涵和发展趋势的要求，从而达到让学生了解、热爱所学专业、培养专业兴趣的目的。本书可供医学检验专业的大学生作为“新生课”或“专业导论课”的教材使用或者是关心医学检验专业的社会各界人士参考。

《医学检验导论》作为医学检验专业的一门学科基础课程和进入专业学习的入门课程。本书包括12章，它们分别是医学分类与医学基本范畴、医学检验形成与发展、医学检验教育与课程体系、医学检验技术专业的学习、医学检验人员知识能力与素质、医学检验职业发展方向与职业岗位、医学检验硕士研究生考试指导、医学检验人员职业道德、医学检验人员人际沟通与人际关系、临床实验室有关的法律法规、职业理想与职业生涯规划等。

很多学校已经开始了“新生课”或“专业导论课”，但一直没有一本教材，为教学的开展带来了很大的不便。本教材的编写，是一次新的尝试和探索，是开创性的教材建设工作，编写哪些内容，每章内容写到什么程度，怎么编写，没有标准参照物。因此，编写人员是摸着石头过河，有待在教学实践中不断充实和完善，希望起到抛砖引玉的作用。

《医学检验导论》在编写的过程中得到许文荣教授、刘成玉教授的耐心指导，提出了许多宝贵的意见和建议，在此谨表示衷心的感谢。感谢各位编者，是他们的大力支持和真诚合作，使得《医学检验导论》按期问世。

尽管各位编者在编写过程中倾心尽力，但由于时间短促，编者水平有限，难免有纰误疏漏，恳请使用本书的教师、学生以及临床检验工作者提出宝贵意见，以便今后进一步修订和完善。

龚道元　徐克前　林发全

2016年7月

目　录

笔记

绪　论

通过绪论学习，你将能回答下列问题：

1. 什么是医学检验？
2. 何谓临床实验室？临床实验室有哪些类型？
3. 医学检验主要研究的内容有哪些？
4. 医学检验在临床医学中有何作用？
5. 如何学习“医学检验导论”课？

对于医学检验，大多数同学会感到陌生。但如果说到“血常规化验”、“转氨酶化验”，大家会感到非常熟悉。小时候，很多同学都有过发热（发烧）的经历，到医院后，医生首先会要求扎手指血或抽静脉血做血常规化验。因为由炎症引起的发热，常常为病毒感染或细菌感染而致。血常规是判断细菌感染的一个重要依据，而且只有细菌感染才会采用抗生素治疗。因此，血常规化验对发热的诊断和治疗非常有价值。转氨酶主要是指丙氨酸氨基转移酶（alanine aminotransferase，ALT）和天门冬氨酸氨基转移酶（谷氨酸氨基转移酶）（aspartate aminotransferase，AST），它们是人体代谢过程中必不可少的“催化剂”，主要存在于肝细胞内。当肝细胞发生炎症、坏死、中毒等现象，造成肝细胞受损时，转氨酶便会释放到血液里，使血清转氨酶升高。同学们在大学入学体检中有一个重要项目就是转氨酶化验，主要检查的转氨酶是ALT，它是肝细胞损伤非常敏感的指标，1%的肝脏细胞损害，便可以使血中ALT的浓度增加1倍。因此，通过检测ALT的水平可以比较敏感地监测肝脏是否受到损害。

通过以上介绍，同学们可能对医学检验有了一个初步的认识，原来就是诊所或医院里的“化验室”或“检验科”。除此之外，在血站、疾病预防控制中心，以及有些公司也开展医学检验。那么，同学们会问，到底什么是医学检验呢？它在医学中起什么作用呢？它的发展前景如何呢？《医学检验导论》课程将给大家提供答案。

一、什么是医学检验

医学检验是一门古老的学科，大约在公元前300年，希腊医生希波克拉底（Hippocrates，公元前460～公元前370年）就用感官直视法（色、嗅、味等）对尿液进行观察，以辅助有关疾病的诊断，开拓了人类历史上最早和最原始的医学检验方法。在医疗实践中，人们不断观察尿液外观、量、色泽和气味与疾病之间关系，形成了有临床诊断价值的尿轮（urine wheel）。之后显微镜和分光光度计的发明又大大推动了医学检验的进步和发展。当今医学检验已成为一门综合性、交叉性的学科，它能将物理、化学、生物的技术和方法应用到临床医学领域，对疾病的预防、诊断和治疗起到非常重要的作用。临床实验室提供的医学检验信息占患者全部诊疗信息的60%以上。因此，医学检验已经成为医疗机构中重要支持部门之一，被称为临床医学中的“侦察兵”。

那么，什么是医学检验？医学检验（medical laboratory sciences，MLS）是对取自人体的材料进行微生物学、免疫学、生物化学、分子生物学、遗传学、血液学、生物物理学、细胞学等方面的检验，从而为预防、诊断、治疗人体疾病和评估人体健康提供信息的一门学科。

在医学检验中所采用的人体材料一般称为标本（specimen）。临床常用的标本包括血液、尿液、粪便、脑脊液、胸腹水、前列腺液、精液、阴道分泌物等。通过检测这些标本中的化学物质或致病因子从而对疾病进行预防、诊断和治疗。

二、医学检验的主要研究内容和方法

（一）临床实验室

1. 临床实验室　简单地说，进行医学检验的场所称为临床实验室（clinical laboratory）。早期的医学检验是在临床医生的诊所内进行。通过不断发展，医学检验的项目越来越多，形成了专门化的实验室。1896年，美国John Hopkins大学医学院Dr. Welch建立了医院临床实验室（图绪论-1）。早期的临床实验室检验项目比较简单，但是目前临床实验室非常复杂，自动化程度非常高（图绪论-2），开展的检测项目也非常多。

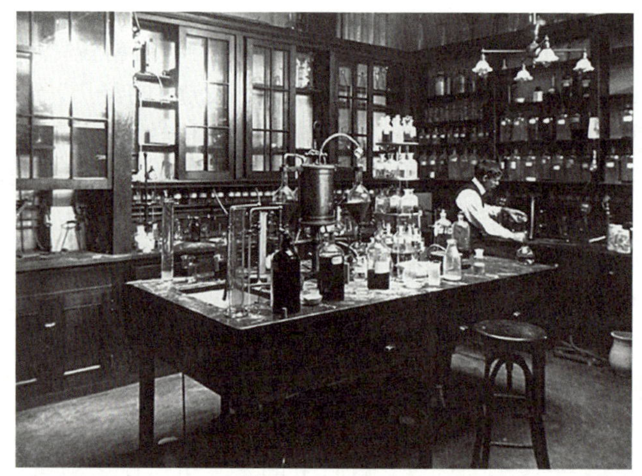

图绪论-1　Folin在哈佛大学的临床化学实验室（1905年）

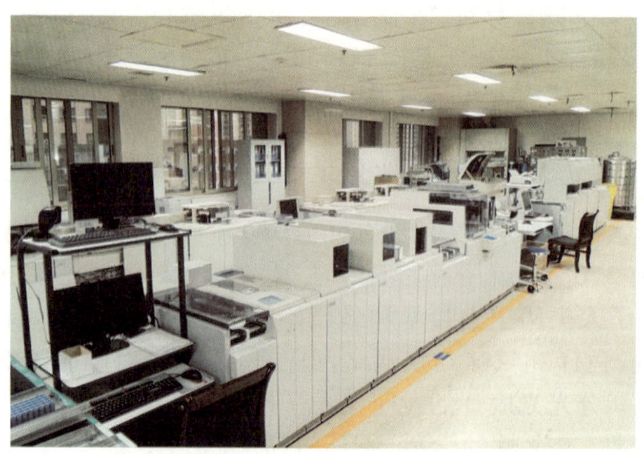

图绪论-2　现代临床实验室

严格地说，临床实验室是指从事医学检验的医疗机构。根据我国颁布的《医疗机构临床实验室管理办法》(卫医发〔2006〕73 号)，临床实验室是指对取自人体的各种标本进行生物学、微生物学、免疫学、化学、血液免疫学、血液学、生物物理学、细胞学等检验，并为临床提供医学检验服务的实验室。实验室可以提供其检查范围的咨询服务，包括结果解释和为进一步适当检查的建议等。

2. 临床实验室类型 临床实验室大多属于医疗机构。医疗机构临床实验室根据其是否具有独立的法人资格，可以分为二类：第一类为独立临床实验室(independent clinic laboratory, ICL)，简称独立实验室，我国亦称之为医学检验所或第三方实验室等，它是以公司形式存在的独立医疗机构，是在卫生行政部门许可下，具有独立法人资格的、专业从事医学检验检测的机构，主要为各级医疗机构提供专业的临床检验与病理诊断技术等服务。我国于 2009 年颁布《医学检验所管理办法》，规定其设立必须经当地卫生行政部门审批后方可营业。第二类为非独立临床实验室，它附属于其他医疗机构，本身并不是一个独立的医疗机构。在我国，此种模式目前占绝大多数。比如医院内的检验科、部分临床科室的实验室，门诊部、诊所的实验室，妇幼保健院(所)的实验室，性病、结核病防治院(所)的实验室，采供血机构的实验室，疾病预防控制中心从事人体健康检查的实验室，卫生检疫部门对出入境人员进行健康检查的实验室，疗养院、体检中心等机构的实验室等。

临床病理检验室、法医检验实验室以及检查结果不用于临床诊疗的医学科学实验室都不属于临床实验室范畴。仅仅收集或制备样本的机构，作为检测样本或检验报告邮寄和分发中心，尽管可以作为大型实验室网络体系的一部分，也不能称之为临床实验室。

3. 临床实验室组织结构

(1) 直线型结构：由实验室主管对技术人员直接进行管理的模式。一般在一些规模较小、开展检验项目不多的临床实验室采用。如一级医院、社区卫生院、基层妇幼保健机构、体检中心等。

(2) 职能型结构：按照学科特点和技术人员分工的不同进行管理的模式。临床实验室或医院检验科根据学科特点分成不同的部门(室)。常见的有临床体液学检验室、临床血液学检验室、临床生物化学检验室、临床微生物学检验室、临床免疫学检验室、临床分子生物学检验室等。二级以上的医院及医学检验所通常采用此种模式。

4. 临床实验室管理标准化 临床实验室的最终服务对象是患者，直接服务对象是临床医生。临床实验室应以采取对患者伤害最小的方式及时、准确地提供检验结果。因此，临床实验室的标准化管理至关重要。我国于 2006 年颁布了《医疗机构临床实验室管理办法》(卫医发〔2006〕73 号)，这是我国临床实验室的准入标准。临床实验室还采用认可制度，采用国家或国家标准。国家标准是 GB/T 22576-2008《医学实验室质量和能力的专用要求》，与此相对应的国际标准为 ISO15189：2007《医学实验室质量和能力的专用要求》。

(二) 医学检验项目

人体标本中存在的、可检测的，并具有临床意义的不同物质或微生物称为检验项目(testing item)。根据其来源不同，可分为内源性的和外源性的两类。内源性物质是机体自身存在的或反应性生成的物质，包括核酸、蛋白质、脂类、糖类、维生素、水及无机盐，以及抗体等；或者是正常生理条件下存在的微生物。而外源性物质是指自身不能合成，而通过摄取进入体液中的成分，如药物、毒物、兴奋剂等；或者是一些病原体。

一项检测能否成为临床用的检验项目至少需要同时满足以下两点，一方面是需要可靠的检测方法来测定；另一方面需要具备明确的临床效用，即临床价值。检验项目的临床价值可能涉及疾病的预防、诊断、治疗监测、预后判断等多个方面。一个检验项目不可能在每一个方面都起作用，它只要在某一方面有作用，就认为它是具有临床意义的。其意义并不是固定的，随着医学研究的不断深入会发现新的临床意义。当然，有些项目会被淘汰，而新的项目也会不断增加。

临床实验室根据检验项目性质的差异，又将其分成以下几种不同类型。当然，这种界定并不是绝对的，有时它们之间存在交叉。

1. 临床体液学检验　即我国过去医院检验科设置的“临床检验室”所检查的内容，所涉及的检验内容以“血常规”、“尿常规”和“大便常规”（俗称“三大常规”）为主，是临床最基本和最重要的检验项目。此外，还包括精液、阴道分泌物、前列腺液、脑脊液、浆膜腔积液痰液、支气管肺泡灌洗液等常规检验。

所谓“常规”检验主要对人体的血液、尿液、粪便、分泌物及体液等标本进行“理学检查”、“化学检查”和“有形成分检查”为主要内容的检验，采用的手段以显微镜检查为主，也包括人体感官检查及其他简单定性和定量检查等。

血常规检验即现在的“血细胞分析”，一般采用静脉血或毛细血管血使用自动化血细胞分析仪进行检测。检测项目包括血红蛋白测定、红细胞计数、白细胞计数、血小板计数和白细胞分类等。检测的临床意义见表绪论 -1。目前，血细胞分析一般在血液学检验室进行。

表绪论 -1　血细胞分析主要项目的临床意义

检验项目	临床意义
血红蛋白	降低主要见于贫血；增高主要见于红细胞增多症
红细胞计数	降低主要见于贫血；增高主要见于红细胞增多症
白细胞计数	降低主要见于革兰阴性杆菌感染、血液病、自身免疫性疾病、脾功能亢进、肿瘤化放疗等；升高主要见于革兰阳性杆菌感染、组织损伤、大出血、白血病、肿瘤、铅中毒等
白细胞分类	血液中的白细胞包括中性粒细胞、嗜酸性粒细胞、嗜碱性粒细胞、淋巴细胞和单核细胞五种，其升高和降低临床意义各有不同

目前，大部分医院检验科取消了“临床检验室”的设置，改为“临床体液学检验室”。

泌尿系统的主要功能是生成和排泄尿液，从而调节内环境的酸碱和电解质平衡。尿常规检验即尿液分析项目包括尿液理学（颜色、透明度等）、化学（酸碱度、尿蛋白、尿糖等）及有形成分（白细胞、红细胞等）检查。尿液常规检验可以初步反映泌尿系统病变，也可间接反映全身代谢及循环等系统的功能。例如尿蛋白偏高，往往预示着肾脏病变，尿糖则可能提示糖尿病等。

粪便由未吸收的食物残渣、消化道分泌物、黏膜脱落物、细菌、无机盐和水组成。粪便检验用于诊断和筛查消化系统炎症、出血、寄生虫感染及肿瘤等。例如粪便隐血试验（fecal occult blood test，FOBT）是测定消化道出血的一种方法，主要用于检验肉眼不可见的少量出血。在消化道溃疡性出血时呈间断性阳性，而消化道癌症时呈持续性阳性，因此又可作为良、恶性出血的一种鉴别。

2. 临床血液学检验　临床血液学检验是以临床血液病的诊断、治疗和监测为目的的实验室检测技术和方法。血液病是指原发于造血系统，或是通过影响造血系统而伴发血液异常改变，以贫血、出血、发热为特征的疾病统称。造血系统包括血液、骨髓单核 - 巨噬细胞系统和淋巴组织，凡涉及造血系统病理、生理，并以其为主要表现的疾病，都属于血液病范畴。血液病临床分为三大类型：红细胞疾病、白细胞疾病、出血和血栓性疾病。临床上常见的疾病有白血病、再生障碍性贫血、骨髓增生异常综合征、血小板减少症、多发性骨髓瘤、淋巴瘤、骨髓纤维化、血友病等。

主要检验项目有骨髓细胞学检查、贫血检测（如血红蛋白、铁等）、血栓与止血检测（如凝血因子、抗凝血因子、纤溶因子等）。

3. 临床生物化学检验 生命体是一个由活性物质组成的化学体，其组成成分包括核酸、蛋白质、脂类、糖类、维生素、水和无机盐等。正常的生化代谢是健康的基础，而所有的疾病均有生物化学物质及其代谢的改变，因此可以通过检测生物化学物质来判断机体健康与否（图绪论-3）。正因如此，临床生物化学检验采用化学和生物化学技术检测人体体液标本，了解人体生理、病理状态下物质组成和代谢，为临床疾病的预防、诊断、治疗和预后提供依据。

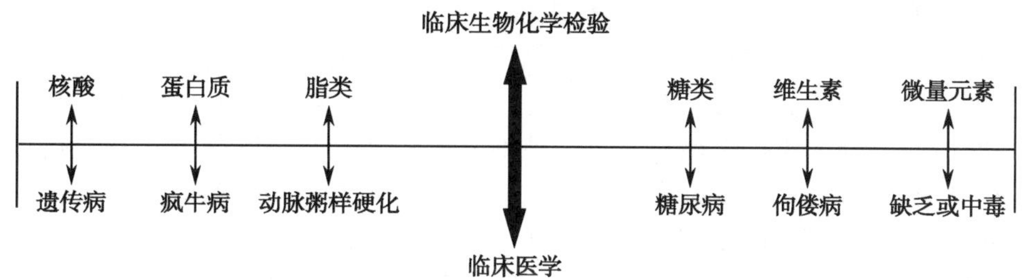

图绪论-3 临床生物化学检验与临床医学的关系

几乎所有的人体内成分都可用于临床生物化学检验，不管是宏量的还是微量的、大分子还是小分子、内源性的还是外源性的（表绪论-2），均可通过定量测定或结构分析用于疾病诊断和治疗。

表绪论-2 常见的临床生物化学检验项目

生化物质类型	举例
氨基酸和蛋白质类	氨基酸及衍生物；宏量及微量蛋白
酶和同工酶	丙氨酸氨基转移酶、天冬氨酸氨基转移酶、碱性磷酸酶及同工酶等
核酸	基因突变、单核苷酸多态性等
脂类和脂蛋白	脂类主要包括三酰基甘油、胆固醇，以及脂肪酸、磷脂、糖脂等；脂蛋白主要包括CM、VLDL、LDL、HDL等；载脂蛋白主要包括apoA、apoB、apoC、apoE等
糖及代谢物	葡萄糖、果糖等糖类物质；丙酮酸、乳酸、β-羟丁酸等糖代谢物；糖化血红蛋白等糖衍生物
激素	类固醇激素（如皮质醇、醛固酮、雌激素、孕激素及雄激素等）；氨基酸衍生物类激素（如甲状腺素、肾上腺髓质激素、松果体激素等）；肽与蛋白类激素（如下丘脑激素、垂体激素、胃肠激素、胰岛素、降钙素等）；脂肪酸衍生物（如前列腺素等）
电解质和血液气体	电解质（如钾、钠、氯、碳酸氢盐等）；血液酸碱度（即pH）；血液气体（如氧气、二氧化碳等）
维生素和微量元素	维生素（如A、B族、C、D、E等）；微量元素（如铁、铜、锌、铬、钴、钼、硒、碘、氟等）
有机小分子	香草扁桃酸、尿黑酸、辛二酸、戊二酸等
治疗性药物	地高辛、奎尼丁、苯妥英钠、丙咪嗪、氨茶碱、环孢素等
临床毒物	有毒金属、有机物、药物、兴奋剂、毒品等

4. 临床微生物学检验 临床微生物检验是通过对病原体及相关代谢物的检测，为感染性疾病的预防、诊断和治疗提供依据的学科。常见的微生物主要包括：①细菌：包括一般细菌、支原体、衣原体、立克次体和螺旋体（如梅毒螺旋体）等。②真菌：包括引起皮肤和软组织感染的真菌，如毛癣菌属、表皮癣菌属及小包子菌属等；引起侵袭性感染的真菌，如念珠菌属、隐霉菌属、曲霉菌属等。③病毒：如肝炎病毒、人类免疫缺陷病毒（human immunodeficiency virus，HIV）等。

临床上主要通过病原体的检测和血清学试验确定感染性疾病的发生及性质，通过病原体的药物敏感试验、耐药株监测和医院感染的监测，为感染性疾病的治疗、药物选择和有效预防措施的制定提供信息。

笔记

目前，全球感染性疾病现状严峻，很多经典疾病卷土重来或出现了新的变异，如新变异型克 - 雅病、重症急性呼吸综合征（severe acute respiratory syndrome，SARS）、新型冠状病毒感染、H_7N_9 禽流感等。以前从未认识到的感染性疾病正在持续不断出现，包括 HIV、SARS 等。此外，由于人类滥用抗生素，导致“超级细菌”的产生。

5. 临床免疫学检验　临床免疫学检验是利用免疫学技术，对与免疫反应相关的各种免疫物质进行检测，为疾病的诊断和治疗提供依据和方法的学科。主要包括体液免疫检查和细胞免疫检查。体液免疫检查项目主要有免疫球蛋白（IgG、IgA、IgM、IgE 等）、血清补体等。细胞免疫检查项目主要包括 T 淋巴细胞、B 淋巴细胞、K 细胞和 NK 细胞的数量、表面标志及功能检测。临床免疫学检验涉及多种临床疾病，主要包括：①感染性疾病免疫学检测，如各种肝炎病毒抗原、抗体标志物检测。②免疫相关性疾病的检测：如肿瘤的免疫学检测（肿瘤标志物检测）、自身免疫性疾病检测（如类风湿关节炎类风湿因子检测、系统性红斑性狼疮抗核抗体检测等）、免疫缺陷病检测（如艾滋病的淋巴细胞亚群检测、免疫球蛋白检测等）、免疫增殖病检测（如多发性骨髓瘤尿液本周 - 蛋白检测等）、超敏反应性疾病的免疫学检测及移植的免疫学的检测等。

6. 临床分子生物学检验　又称分子诊断学。分子诊断学（molecular diagnostics）是利用分子生物学的技术和方法在分子水平上进行检测，对疾病进行预测、预防、诊断和个体化治疗的学科。检测对象是生物大分子，主要是核酸 DNA 和 RNA，也包括蛋白质。检测项目主要包括：①临床病原微生物核酸检测：如细菌、病毒及寄生虫核酸检测；细菌及病毒耐药相关基因检测。②用药个体化基因检测。③染色体病和遗传性疾病基因检测。④器官移植配型 HLA 基因分型检测。⑤肿瘤基因检测等。

目前，医学检验实现了检测的自动化和信息化，并开始向实验室全自动化（total laboratory automation，TAL）方向发展。所谓 TLA 是指将临床实验室内一个或几个检测系统的功能整合，不同的分析仪器（如全自动凝血分析仪、全自动尿液分析仪、全自动生化分析仪、全自动酶联免疫分析仪、全自动化学发光免疫分析仪等）与分析前和分析后处理系统（设备）通过硬件和信息网络进行连接的相关设备整合体，包括样本前处理系统、样本运送系统、分析系统、样品保存系统和软件控制系统等。实现自动化采血管选择、贴标签、分拣、输送、样本处理、分析和存储。构成流水线作业，实现检测过程的自动化（图绪论 -4）。

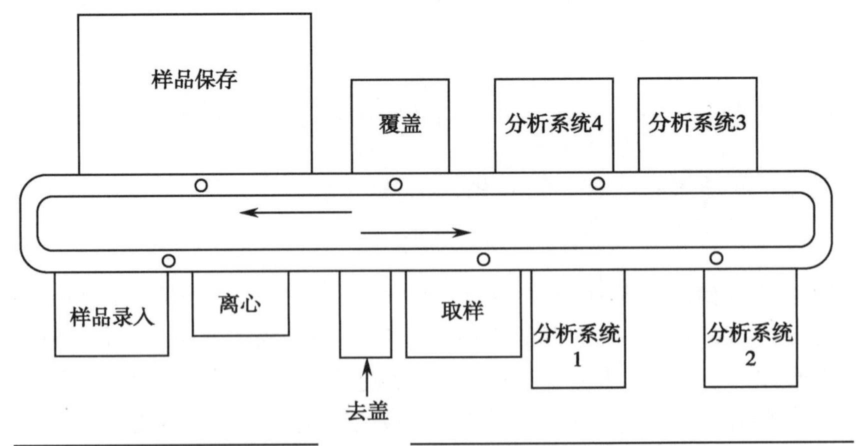

图绪论 -4　全实验室自动化检测临床样本的过程

（三）体外诊断和体外诊断产业

目前，由于在人体内直接检测其化学物质或致病因子还面临困难，因此一般是采用离体检测的方式，也就是将这些人体材料从人体中取出，通过标本的形式再进行分析和观察。

因此，医学检验亦被称为体外诊断（in vitro diagnostics，IVD）。

临床实验室需要采用大量的仪器和试剂盒用于检测和分析，由此构成了一个巨大的产业，称之为体外诊断产业（in vitro diagnostic industry）。据统计，2012 年全球 IVD 市场规模为 436 亿美元（不包括糖尿病监测）。2014 年中国 IVD 市场规模为 250 亿人民币（其中试剂盒占 70%，仪器占 30%），国外企业有 60% 市场份额，国内企业仅占 40%，而且处于 IVD 产业的低端。

体外诊断产业研发、生产和销售的产品主要包括体外诊断检验时所需要的仪器设备、试剂（盒）、校准品、质控品和相关耗材等。

三、医学检验在医学中的地位和作用

（一）医学检验在医学中的地位

医学检验是临床医学的重要组成部分，属于诊断学，因此也称为实验诊断学或体外诊断学。以前，医学检验检测项目少，对临床诊断的价值不大，在医院并不受重视，因此常被称为医院的辅助科室。但是近 20 年来，医学检验发展迅速，出现了临床实验室自动化、信息化和管理标准化为特征的新趋势。由于生物技术的飞速发展，检验项目快速增加，目前一般三级医院常规检验项目已经超过 1000 项，具有明确临床价值的检验项目高达 3000～4000 项。研究显示，临床决策 60%～80% 的信息来自临床实验室。

目前，医学检验已从临床医学的辅助科室逐渐发展成为一门独立的学科，临床检验工作也从“以标本为中心，以提高检验数据为目的的单纯的、被动的实验室检验，逐渐发展成为以患者为中心，以疾病的诊断和治疗为目的”的主动参与。一方面为疾病诊断、治疗、病情观察及预后判断提供更为直接的科学依据，同时还要走出实验室，参与临床咨询、查房、会诊等，为临床和患者提供服务，包括选择合理的检验项目、对分析前的质量控制提出要求，对检验结果进行解释和评价等。

特别是人类基因组计划后，临床分子生物学检验发展迅速，基因检测和基因诊断广泛应用于临床。现在，你只要提供你口腔的脱落细胞，就可以完成你自己的个体基因组测序。个人基因组图谱隐藏的遗传信息好似“生命密码”，一旦拥有，人们就可以在孩子出生之日起采取相应对策，减少患上特定疾病的风险，防患于未然。例如，如果一个孩子的基因组图谱显示，这个孩子患上糖尿病的风险较高，那么就应该严格控制这个孩子的体重。这样一来，在这个孩子学会走路之前，他患上糖尿病的风险已经大大降低。这项技术的成本在不断降低，科学家的目标是费用低于 1000 美元，检测时间小于 6 小时。如果这样，个体基因组测序技术就可以用于临床常规检验。如果这样，医学检验不光是可以诊断疾病，而且还可以准确地预测疾病，那么我们医学检验人员会成为一个个“算命师”。

未来精准医学的发展，个性化诊断、治疗将会逐步成为发展的趋势，而精准医学离不开医学检验。随着分子生物学、基因测序技术等发展及临床应用，将促进“精准医学”的发展，同时将引发“精准医学检验”的形成，医学检验将进入一个新的境界。

另外，随着社会经济的发展，人们在生活质量水平得到显著提高的同时，越来越多的人开始关注、追求身心健康和生命质量。未病医学、疾病预防与控制、健康体检的理念深入人心，同时，我国现已步入老年化社会，而且生活节奏加快、竞争、压力越来越大，生活、行为方式不健康、食品安全、环境污染等问题，传染病、慢性病、老年病尤其是肿瘤等疾病发病率将越来越高，因此，社会尤其是医疗活动对医学检验的需求和依赖越来越大，医学检验不仅在医学中的地位越来越重要，而且检验人员越来越得到社会的广泛认可和尊重，社会地位将越来越高。

总之，医学检验已经成为循证医学的基础、转化医学的途径和精准医疗的核心，是疾病

笔记

诊疗的“侦察兵”和“情报系统”。医疗机构的临床实验室也逐步发展成为现代化的、解决临床诊断和观察疗效能力更强的医学实验中心，医学检验发生了革命性的变化，医学检验正从临床医学的边缘走向舞台中央，医学检验在整个医疗活动中的地位越来越重要。

（二）医学检验在医学中的作用

医学检验在医学中，特别是在临床医学中起着非常重要的作用，主要表现在以下几个方面。

1. 在疾病预防中的作用 随着经济发展、人民群众生活水平的提高和医疗卫生条件的改善，健康体检、疾病预防和疾病筛查已经成为医疗行业的重要内容。有些检验项目虽不能对某一特定疾病作出肯定性诊断，但是可以提示某种疾病可能已经发生，因此将它们称为筛查试验（screening test）。一般都是诊断敏感度高的指标，如甲胎蛋白之于原发性肝细胞癌、前列腺特异性抗原之于前列腺癌；另外，还有些检验项目能够提示某种疾病将会发生，即发生疾病的风险增高，可以用于疾病发生风险评估。如超敏C-反应蛋白用于心血管疾病的风险评估，如果其血液浓度 <1.0mg/L 为低风险；1.0～3.0mg/L 为中度风险；>3.0mg/L 为高度风险。三酰基甘油、胆固醇对于心血管疾病也有类似作用。

2. 在疾病诊断中的作用 诊断是指从医学角度对人们的精神和体质状态作出的判断。有些检验项目可以用于疾病的确定诊断，如结核分枝杆菌培养对于结核病的诊断、骨髓细胞学检查对于血液病的诊断、空腹血糖检测对于糖尿病的诊断等；有些可用于疾病的鉴别诊断，如血清碱性磷酸酶、丙氨酸氨基转移酶与胆红素的同时测定有利于黄疸的鉴别诊断，降钙素原的检测对于细菌感染还是病毒感染的鉴别诊断等；大部分检验项目是用于疾病的辅助诊断，如肝功能试验、肾功能试验、肿瘤标志物等。

3. 在疾病治疗中的作用 临床检验一般采用血液、尿液作为标本，取样简单，创伤小，是很好的治疗监测标志物。在治疗监测时，一般需要连续测定某一指标，如乙肝抗病毒治疗就需要对乙肝病毒DNA进行定量测定。肿瘤标志物CA15-3在乳腺癌的治疗监测中有很重要的作用（图绪论-5）。

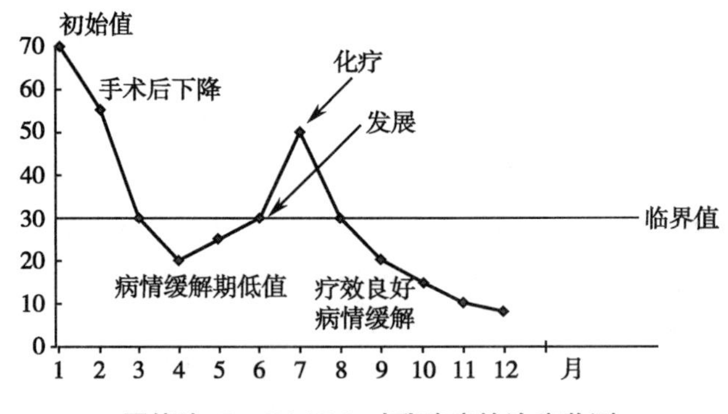

图绪论-5 CA15-3对乳腺癌的治疗监测

有些检验指标可用于治疗效果的判断。如凝血酶原时间（PT）的国际正常比值（INR）能够监测口服抗凝药（如华法林）的治疗效果，如INR<1.5说明治疗无效；2.0～3.0说明治疗有效；如果INR>3.0说明用量过大。另外，医学检验对临床制定治疗方案也非常重要。由于存在个体差异，一种治疗方法可能对某些个体有效，而对另一些个体可能完全没有作用，这需要通过分析不同个体的遗传指标从而制定不同的治疗方案，即所谓的个体化医学（personalized medicine）。例如，对于乳腺癌患者，如果雌激素受体和孕激素受体均为阴性，那么内分泌治疗（如他莫昔芬）则是无效的。

4. 用于疾病的预后判断 预后（prognosis）是对某种疾病的发展过程和后果进行预测。

它既包括判断疾病的特定后果，也包括提供时间线索。研究预后的目的是为了认识疾病发展过程的规律。一般来说，肿瘤标志物的基础水平越高，越可能处于癌症晚期，预后也会比较差。例如CA125可用于卵巢癌患者的预后判断，手术及治疗前CA125的血清浓度越高，患者的预后就越不好。此外，雌激素受体和孕激素受体也能反映乳腺癌的预后，如果两者均为阴性，即使CA15-3的水平不太高，预后也差，复发机会较高，治疗效果不好。

四、医学检验人才培养

目前，我国已经形成了一医学检验专业人才的培养体系，包括在校教育和毕业后教育。

（一）在校教育

在校教育涉及不同层次的医学检验人才培养，包括中专、高职高专、本科、硕士研究生和博士研究生教育。其中高职高专和本科学制一般为3年和4年，学习过程本科在校学习和毕业实习，学习课程主要包括人文与社会科学课程、医学基础课程和专业课程等。毕业实习时间大约1年，有些检验本科院校还要求完成一篇毕业论文。

（二）就业方向与行业准入

大学教育本质上是通识教育。为了便于大学生的就业和专业意识的培养，我国的大学教育的一大特点是将通识教育与专业教育相结合。但是，同学们在选择就业方向时，应该注意不要囿于专业名称。以医学检验专业为例，在大学读医学检验专业，并不意味着只能在医院检验科就业，像医院的输血科、感染科、临床实验室或研究室也需要医学检验人才。国家、省、市均有血液中心、疾病控制中心、检验检疫部门和食品质量监督检验等部门，这些部门也都有医学实验室，也需要大量医学检验专业人才。我国有大量的体外诊断公司，有些进行检验仪器和诊断试剂的研发和生产，有些进行销售，其中既有大型跨国公司或上市公司，也有许多小型公司。医学检验独立实验室近年来在我国也发展迅速，这些都为同学们提供了大量就业机会。此外，医药院校、生物医药科研机构也需要大量的实验技术人才。由于医学检验涉及体外诊断这一巨大产业，同学们也可发挥自己聪明才智，自主创业。

1. 卫生系统 我国卫生系统正在逐步实现职业准入制度，就是要通过一定的理论和实践能力的考试才能允许从事相关的职业。例如由人事部、卫生计生委组织的《全国卫生专业技术资格考试》中涉及医学检验专业的相关职业考试，包括初级（士）考试、初级（师）考试和中级（师）考试。初级（士）考试一般中专、大专毕业1年后可申请，包含的专业有临床医学检验（105）、病理学技术（106）、理化检验技术（109）和微生物检验技术（110）。初级（师）考试一般大学本科毕业1年后可申请，包含的专业有临床医学检验（207）、病理学技术（208）、理化检验技术（211）、微生物检验技术（212）、输血技术（214）。考试科目包括“基础知识”、“相关专业知识”、“专业知识”、“专业实践能力”，分4个半天进行。每个科目题量为100题，全部是选择题，题型有A1、A2、B1、A3、A4和X型题。

在医院、血液中心、疾病控制中心等事业单位就业还需通过相关单位组织的考试和面试。

2. 企业 一般通过企业组织的招聘考试和面试即可入职。

3. 研究机构和高校 一般通过研究机构和高校的招聘考试和面试即可入职。但通常对学历、学位有较高要求。

4. 公务员 通过国家公务员考试。

（三）终身教育

终身教育是指人们在一生各阶段当中所受各种教育的总和。包括教育体系的各个阶段和各种方式，既有学校教育，又有社会教育；既有正规教育，也有非正规教育。主张在个人需要的时刻以最好的方式提供必要的知识和技能培训。终身教育思想已成为很多国家教育改革的指导方针。

笔记

医学特别是临床医学，是一门发展非常迅速的学科，医务工作者必须有终身学习的能力和终身受教育的理念。有些国家规定对从事临床的工作人员（包括医学检验人员）进行定期测试，只有通过测试者才有资格继续从事相关职业。目前，我国医学检验人员在晋升技士、技师、主管技师、副主任技师、主任技师等职称时，除了学历、工作年限等基本条件达到要求外，还要参加各省统一组织的英语、计算机、专业课和专业基础、操作技能等课程考试，继续教育学分要达到规定要求，同时在晋升主管技师、副主任技师、主任技师时还要求参与或主持科研项目，有科研文章发表等，这些都是终身学习、终身教育的具体要求。

五、医学检验导论的学习重点和方法

本课程是医学检验专业导论课。主要目的是为了使大学生和社会大众了解医学检验专业的内涵特点、与社会经济发展的关系、涉及的主要学科知识和课程体系、人才培养基本要求等。本课程的开设将有助于大学生对医学检验专业有较为系统的认识，也有助于满足社会大众了解相关专业内涵和发展趋势的需要。

（一）学习重点和方法

重点学习本专业的内涵特点、医学检验专业与医学特别是临床医学的关系、专业涉及的主要学科知识和课程体系、专业人才培养基本要求等。通过本课程的学习能够帮助医学检验专业的学生形成较系统的专业认识，满足社会大众了解医学检验专业内涵和发展趋势的要求，从而达到让学生了解所学专业、培养专业兴趣的目的，有利于学生职业规划和职业发展。

开设专业导论课的教学方法非常重要。当下社会对医学检验专业了解比较片面故而带有偏见。这就更要求我们创新教学方式，在新生面前呈现新的医学检验专业面貌。第一，可开展“名师讲座”，邀请那些专业知识丰富，教学风格受欢迎的教师进行授课，既可以是医学检验专业的人员，也可以是知名的临床医生，请他们介绍医学检验在临床上的重要作用，让学生了解到医学检验专业是一个有发展前景的好专业。第二，开设师生互动课。分小班围绕核心问题进行讨论，教师进行引导并解答学生的疑问。第三，进行专业实地考察。俗话说得好：“百闻不如一见”，组织参观医院检验科、血液中心或者体外诊断企业，学生一定会被医学检验专业的自动化、信息化水平所震撼，让新生和一线检验人员直接接触，相互交流，共同探讨该专业的发展历史、现状及发展趋势，相信他们一定会对本专业产生浓厚的兴趣。

（二）参考资料

以下网站或参考书可供同学们学习时参考。

1. http://www.labtestsonline.org.cn

2. 尚红，王毓三，申子瑜. 全国临床检验操作规程. 4版，北京：人民卫生出版社，2015.

3. 尚红，王兰兰. 实验诊断学. 3版，北京：人民卫生出版社，2015.

4. Turgeon ML. Clinical Laboratory Science. 6th ed. ELSEVIER，2012.

5. McPherson RA，Pincus MR. HENTY'S Clinical Diagnosis and Management by Laboratory Methods. 22nd ed. ELSEVIER，2011.

（徐克前）

第一章 医学分类与医学基本范畴

通过本章学习，你将能回答下列问题：

1. 何谓医学？2012年教育部制订的《普通高等学校本科专业目录(2012年)》中，将医学科学分哪些类别？其中医学技术类又可分为哪些专业？
2. 我国的医疗卫生机构分为哪几类？
3. 我国《医院分级管理办法试行草案》将医院划分为几级？划分医院等级的标准是什么？
4. 何谓医学模式？常见医学模式有哪些？
5. 何谓医学观念？当代医学观念特点有哪些？
6. 何谓健康？健康的标准体现在哪些方面？
7. 何谓亚健康？有哪些表现？
8. 何谓疾病？疾病是怎样进行分类的？疾病的病因有哪些？
9. 何谓精准医学，本质是什么？
10. 21世纪医学的发展的趋势是什么？

医学经历了从原始社会到现在几千年的发展历程，是人类长期与不良环境和疾病斗争的智慧结晶，医学科学的发展道路艰难曲折，今日医学科学的成就凝聚着许多科学家的心血，是科学进步的一个缩影。医学为人类健康做出了巨大的贡献，了解医学的学科门类、医学模式及基本范畴等知识，可以为医学检验的学习打下良好的基础。

第一节 医学定义与分类

一、医学定义

医学与社会、文化、经济、科学的发展水平密切相关，因此医学的定义也是随着社会的发展而不断变化。我国的《科学技术词典》给医学的定义：医学是旨在保护和加强人类健康、预防和治疗疾病的科学知识体系和实践活动。医学与自然科学(生物学、物理学、化学)和社会科学有着密切的联系，因为其研究的是联系自然与社会的人。医学关注的不只是人体的器官和疾病，更是人(身体和心理)的健康和生命。“生物-心理-社会医学模式”是广为接受的理论，而随着医学模式的转变，医学的人文性受到越来越多的重视。医学的起源与发展经历了古代医学、近代医学和现代医学三个阶段。科学和实践的发展，极大地推动了现代医学的进步，使现代医学具有高科技的特色。

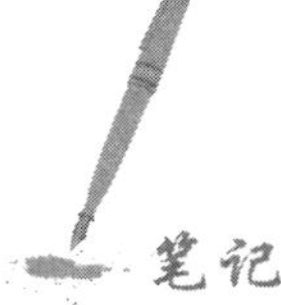

二、医学学科分类

医学作为一门综合性很强的应用学科，已形成了一个庞杂的知识与技术体系，学科分化日趋精细，但各学科之间又交互渗透辩证发展，形成了当代医学科学体系。根据相应的原则对医学进行科学分类，使其系列化、实用化，对于医学的研究、医学的组织管理、医学学科建设、医学的发展及医学教育都有重要意义。

医学的分类问题实际上就是医学的体系结构及医学各学科的相互关系的问题。在以往相当长的时间里，按照研究内容、对象和方法将医学分为基础医学、临床医学和预防医学三部分，各部分包括有不同的专业学科。随着医学科学的不断发展，这种惯用的分类方法并不能充分概括医学领域中各分支学科的现状和全貌。2011 年，教育部印发了《学位授予和人才培养学科目录(2011)》，将学科分为学科门类和一级学科，医学作为一个学科门类，下设 11 个一级学科，分别为基础医学、临床医学、口腔医学、公共卫生与预防医学、中医学、中西医结合、药学、中药学、特种医学、医学技术及护理学，该学科目录是国家进行学位授权审核与学科管理、学位授予单位开展学位授予与人才培养工作的基本依据，适用于硕士、博士的学位授予、招生和培养，并用于学科建设和教育统计分类等工作。

2012 年教育部制订了《普通高等学校本科专业目录(2012 年)》(表 1-1)，将医学分为基础医学、临床医学、口腔医学、公共卫生与预防医学、中医学、中西医结合、药学、中药学、法医学、医学技术、护理学等共 11 个专业。此外与医学有关的生物医学工程分在工学类中。该目录规定了专业划分、名称及所属门类，是设置和调整专业、实施人才培养、安排招生、授予学位、指导就业，进行教育统计和人才需求预测等工作的重要依据。该目录的实施是我国高等教育改革与发展的一项重要举措，关系到教育资源的配置和优化，对提高人才培养的质量、促进高等教育与经济社会的紧密结合，都具有重要意义。

表 1-1 普通高等医学院校本科专业目录

基本专业		特设专业	
专业代码	专业名称	专业代码	专业名称
10	**学科门类：医学**	**10**	**学科门类：医学**
1001	**基础医学类**	**1001**	**基础医学类**
100101K	基础医学	**1002**	**临床医学类**
1002	**临床医学类**	100202TK	麻醉学
100201K	临床医学	100203TK	医学影像学
1003	**口腔医学类**	100204TK	眼视光医学
100301K	口腔医学	100205TK	精神医学
1004	**公共卫生与预防医学类**	100206TK	放射医学
100401K	预防医学	**1003**	**口腔医学类**
100402	食品卫生与营养学(注：授予理学学士学位)	**1004**	**公共卫生与预防医学类**
1005	**中医学类**	100403TK	妇幼保健医学
100501K	中医学	100404TK	卫生监督
100502K	针灸推拿学	100405TK	全球健康学(注：授予理学学士学位)
100503K	藏医学	**1005**	**中医学类**
100504K	蒙医学	**1006**	**中西医结合类**
100505K	维医学	**1007**	**药学类**
100506K	壮医学	100703TK	临床药学(注：授予理学学士学位)
100507K	哈医学	100704T	药事管理(注：授予理学学士学位)

笔记

续表

基本专业		特设专业	
专业代码	专业名称	专业代码	专业名称
1006	**中西医结合类**	100705T	药物分析（注：授予理学学士学位）
100601K	中西医临床医学	100706T	药物化学（注：授予理学学士学位）
1007	**药学类**	100707T	海洋药学（注：授予理学学士学位）
100701	药学（注：授予理学学士学位）	**1008**	**中药学类**
100702	药物制剂（注：授予理学学士学位）	100803T	藏药学（注：授予理学学士学位）
1008	**中药学类**	100804T	蒙药学（注：授予理学学士学位）
100801	中药学（注：授予理学学士学位）	100805T	中药制药（注：可授理学或工学学士学位）
100802	中药资源与开发（注：授予理学学士学位）	100806T	中草药栽培与鉴定（注：授予理学学士学位）
1009	**法医学类**	**1009**	**法医学类**
100901K	法医学	**1010**	**医学技术类**
1010	**医学技术类**	101008T	听力与言语康复学
101001	医学检验技术（注：授予理学学士学位）	**1011**	**护理学类**
101002	医学实验技术（注：授予理学学士学位）		
101003	医学影像技术（注：授予理学学士学位）		
101004	眼视光学（注：授予理学学士学位）		
101005	康复治疗学（注：授予理学学士学位）		
101006	口腔医学技术（注：授予理学学士学位）		
101007	卫生检验与检疫（注：授予理学学士学位）		
1011	**护理学类**		
101101	护理学（注：授予理学学士学位）		

注：摘自《普通高等学校本科专业目录（2012年）》

三、医学类主要专业核心课程

根据教育部制订的《普通高等学校本科专业目录（2012年）》（表1-1），医学主要包括基础医学、临床医学、口腔医学、公共卫生与预防医学、中医学等11个专业，各专业具有较为完整的课程体系和核心课程，了解医学各主要专业课程体系可以对医学有一个全局观，对进一步学习医学检验技术各门课程有重要价值。

（一）基础医学专业

基础医学专业是培养具有全面的综合素质，扎实的现代生命科学和医学的理论基础，较强的创新精神和实践能力，较大的发展潜力及德、智、体等方面全面发展，能在高等医学教育教学和现代医药卫生领域从事基础医学教育教学和生物医学研究的专业人才。基础医学专业的核心课程包括基础医学课程（医学基础课程）和部分临床医学课程（如内科学、外科学）等。

基础医学是研究人的生命和疾病现象的本质及其规律的自然科学。主要研究内容为正常和病理状况下人体的形态结构、功能状况和代谢过程，疾病的病因，发病机制以及疾病防治基本理论的学科群。

基础医学课程根据研究性质的不同，其课程体系分为形态学、功能学和病原生物学三类课程。①形态学课程：从形态方面进行研究的一些科学，如人体解剖学、组织学与胚胎学、病理学等。②功能学课程：从机体的各种不同功能方面进行的基础研究，如生理学、生物化学、病理生理学、免疫学、药理学等。③病原生物学课程：主要研究致病性病原生物的生物学性状、传播与流行规律、致病性、临床检验方法、防治原则等，主要包括病原微生物学和人体寄生虫学。基础医学课程的一些主要课程是医学类各专业都必须学习课程。关于基础医学主要课程介绍见本教材第三章第三节。

（二）临床医学专业

临床医学是研究人类疾病的病因、诊断、防治和预后的科学。也是直接面对患者，并对患者直接实施治疗的科学。虽然临床医学主要培养临床医生，但掌握临床医学的基本理论、基本知识也是教育部颁发的《普通高等学校专业目录和专业介绍》中对医学检验专业学生培养的要求。临床医学属于应用医学范畴，主要包括内科学、外科学、妇产科学、儿科学等。

1. 临床医学的内容 临床医学服务的对象是疾病和患者。对于疾病应从定义、临床流行病学、病因和发病机制、病理解剖和病理生理、临床症状和体征、并发症、影像检查和实验室检查、诊断和鉴别诊断、病情转归和预后，以及疾病的预防和治疗等全面的认识和研究。

（1）病因和发病机制

1）病因：引起疾病的原因和条件称为病因。病因大致上有内因和外因之分。内因是由患者自身产生，例如遗传性因素、先天性因素、代谢性因素和肿瘤性因素等；外因是由外界致病因素作用于人体而产生，例如生物性因素、机械性因素、理化性因素、营养性因素，以及精神、心理和社会因素等。

诱发疾病的因素称为诱因，是指能促进或加强病因致病作用的某些条件因素。诱因常常与气候变化、身体情况和社会状况有关。

2）发病机制：指病因作用于人体，人体发生自稳调节的紊乱。自稳调节紊乱与屏障防御功能降低，与人体在神经、体液、细胞和分子不同水平调节功能的异常有关。目前除少数疾病的发病机制已基本搞清楚外，大部分疾病的发病机制尚不清楚，这有待于科学技术和人文科学的发展逐步加以探索、阐明和解决。

（2）病理学和病理生理学

1）病理学：指器官、组织和细胞发生形态结构的异常变化，可以从大体标本和显微镜下的观察来判断器官、组织和细胞的形态学异常，从而联系它们的功能和代谢的变化。病理解剖是阐述疾病的重要物质基础，也是诊断疾病的重要依据。

2）病理生理学：它是不同器官、系统的功能，代谢的动态变化，变化机制，以及与疾病各种表现间的联系。临床症状和体征的表现，必须用病理生理学的基础理论去解释，并以病理生理学的理论去指导疾病的诊断、治疗和转归。

（3）症状和体征

1）症状：症状是致病因素作用于人体后，人体某些器官、系统的功能、代谢发生的异常的自我感受。例如肝炎病毒感染人体后，人体出现发热、纳差、恶心、呕吐、腹胀、腹泻等症状。

2）体征：体征是指人体患病后，机体的表面或内部结构发生了可以观察到，或感触到特异性或非特异性的改变。例如，病毒性肝炎患者出现发热、黄疸、肝大、脾大等体征。

症状和体征是疾病在临床上的表现。它是疾病诊断、鉴别诊断、病情观察和预后判断的重要临床依据之一。

（4）影像检查和实验室检查

1）影像检查：影像检查包括放射检查（X 线、CT、磁共振、造影等）、超声检查（如 B 超、心超、多普勒等）以及放射性核素成像检查等。广义上也可将内镜检查归于此。

2）实验室检查：实验室检查包括临床一般体液学检查、血液学检查、生物化学检查、病原生物学检查、免疫学检查，以及基因检查等。广义上讲，病理学检查也可归于此。

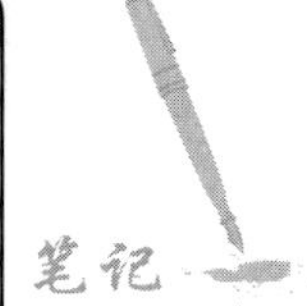

近年来，随着科学技术的进步，影像检查和实验室检查有了长足的发展，大大地推动了临床医学的发展、深入和提高。

（5）诊断和鉴别诊断

1）诊断：首先根据患者的病史（现病史、过去史、家族史等），临床表现（症状、体征），然后根据影像检查、实验室检查、内镜检查和病理检查的结果，通过医生的全面综合、深入分析和积极思维，对疾病作出正确诊断。

2）鉴别诊断：若干疾病可有相似或相同的病史和临床表现，也会有相似或相同的检查结果，医生必须通过鉴别，排除相似疾病，才能最后做出正确的诊断。因此鉴别诊断是诊断疾病不可缺少的程序或步骤，也是临床分析和思维的重要内容之一。

（6）疾病的治疗和预防

1）疾病的治疗：包括物理治疗和药物治疗等。物理治疗是一类应用各种自然的或人工的物理因子来治疗疾病的方法。如电疗法、光疗法、超声波疗法和体育疗法等。药物治疗是用药物治疗疾病的疗法。如抗病原生物药物疗法、抗肿瘤药物疗法。

2）疾病预防：是指防止疾病在人群中的发生。每一种疾病的发生、发展都有其本身的规律，一般采取三级预防的策略和措施：第一级预防措施是预防疾病的发生；第二、三级预防措施是控制疾病的发生、发展。充分发挥个体预防和群体预防在疾病预防中起了主要作用，同时也利用公共卫生监测所获得信息，为疾病预防提供重要依据。

2. 临床医学专业核心课程　本科临床医学专业教育的目标是培养适应医药卫生事业发展需要，具有良好的职业素养，具有基本临床工作能力的医学人才；同时具有终身学习能力，为进一步深造打下基础；能在各级卫生保健机构上级医师的指导与监督下，从事安全有效的医疗实践。临床医学专业的核心课程包括基础医学课程和临床医学课程等，其中临床医学课程主要有诊断学、内科学、外科学、妇产科学、儿科学、眼科学、肿瘤学等。

（1）诊断学

1）性质与任务：诊断学是运用医学基本理论、基本知识和基本技能对疾病进行诊断的一门学科。是临床医学中最重要的学科，也是从基础学科过渡到临床医学各学科的桥梁课；是临床各专业学科（外科学、内科学、妇产科、儿科、五官科等）的基础。

2）主要内容：诊断学包括：①问诊：通过医生与患者进行提问与回答了解疾病发生发展的过程。这一过程又叫病史采集，通过病史采集可以获得患者的基本信息。②体格检查：是医生用自己的感官或传统的辅助器具（听诊器、叩诊锤、血压计、体温计等）对患者进行系统的观察和检查，揭示机体正常和异常征象的临床诊断方法。③实验室检查：通过物理、化学和生物学等实验室方法对患者的血液、体液、分泌物、排泄物和组织标本等进行检查，从而获得病原学、病理形态学或器官功能状态等资料的诊断方法。④辅助检查：如心电图、肺功能等。

（2）内科学

1）性质与任务：内科学主要是用药物治疗疾病，在临床医学中占有极其重要的位置，它是临床医学各科的基础学科，所阐述的内容在临床医学的理论和实践中有其普遍意义，是学习和掌握其他临床学科的基础。它涉及面广，包括呼吸、循环、消化、泌尿、造血系统、内分泌及代谢、风湿等常见疾病以及理化因素所致的疾病。内科学与外科学一起并称为临床医学的两大支柱学科，为临床各科从医者必须精读的专业。

2）主要内容：内科学是二级学科，包括呼吸病学、循环病学、消化病学、泌尿系统疾病学、血液病学、内分泌代谢病学、风湿免疫病学及中毒部分。内科学的内容包含了疾病的定义、病因、机制、流行病学、自然史、症状、征候、实验诊断、影像检查、鉴别诊断、诊断、治疗、预后等。

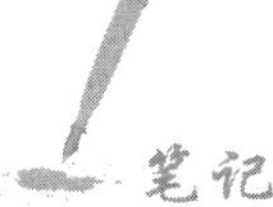

（3）外科学

1）性质与任务：外科学是医学科学的重要组成部分，根据工作对象和性质，外科分为实验外科和临床外科，临床外科依据人体的系统可分为骨科、泌尿外科、神经外科、血管外科、普通外科，按人体部位分，又可分为头颈外科、胸心外科和腹部外科。外科学的任务是建立在对疾病病因、病理掌握的基础上，利用外科手术治疗疾病，同时研究疾病的发生和发展规律。

2）主要内容：外科学的疾病包括损伤、感染、肿瘤、畸形、内分泌失调、寄生虫病和其他的一些疾病。外科学与其他临床学科一样需要了解疾病的定义、病因、表现、诊断、分期、治疗、预后，而且外科学更重视手术的适应证、术前的评估与照顾、手术的技巧和方法、术后的照顾、手术的并发症与预后等外科相关手术的问题。

（4）妇产科学

1）性质和任务：妇产科学是临床学科的组成部分之一，随着临床医学学科的整体进步，已演变为一门独立的学科，该学科专门研究女性特有的生理、病理变化以及生育调控，由产科学和妇科学组成。产科学是一门研究女性在妊娠期、分娩期及产褥期全过程中，孕产妇、胚胎及胎儿所发生的生理和病理变化，并对病理改变进行预防、诊断和处理的临床医学学科；妇科学是一门研究女性在非妊娠期生殖系统的生理和病理改变，并对病理改变进行预防、诊断和处理的临床医学学科，研究内容通常包括妇科学基础、女性生殖器炎症、女性生殖器损伤和发育异常、女性生殖器肿瘤、女性生殖内分泌异常及其他一些特有疾病。

2）主要内容：妇产科学是临床医学四大主要学科之一，包括妇科学和产科学，主要研究女性生殖器官疾病的病因、病理、诊断及防治，妊娠、分娩的生理和病理变化，高危妊娠及难产的预防和诊治，女性生殖内分泌，计划生育及妇女保健等。随着医学基础理论的深入研究和临床医学诊疗检测技术的进步，妇产科学在保障妇女身体和生殖健康及防治各种妇产科疾病起着重要的作用。

（5）儿科学

1）性质和任务：儿科学是临床医学范畴的二级学科，以“保障儿童健康，提高生命质量”为宗旨，其研究对象是自胎儿至青春期的儿童。随着医学研究的进展，儿科学不断向更深专业的三级学科细化发展，也不断派生出新的专业。儿科学三级学科主要以系统划分，如呼吸、消化、循环、神经、血液、肾脏、内分泌等，此外还有传染病和急救医学等特殊专业。

2）主要内容：主要研究儿童生长发育的规律及其影响因素、儿童期各种疾病的发生、发展规律以及临床诊断和治疗的理论和技术、各种疾病的预防措施（包括免疫接种、先天性遗传性疾病的筛查、科学知识普及教育等）和儿童期各种疾病的康复可能性及其具体方法。

（6）眼科学

1）性质和任务：眼科学是研究人类视觉器官疾病的发生、发展及其防治的专门学科，有着很强的专业特点，但又与其他临床学科和基础医学学科有着广泛的联系。眼科学研究范围包括眼的生理、生化、药理、病理、免疫、遗传以及眼的各种特殊检查和眼显微手术技术。

2）主要内容：眼科学主要内容是研究眼部疾病的病因、发病机制、流行病学、诊断、治疗和预防，包括眼睑病、结膜病、泪器病、角膜病、巩膜病、葡萄膜病、晶体病、青光眼、玻璃体视网膜病、视路病、屈光不正及调节障碍、眼肌病、眼眶病、眼外伤和全身性疾病在眼部的表现等。

（7）肿瘤学

1）性质和任务：肿瘤学主要是对肿瘤诊断及治疗方面的研究学科。有肿瘤影像诊断及介入治疗、肿瘤早期诊断及综合治疗、肿瘤干细胞研究与生物治疗、肿瘤放疗学、乳腺癌早期诊断与治疗、甲状腺肿瘤的综合治疗、血液系统肿瘤的诊断与治疗七个研究方向。

2）主要内容：主要研究肿瘤的病因、发病机制、临床表现、诊断、治疗、转归和预防。包括肿瘤免疫学、肿瘤病因学、肿瘤病理学、肿瘤诊断学、肿瘤治疗学、肿瘤预防学、实验肿瘤学等。

（三）口腔医学专业

口腔医学是以口腔医学的基础理论与知识对口腔及颌面部疾病进行诊断、治疗与预防的一门学科，由口腔修复学、口腔解剖学、口腔正畸学、口腔组织病理学等众多学科组成的学科。

口腔医学专业的核心课程包括：解剖学、组织胚胎学、病理生理学、病理学、诊断学、内科学、外科学、口腔解剖生理学、口腔组织病理学、口腔材料学、口腔预防医学、牙体牙髓病学、口腔黏膜病学、儿童口腔病学、口腔颌面外科学、口腔修复学、口腔正畸学、口腔颌面影像诊断学等。

（四）公共卫生与预防医学专业

预防医学是以人类群体为研究对象，应用生物医学、环境医学和社会医学的理论，宏观与微观相结合的方法，研究疾病的发生与分布规律及影响健康的各种因素，制定预防对策和措施，达到预防疾病、促进健康和提高生命质量为目的的一门医学学科。公共卫生学是人类生存和发展过程中，在与危害健康的各种因素斗争中逐步形成和发展起来的学科，它是以预防医学为理论基础，以“环境与卫生健康关系”为主线，运用基础医学、临床医学、环境医学和社会医学理论和方法，研究环境因素与人群健康的关系，阐明有益和有害因素对健康的影响以及环境相关疾病发生、发展和流行规律，以达到改善环境、预防疾病、促进健康、延长寿命和提高生命质量的目的。

公共卫生与预防医学专业核心课程包括：流行病学、卫生统计学、健康教育学、职业卫生学、环境卫生学、营养与食品卫生学、卫生事业管理、卫生毒力学基础、儿童少年卫生学、妇女保健学等。

（五）中医学专业

中医学是研究人体生理病理，疾病诊断与防治以及摄生康复的一门医学科学，至今已有数千年的历史。按照中国全国科学技术名词审定委员会审定的名词，中医学是“以中医药理论与实践经验为主体，研究人类生命活动中健康与疾病转化规律及其预防、诊断、治疗、康复和保健的综合性科学”。中医学属于在阴阳五行理论指导下、从动态整体角度研究人体生理病理药理及其与自然环境关系、寻求防治疾病最有效方法的学问。正因为如此，任何一种理论如果不具备整体观念的特色，它就不会是完全意义上的中医学；具备了整体观念而不具备动态的性质，这种理论也没有完全把握中医学的真谛。因此，“整体观念”和“辨证论治”是中医理论的基本特色。

中医学专业核心课程包括：中医基础理论、中医诊断学、中药学、方剂学、中医经典、针灸学、中医内科学、中医外科学、中医妇产科学、中医儿科学等。

（徐军发）

第二节　医学模式与观念

一、医学模式及其演变

医学模式（medical model）是指人们用什么样的观点和方法研究和处理健康和疾病的问题，是对健康和疾病的总体观。它反映一定时期医学研究的领域、方法和目标。医学模式并非客观存在，而是人们主观上、头脑中的一种观念模式或思维方式。医务工作者自觉或不自觉地运用这种观念模式来组织他的经验和知识，进行医学实践活动，因此，研究医学模式有非常重要的意义。

医学模式的形成源于医学实践，反过来它又对医学研究和实践起着重要的指导作用，从理论上讲，医学产生后医学模式也随之产生，随着社会经济、文化、科学、哲学和医学的发展，医学模式大体经历了古代笼统的整体医学模式、近代的生物医学模式，现正处于向现代的“生物 - 心理 - 社会”医学模式转变之中。

1. 神灵医学模式　神灵医学模式是医学原始的阶段，是人类早期对自身生理、病理无知和对疾病恐惧的产物，它视疾病为鬼神所致、祖先作祟，使原始的医药活动及卫生习俗带有浓厚宗教、迷信、巫术的色彩。

2. 自然哲学医学模式　在奴隶社会后期到中世纪（5～15 世纪）前的一段时间，随着社会发展和科学技术水平提高，人类对自然界有了比较粗浅的认识，对健康与疾病的看法也逐渐发生了改变，将这种看法上升、概括为理论，就产生了朴素的辩证的自然哲学医学观。这种自然哲学医学观以古代自然哲学理论为基础，摆脱原始社会宗教信仰的束缚，形成了自然哲学医学模式，自然医学模式是经验医学的阶段，常把对自然界所观察到的一般理性认识即自然哲学，直接用来解释人的生命活动现象和病因，包含朴素的唯物主义观点。

3. 机械医学模式　机械医学模式是实验医学的阶段，注重应用近代物理学、化学的成就来探讨人体结构与功能，它对于冲破宗教神学的羁绊，推动医学科学的发展具有历史的进步性，但带有经验论和机械论的片面性。

4. 生物医学模式　生物医学模式（biological model），亦称传统医学模式。15 世纪末到 16 世纪初，随着文艺复兴运动的兴起，旧的经验医学被新兴的实验医学所取代，从 16 世纪人们建立了生物医学体系的第一门学科——解剖学，到 19 世纪末，一个比较完整的生物医学体系基本形成。在生物医学时代，人们对健康和疾病的认识是建立在疾病与病因的单因单果模式之上，即健康是宿主、环境和病因三者之间的动态平衡，当环境变化、致病因子的致病能力强，人群抵抗力下降，这种平衡遭到破坏，疾病由此产生。这种认识从单纯生物学角度出发，通过分析宿主、自然环境和病因三个因素的动态平衡过程来研究疾病与健康现象，而不考虑心里、社会等因素的影响，因此称之为生物医学模式。

从生物医学模式看待人体的疾病和健康，认为人体的每一种疾病都必须而且可以在器官、组织、细胞或生物大分子上找到可测量的形态或化学变化，都可以确定出生物或理化的原因，都应找到特异的治疗手段。它标志着人类认识、防治疾病的能力大大提高，但由于它仅仅把人看作一个生物机体，忽视了心理、社会诸因素对人体健康和疾病的影响，往往造成人们单纯用生物医学的观点解释病因，使医学限制在疾病治疗的狭窄范围内，因而必然为现代医学模式所代替。

5. 生物 - 心理 - 社会医学模式　生物 - 心理 - 社会医学模式（bio-psycho-social model）是现代医学模式，即 1977 年由美国 The University of Rochester 精神病学教授、医学理论家恩格尔首先系统提出来的。其主旨均要求把人作为自然环境和社会环境在内的生态系统的组成部分，全面系统地从生物、心理、社会和环境因素等方面，来综合认识人类健康和疾病，采取更为完善的防治措施，为人类提供身心整体健康的服务。现代医学模式的产生，不仅有利于医学科学的发展深化，也有力推动了医德观念的进步，它进一步强化了医务人员对社会和患者的道德责任，对医务人员的医德情感、智能结构提出了新的要求，使得以关心同情患者，维护患者生命为要意的传统医学人道主义，上升到为全人类的身心健康服务，促进社会发展，造福子孙后代的新境界，并为解决现代医学发展中的一系列伦理问题提供了新的思路。

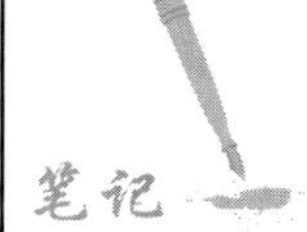

二、医 学 观 念

医学观念是指人们对医学中的最基本、最核心的问题在一段时间里形成的看法，如对健康、疾病和死亡的看法。现代医学中，整体医学观念和心身医学观念逐步建立和发展起来。

1. 整体医学观　现代整体医学（holistic medicine）观念来自于20世纪20～30年代在生物学领域发展起来的整体论。整体论认为：精神和生命都是由一定的单位结构组成，它们的结合产生了自然的整体或有机体，一个整体总是大于它各部分的总和。自20世纪70年代起，整体医学的理论在医疗保健领域得到了广泛提倡。如美国在70年代成立了近500家整体医学机构，还成立了美国整体医学会和创办了《整体健康杂志》。

在现代整体医学的发展过程中，形成了四大流派，即强调社会、心理、环境因素在疾病诊治中起重要作用的生物-心理-社会医学学派；强调无病不等于健康的整体健康学派；强调医疗保健中医生道德责任的人本主义医学学派；强调运用传统医疗方法有助于弥补现行医疗制度和技术不足的传统医学学派。各流派观点各异，充分反映了各种文化、思潮对医学发展的影响。其中，生物-心理-社会医学学派的代表人物恩格尔提出的生物-心理-社会医学模式得到了广泛的支持和接受，并为这一流派在整体医学发展中确立了地位。

2. 心身医学观　心身医学（psychosomatic medicine，PSM）是综合医学或整体医学的重要组成部分，它主要研究人类与疾病斗争中一切与心身相关的现象，包括医学、生物学、心理学和社会学等。中国古代医学家就认识到心理因素对躯体功能的影响，提出了“怒伤肝，喜伤心，思伤脾，忧伤肺，恐伤肾”的观点。奥地利精神病学家弗洛伊德（Freud）在20世纪初创立了精神分析学说。美国学者邓巴（Dunber）在1935年撰写了《情绪和身体的变化》一书，阐明了性格与疾病之间的关系。1950年，心身医学创立者之一亚历山大（Alexander）发表了名著《心身医学》一书。

发展现代心身医学具有重要意义，首先它有利于建立新型的医患关系，同时有利于预防和治疗医源性疾病，还有利于对药物疗效作出正确的评价。

3. 当代医学新观念　自20世纪80年代以来，国内外学者又提出了一些尚待完善的医学新观念。

（1）自我保健观念：维持健康主要由自己把握，因此提倡人人关心健康，人人参与维护健康。

（2）大预防观念：主要包括四方面内容：①全病种预防，含生理性疾病、心理性疾病、社会性疾病。②全病程预防，含未病先防、病中防变、病后防残。③全程预防，含婴幼儿、青少年、中老年预防和保健，以及临终关怀。④全方位预防，含社会预防、心理预防、体育预防、营养预防和生活行为预防等。

（3）大卫生观念：这种观念认为人类是现代化社会和生物自然体系中的一员，是连续的自然体系中的一个有机单元，有着纵横交错的联系和影响。因此，维持健康和提高健康水平要着眼于全人类及整个生态圈，包括人类本身的繁衍、生长、发育、疾病预防和康复水平的提高，以及自然环镜和社会环境的改善。

（4）预防、医疗、康复、保健一体观念：未来医生的责任不仅要治病，还要担负起预防、保健等方面的任务。医院不仅是治病的场所，也是预防机构、咨询机构和进行健康教育的地方。

（5）新的卫生工作总方针：“以农村为重点，预防为主，中西医并重，依靠科技与教育，动员全社会参与，为人民健康服务，为社会主义现代化建设服务”。这一总方针充分反映了当代医学的诸多新观念，是中国医学科学发展的指南。

（张式鸿）

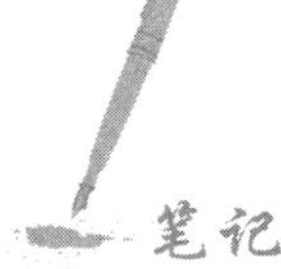
笔记

第三节　医学的基本范畴

所谓范畴，是指反映事物本质特征和关系的基本概念。医学研究的对象是人，主要研究人的健康与疾病问题，因而生命、健康、疾病、衰老和死亡都属于医学的基本范畴。

一、生　　命

生命是物质运动的高级形式，是从非生命物质发展而来的，是自然界物质长期演化的产物，生命的存在方式包括植物、动物和微生物三大类。

（一）定义

19 世纪下半叶，恩格斯给生命下的定义是："生命是蛋白体的存在方式，这个存在方式的基本因素在于和它周围的外部自然界的不断地新陈代谢，而且这种新陈代谢一旦停止，生命就随之停止，结果便是蛋白质的分解。"恩格斯关于生命的定义在一定程度上揭示了生命的物质基础，即具有新陈代谢功能的蛋白体。

20 世纪前半叶，随着生物化学的研究进展，人们对蛋白质的结构和功能有了越来越清楚地了解，蛋白质形态复杂，功能各异，在生命活动过程中的作用异常重要。现代科学证明，在活的细胞中除去水分后，约有 90% 是蛋白质。蛋白质、核酸、糖、脂类四类大分子中，又以蛋白质和核酸最为重要，核酸控制蛋白质的合成，决定蛋白质的性质。蛋白质和核酸两者互相依赖、互相作用，使生命体成为一个统一体。生命过程，就是蛋白质不断自我更新、自我复制、自我调节的过程。

不同学科对于生命有不同的定义，现代生物学对生命的定义是：生命是生物体所表现的自身繁殖、生长发育、新陈代谢、遗传变异以及对刺激产生反应等的复合现象。人的生命是自觉和理性的存在，是生物属性和社会属性高度统一的整体。

（二）标准

因为人是生物属性和社会属性高度统一的整体，关于人的生命标准，一直以来有着两种不同的理论体系。个体或生物学标准体系是生物学标准，认为人的生命源于受精卵着床的那一刻，或者源于 28 周孕龄的胎儿，因为此时胎儿离开母体也能够生存下来。承认或授权标准体系是社会学标准，认为胎儿必须得到父母和社会的接受，生命才算开始。人的社会性决定了人有别于其他生命，因此人生命的开始，也应该考虑到社会因素的影响。

（三）价值

人类生命具有物质价值、精神价值和人性价值，是社会价值和自我价值的统一。生命的物质价值体现在人是创造物质和精神财富的主体，一个人通过正当手段创造的物质和精神财富满足自身需要的程度越高，价值就越大；精神价值体现在生命的存在可以给某些其他个体带来心灵的慰藉和精神的寄托；人性价值体现在一切生命均应该予以善待。所有的医疗活动，均应尊重人的物质价值、精神价值和人性价值。

二、健　　康

健康是人的基本权利，医学不仅关注人类疾病，更关注人类健康。健康的观念也是随着社会的发展而不断发生变化的，传统的健康观是"无病即健康"，认为没有疾病就是健康，现代的健康观是整体健康，是指一个人在身体、精神和社会适应等方面都处于良好的状态，而不仅仅是没有疾病。

（一）定义

《辞海》中健康的定义是："人体各器官系统发育良好、功能正常、体质健壮、精力充沛并

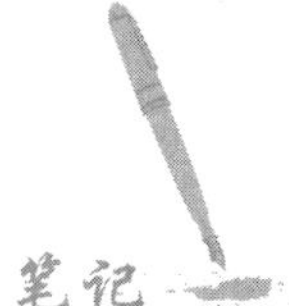

具有良好劳动效能的状态。通常用人体测量、体格检查和各种生理指标来衡量。"

世界卫生组织((World Health Organization，WHO)关于健康的定义是:"健康乃是一种在身体上，心理上和社会适应上的完好状态，而不仅仅是没有疾病和虚弱的状态。"

通过 WHO 对健康的定义，我们可以了解到，健康不仅仅是指生理健康，即人体结构完整和生理功能正常，还应包括心理和社会适应健康，因为心理、社会环境不良因素的影响也会导致身体疾病的产生，所以全面健康应以生理健康为基础、心理健康为条件，环境健康作保障。

(二)标准

健康标准可分为躯体健康标准和社会心理健康标准两大类(表 1-2)。

表 1-2 躯体健康和社会心理健康标准

编号	躯体健康标准	社会心理健康标准
1	精力充沛，睡眠良好，能从容担负日常工作	生活目标明确，态度积极，理想切合实际
2	身体能顺应外界环境的变化	人格完整，情绪稳定，自我感觉真实
3	能抵抗普通感冒和传染病	对自己的能力和优缺点有恰当的估计
4	体重适当、身体均匀。站立时，头、肩、臂、腿位置协调	在所处的环境中有充分的安全感，能保持良好的人际关系
5	眼睛明亮、反应敏锐，眼睑不发炎	能适度发泄自己情绪，并有较强自我控制能力
6	无龋齿、牙齿无疼痛，牙龈颜色正常，无出血	在不违背集体意志前提下，充分地发挥个性
7	头发有光泽、无头屑	满足个人的符合社会道德规范的欲望要求
8	肌肉丰满、皮肤富有弹性，脏器结构功能正常	乐善好施、对弱者充满同情心；嫉恶如仇，对损害社会的现象表示愤慨

(三)亚健康状态

亚健康状态是指介于健康和疾病之间的一种中间状态。一般人体从健康到疾病是一个逐渐演变的过程，在这个过程中，人体可出现生理功能和代谢活力减低，并有各种不适感觉，但各种仪器检验结果往往为阴性。

常见引起亚健康状态的原因有人体长期处于紧张和压力状态之中，有不良生活方式和习惯，环境污染以及不良精神、心理因素刺激等。亚健康状态的人可出现身心上不适的症状，如疲乏无力、虚弱、情绪改变、机体功能下降和社会适应能力下降的种种表现，在这种状态中，人体虽然没有明确的疾病，但是亚健康状态如果不能得到及时纠正，非常容易引起身心疾病。有些人的亚健康状态可能就是某些疾病无症状的早期表现，应给予高度的关注。

三、疾 病

人类对疾病的认识经历了漫长的过程，疾病本身是生物学现象，但与人的社会活动以及所处的社会地位、社会关系有着密切的关系。关注疾病，不仅仅应该关注生物学个体本身，更应该关注影响个体健康的社会因素。

(一)定义

现代医学认为，疾病是机体在外界和体内某些致病因素的作用下，因自稳调节紊乱而发生的异常生命活动过程。自稳调节的紊乱，机体的损害和抗损害反应，表现为疾病过程中各种复杂的功能、代谢和形态结构的异常变化，而这些变化又可使机体各器官系统之间以及机体与外界环境之间的协调关系发生障碍，从而引起各种病理变化、症状、体征和行为异常，正常的生命活动受到限制或破坏，对环境适应能力和劳动能力减弱甚至丧失。疾病可以通过药物或手术来减轻或消除。

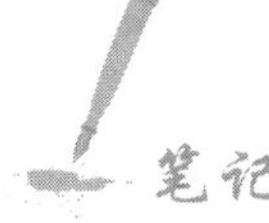

（二）分类

WHO 推荐的疾病分类方法是“疾病和有关健康问题的国际分类（ICD-11）”，该分类方法综合考虑了疾病的病因学、病理学、解剖学、遗传学、心理学、生理学、社会学等诸多因素，是全球疾病损伤及死亡的统一标准化分类，也是各国进行卫生信息交流的基础。其第十一版（ICD-11）的一级分类见 1-3。

表 1-3　疾病一级分类（ICD-11）

编号		编号	
1	某传染病和寄生虫病	11	消化系统疾病
2	肿瘤	12	皮肤和皮下组织疾病
3	血液及造血器官疾病和涉及免疫机制的某些疾患	13	肌肉骨骼系统和结缔组织疾病
4	内分泌、营养和代谢疾病	14	泌尿生殖系统疾病
5	精神和行为障碍	15	妊娠、分娩和产褥期
6	神经系统疾病	16	起源于围生期的某些情况
7	眼和附器疾病	17	先天性畸形、变形和染色体异常
8	耳和乳突疾病	18	症状、体征和临床与实验室异常所见，不可归类在他处者
9	循环系统疾病	19	损伤、中毒和外因的某些其他后果
10	呼吸系统疾病	20	疾病和死亡的外因
		21	影响健康状态和与保健机构接触的因素

（三）病因

引起疾病发生的原因称为病因，又称致病因素，是导致人体出现一系列代谢、功能、结构的变化，引起体征和行为异常的原因。疾病的病因复杂，它和人的性格、行为与生活方式、心理因素乃至经济生活条件等多种因素都有联系，大致可以分为内在因素、外在因素、自然环境及社会心理因素等几方面，这些因素共同影响了疾病的产生、演变和转归。

1. 疾病发生的内在因素

（1）神经内分泌因素：人体神经内分泌系统，调节激素的产生，许多激素对疾病的发生有十分重要的作用，有的可影响机体的防御能力，如肾上腺皮质激素；有的可直接导致疾病的发生，如胰岛素。

（2）遗传因素：遗传因素导致的疾病有两种，一是指亲代生殖细胞或受精卵里的遗传物质缺陷，在结构或功能上发生异常改变，传给子代，从而使新个体罹患的疾病，如血友病、唐氏综合征等。二是指遗传了易感某种疾病的遗传物质，在一定因素作用下导致疾病，如原发性高血压、糖尿病等。

（3）先天因素：是指胎儿在子宫内发育时受到某些因素的损害，导致的疾病称为先天性疾病。这些因素有妊娠早期母亲患有某些疾病或应用某些药物，或是胎儿受到机械性损伤等，这些因素可能导致胎儿发育不正常或发生畸形等，如先天性心脏病、唇腭裂等。

（4）免疫因素：某些个体，可能是由于遗传因素的影响，免疫系统对一些抗原的刺激发生异常强烈的反应从而导致组织、细胞的损害和生理功能的障碍，这种异常的免疫反应称为变态反应或超敏反应，可引起诸如荨麻疹、支气管哮喘甚至过敏性休克等变态反应性疾病。有些个体对自身抗原发生免疫反应并引起自身组织损害，称为自身免疫性疾病，如系统性红斑狼疮等。

此外，能够影响疾病产生的内在因素还包括年龄因素，某些传染性疾病的发病率具有

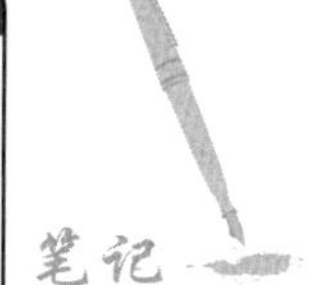

年龄特征；性别因素，某些疾病会因男女的活动范围、生活方式和生理特点不一样，而导致患病率的差异。此外，职业、种族等因素也会对疾病的产生有一定的影响。

2. 疾病发生的外在因素

（1）生物因素：各种病原微生物（如病毒、支原体、立克次体、细菌、螺旋体、真菌等）和寄生虫（如原虫、蠕虫等）是很常见的生物致病因子。病原微生物作用于机体后是否引起人体发病以及发病后的病情轻重，往往取决于一系列条件，其中机体免疫功能低下是促使许多感染性疾病发生的重要条件，应当引起足够的重视。

（2）化学因素：许多无机和有机化学物质具有毒性，被摄入机体后即可引起中毒或死亡。例如，一氧化碳与血红蛋白有很强的亲和力，形成碳氧血红蛋白而导致缺氧；巴比妥类药物主要作用于中枢神经系统等。此外化学物质对机体的影响，在一定程度上取决于机体对该物质的排泄速度，如果机体对某种有害物质排泄功能发生障碍，在体内停留时间就将延长，机体受到的损害也将更为严重。

（3）物理因素：能损害机体的物理因素主要有机械暴力，可引起创伤、骨折、脱臼等疾病；高温可引起烧伤或中暑，低温可引起冻伤；电流可引起电击伤、电离辐射可引起放射病等。物理因素是否引起疾病以及引起疾病的严重程度，主要取决于这些因素的强度、作用于机体的部位和范围、作用持续的时间等。

（4）营养因素：营养物质摄入过多和不足都可引起疾病。长期摄入热量过多可以引起肥胖病；摄入某些维生素，如维生素 A 和 D 过多也可引起中毒。营养不良可以由营养物质摄入不足或消化、吸收不良所引起，也可以是需要增加而供应量相对的不足。例如，生长发育旺盛的儿童少年、孕妇和甲状腺功能亢进的患者等。营养需要量增加或营养物质消耗的显著增加，如不相应增加营养物质的摄入，就易发生营养不良，导致疾病的发生。

3. 疾病发生的自然环境与社会、心理因素

（1）自然环境因素：人类赖以生存的自然环境存在许多对人体健康不利的因素，可使长期接触者的基因损伤，对人体产生不良影响，甚至发生疾病和死亡。不过发病的危险性在不同个体之间可存在很大差异，与机体的遗传易感性或耐受性有着密切联系。如长期暴露于存在直径小于或等于 2.5μm 颗粒物的大气中可增加人们罹患心血管病、呼吸系统疾病和肺癌的危险。正确识别导致疾病的环境因素和暴露的危险度，对有效预防疾病，提高公众健康有着直接的促进作用。

（2）社会心理因素：现代医学的研究发现，许多疾病的发生与社会因素有着密切的关系，能影响人体健康的社会性致病因素很多，如社会制度、社会经济情况、社会文化变迁、社会结构、生活方式和行为等因素，在大多数情况下，社会因素是与其他各种致病因素共同对人体发挥作用，从而导致人体发病。心理因素对某些疾病的发生有一定作用，消极的心理状态可引起机体各系统功能的失调，提高机体对疾病的易感性，易患高血压、冠心病等疾病。

（3）医源性疾病：是指在诊治或预防疾病过程中，由于医疗卫生服务不当而造成不利于患者身心健康的疾病，可发生在防治疾病的任何环节中。

（四）疾病谱

疾病谱（spectrum of disease）是指某一地区危害人群健康的各种疾病中，按其发生频率以及危害程度顺序而排列而成的疾病谱带。疾病谱在不同时期、不同人群中的发病率、死亡率有时会发生较大的变化，称为疾病谱变化。近百年来，工业化国家疾病谱的变化分为三个阶段：①第一阶段：20 世纪早期，传染病、寄生虫病和营养不良十分流行，人们主要通过改善生活条件和采取预防接种等公共卫生措施，解决所面对的健康与疾病问题。②第二阶段：20 世纪中期，随着生活和生产方式的优化以及医疗技术水平提高，天花、鼠疫等传染病不断减少，与环境社会状况相关的慢性非传染病，如肿瘤、心脑血管疾病、慢性呼吸系统

笔记

疾病、糖尿病、精神疾病等则有明显增加，主要通过加强健康教育、改变不良生活习惯，减少和缓解慢性疾病的发生发展。③第三阶段：近二三十年来，暴力、酗酒、淫乱、吸毒等家庭、社会因素逐渐成为致病的主要原因，由此引起的疾病称为社会病。这三个阶段发达国家经历了约 100 年，现已进入第三阶段，发展中国家则同时应对着三个阶段的挑战。不同的地区，疾病谱的情况不尽相同，了解疾病谱的情况，可以为采取综合防病措施提供依据。

人类疾病谱由传染病为主逐步转向慢性非传染性疾病为主，是当代疾病谱变化的总趋势，慢性非传染性疾病具有病程长、病因复杂、迁延性、无治愈和极少治愈、健康损害和社会危害严重等特点，不仅是全球疾病致死和致残的首位原因，还导致全球疾病经济负担的持续加重。目前，我国人群前五位疾病死亡原因主要有恶性肿瘤、脑血管病、心脏病、呼吸系统疾病和损伤与中毒等。死亡疾病谱从急性传染病和感染性疾病逐渐转移到慢性非传染性疾病，许多与人们不良生活方式密切相关的疾病如恶性肿瘤、心血管疾病等死亡率均迅速上升，这些疾病严重影响了现代人的生命和生活质量，加强对死亡疾病谱变化规律的认识，提高现代人预防疾病的能力尤为重要。

四、衰　老

人的生命都是从一颗受精卵开始，在子宫内经历无数次的分裂和分化，最终发育成胎儿。不管在任何时候都有新的细胞生成，也有细胞的衰老和死亡。衰老是生物随着时间的推移，自发的必然过程，是一种自然规律。

（一）定义

衰老是生物体随着年龄增长而出现的组织结构、生理功能和心理行为的退行性变化。衰老具有普遍性、进行性，所有的机体都会出现衰老，且随着时间推移不断发展；衰老由遗传基因控制，会造成机体功能的衰退，社会适应性和机体抵抗力减退。

（二）特征

衰老的特征主要表现在外观和功能方面的变化，其中外观方面的变化主要表现在：皮肤松弛发皱，出现老年斑；毛发逐渐变白而稀少，牙齿脱落；骨质疏松变脆；肌肉萎缩等。功能方面的变化主要表现在：神经系统、心血管系统、呼吸系统、泌尿系统及内分泌系统功能衰退等。以上衰老特征不一定会全部出现在同一个人身上，一个人可能出现其中的一种或几种，并且出现也有先后次序，因人而异。衰老是一种自然规律，人类不可能违背这个规律。但是，如果人们养成良好的生活习惯，采用适当的保健措施并适当地进行运动，就可以有效地延缓衰老，降低衰老相关疾病的发病率，提高生活质量。

关于衰老的机制，有的学说认为衰老是既定基因按照事先安排好的程序依次表达的产物；有的学说认为是机体由于自由基等有害物质的损害，正常修复和复制过程发生错误，积累到一定程度导致的细胞衰老；有的学说认为衰老是因为免疫功能减退、免疫识别功能紊乱所致；有的学说认为是神经内分泌失调。综上所述，自然衰老是按照遗传规定的速度依序进行的，如果有害因素干扰了细胞的代谢功能，则会造成早衰。

五、死　亡

死亡作为疾病的一种转归，也是生命的必然规律，是一种普遍的生物学现象，死亡的本质就是生命的终止，生命体征消失。一个生物体的生命终止不但意味着本质特征的消失，同时还有机体生命活动和新陈代谢的终止。

（一）死亡

生命的本质是机体同化、异化运动演变的过程，死亡则是这一运动的终止。机体作为一个整体功能的永久性停止是指整体的死亡，但并不意味着各器官组织同时都发生死亡，在整体死亡以后一定时间内，有些器官、系统和某些组织、细胞还能继续进行功能活动。

人类个体死亡分为生理性死亡和病理性死亡两种。生理性死亡是由于机体的自然老化所致，又称自然死亡、衰老死亡（老死）。据估测人类自然寿命应为120～160岁，因此，人的生理性死亡并不常见。病理性死亡的原因有：①重要生命脏器，如脑、心、肝、肾等严重不可逆性功能损伤。②慢性消耗性疾病，如恶性肿瘤晚期、严重结核、重度营养不良等引起的机体极度衰竭。③由于中毒、窒息、出血等意外事故所引起的严重急性功能失调。

一般而言，死亡的发生是一个机体从健康的“活”的状态过渡到“死”的状态的渐进过程，可分为以下几个阶段：①濒死期：主要特点是脑干以上神经中枢功能丧失或深度抑制，表现为反应迟钝、意识模糊或丧失，呼吸和循环功能进行性减弱，血压降低，各种反射迟钝或减弱。②临床死亡期：主要特点是延髓处于深度抑制状态，各种反射消失、心搏和呼吸停止。③生物学死亡期：主要特点是人体各重要器官系统的新陈代谢相继停止，机体不可复活。

（二）脑死亡

脑死亡是包括大脑、间脑、特别是脑干各部分在内的全部功能不可逆性丧失，是医学、法律学、伦理学都能接受的人类死亡标准。脑死亡的诊断依据是出现不可逆的深昏迷，瞳孔反射、脑干反射等消失，人工呼吸15分钟后自主呼吸不恢复，脑电波包括诱发电位消失，脑血管造影证明脑血液循环停止。一般认为脑电波和脑血管造影是判断脑死亡的可靠指标。

（三）安乐死

安乐死（euthanasia），又称无痛苦死亡，是指对身患绝症、临近死亡、处于极度痛苦之中的患者，为了免除其精神或肉体上的痛苦，经患者或其亲属要求，并经医生认可，采用人道的方法结束其生命。安乐死一般分为两大类：①积极的（主动的）安乐死，即采取促使患者死亡的措施，结束其生命。②消极的（被动的）安乐死，即对抢救中的患者如垂危患者不给予或撤除治疗措施，任其死亡。各国对安乐死是否合法存在争议，持肯定态度的学者认为安乐死必须符合下列条件：①从现代医学知识和技术上看，患者患不治之症并已临近死亡；②患者极端痛苦，不堪忍受；③必须是为解除患者死前痛苦，而不是为亲属、国家、社会利益而实施；④必须有患者神志清醒时的真诚嘱托或同意；⑤原则上必须由医师执行；⑥必须采用社会伦理规范所承认的妥当方法。世界上第一个将积极安乐死合法化的国家是荷兰，比利时紧随其后，由于安乐死的问题比较复杂，涉及道德、伦理、法律、医学等诸多方面的问题，我国至今尚未为之立法。

（李　晖）

第四节　医疗卫生组织机构

一、医疗卫生组织分类

我国的医疗卫生组织机构按性质、职能分为四大类：卫生行政组织、卫生医疗机构（卫生业务组织）、卫生社会组织和其他卫生组织。

（一）卫生行政组织

卫生行政组织是在卫生工作方面行使政权的国家公务机关，负责彻底实施党和政府的卫生工作方针政策、领导全国和地方卫生工作、编制卫生事业发展规划、制定医药卫生法规并督促检查的组织。我国的卫生行政组织体系主要为：

1. 中华人民共和国国家卫生和计划生育委员会　简称国家卫生计生委，为国务院25个组成部门之一，主管全国卫生和计划生育工作，同时主管国家中医药管理局。

2. 地方卫生和计划生育行政部门　一般指地方各级政府中负责医疗卫生和计划生育

笔记

工作的部门，如省（自治区、直辖市）卫生和计划生育委员会、市（自治州）卫生和计划生育委员会、县（自治县、区）卫生和计划生育委员会等。各地方卫生行政组织的主要工作是：调查了解实际情况，总结、推广、交流经验；贯彻党和国家的方针、政策和各项规章制度；按照实际情况因地制宜制定卫生事业规划，并督促检查。

3. 医学检验质量管理与控制机构

（1）国家卫生计生委临床检验中心：原卫生部临床检验中心（National Center for clinical laboratory，NCCL），经原卫生部批准于1981年12月在北京医院成立，受国家卫生计生委委托，负责全国临床检验质量管理与控制，是国内唯一的全国医疗机构实验室室间质量评价机构。卫生部临检中心目前是卫生部临床检验质量控制与管理中心、卫生部临床检验标准委员会秘书处和中国医院协会临床检验管理专业委员会秘书处所在单位，承担相应工作。其主要工作职责包括：①组织全国临床检验质量管理和控制活动。②临床检验重要质量问题研究和临床检验质量管理体系研究。③临床检验参考系统研究与应用，开展相关科学研究，建立运行重要常规检验项目参考方法，研制标准物质。④协助制定临床检验质量管理和控制相关技术规范和标准。⑤提供相关工作建议和咨询、论证意见。⑥指导省级临床检验质控中心开展相关工作；对全国医疗机构临床检验质量控制情况进行技术指导和检查等。

（2）省、市临床检验中心：负责临床检验质量管理工作的部门，如省（自治区、直辖市）临床检验中心、市（自治州）临床检验中心等。各地方临检中心的主要工作职能是承担全省或全市范围内临床检验的质量管理和技术指导、临床检验教学、医学检验科学研究、医学检验卫生技术人员培训、检验方法的推广、采供血机构的血液质量检定、临床检验学术交流的组织和国家下达的其他临床检验质量管理的工作。

4. 其他卫生行政组织　包括各级党委、政府的议事协调机构，如干部保健委员会、爱国卫生委员会等。

（二）医疗卫生机构

医疗卫生机构是依法成立的从事疾病诊断、治疗活动的卫生机构总称。医疗卫生机构又称卫生业务组织或卫生事业组织，是开展卫生业务工作的专业机构。主要包括医院、基层医疗卫生机构和专业公共卫生机构三大类。

1. 医院　医院是诊治疾病、护理患者的医疗机构。是面向民众或特定人群提供医疗保健服务的场所，备有一定数量的床位、相应的医务人员和必要的设备，通过依法获得有执业资格的医务人员的集体协作，对住院或门诊患者实施科学、规范的诊疗、护理服务。它是卫生机构中分布最广、任务最重、卫生人员数量最多的部分。根据任务和服务对象的不同可分为不同的类型，如综合医院、专科医院、疗养院、康复医院、卫生院等。

2. 基层医疗卫生机构　社区卫生服务中心（站）、街道（乡镇）卫生院、村卫生室、门诊部、诊所（医务室）、急救站等统称为基层医疗卫生机构。其中，由于社区卫生服务的主要内容是初级卫生保障，是整个卫生系统中最先与人群接触的那一部分，所以社区卫生服务是卫生体系的基础与核心。

3. 专业公共卫生机构　疾病预防控制中心、专科疾病防治机构、妇幼保健机构、健康教育机构、急救中心（站）、采供血机构、卫生监督机构、卫生部门主管的计划生育技术服务中心等统称为专业卫生公共机构。

（1）疾病预防控制中心：是以承担预防疾病任务为主的业务组织，它的重点是做好严重危害人民健康的疾病防治工作，同时要对影响人群健康的各种因素进行监测和监督。疾病预防控制中心包括国家、省及市等疾病预防控制中心。

（2）妇幼保健机构：是承担保护妇女、儿童健康任务为主的业务机构，我国的妇幼保健机构包括：妇幼保健站、所、院，儿童医院，妇女保健所和儿童保健所等。

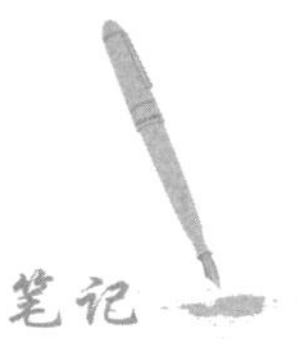

(3) 专科病防治院(所):是指针对某一种或某一类疾病进行预防、诊断和治疗的机构,例如职业病防治院(所),血吸虫病防治院(所),结核病防治院(所)等。

(4) 卫生监督中心(所):卫生监督所是卫生行政组织依法行使卫生监督执法职能的执行机构,依法承担着保护公民健康的重要职能。卫生监督的职责包括依法监督管理公共场所、依法监督传染病防治工作、依法监督医疗机构和采供血机构及其执业人员的执业活动等。

(5) 采供血机构:采供血机构是指采集、储存血液,并向临床或血液制品生产单位供血的医疗卫生机构,分为血站、单采血浆站和血库。

4. 独立临床实验室。

(三) 卫生社会组织

卫生社会组织是指经卫生和计划生育管理部门审查同意成立,并经民政部门登记的具有法人资格的卫生行业社会团体、基金会、民办非企业等民间组织。

1. 社会团体 主要包括从事人道主义工作的社会救助团体,如红十字会;由医学科学技术工作者自愿组成并依法登记成立的学术性、公益性非营利性法人社会团体,如中华医学会、中华医学会检验医学分会等。其中检验医学分会是中华医学会的专科分会,1979年在北京成立,下设学术委员会、继续教育与扶贫委员会、组织与外事委员会、秘书处等机构,其中学术委员会分为血液体液专业学组、临床免疫专业学组、临床微生物专业学组、传染病专业学组、生化分析仪与干化学学组、血脂专业学组、心脏标志物学组、肿瘤标志物专业学组、蛋白组学组等。工作范围主要有:①开展国内外学术交流。②开展继续医学教育,组织会员和医学检验工作者学习业务,不断更新会员和医学科技工作者医学科技知识,提高医学科学技术业务水平。③参与开展毕业后医学检验教育培训、考核工作等。在中华医学会检验分会的指导下,各省市也相继成立了检验分会。

2. 基金会 指利用自然人、法人或者其他组织捐赠的财产,以从事卫生公益事业为目的,依法成立的非营利性法人,如癌症基金会等。

3. 民办非企业 在我国,目前卫生类民办非企业主要指各类民办医疗机构,疗养机构,与健康有关的职业培训中心、与卫生发展有关的研究中心等。

4. 其他 指除卫生行政组织、医疗卫生机构和卫生社会组织之外的与卫生事业改革和发展密切相关的各类机构,主要包括各类医学院校、医学研究机构和服务于医学教育、医学科研和卫生工作的教材与报刊等专业机构等。

二、医 院

(一) 医院的定义与分类

医院是诊治疾病、护理患者的医疗机构。是面向民众或特定人群提供医疗保健服务的场所,备有一定数量的床位设施、相应的医务人员和必要的设备,通过依法获得有执业资格的医务人员的集体协作,对住院或门诊患者实施科学、规范的诊疗、护理服务。现代医院种类较多,一般可按以下几种方法划分:

1. 按医院的服务内容(收治范围、专业性质)划分

(1) 综合性医院:也称通科医院,旨在处理各种疾病和损伤。它们通常包括急诊部、门诊部和住院部。综合性医院通常拥有一定数量的病床设施,分设内科、外科、妇产科、儿科、眼科、皮肤科、口腔科、耳鼻喉科等各种医疗专科,以及放射、检验、药剂、病理功能检查等各种医技部门,并有相应技术人员和医疗技术设备。综合医院通常是一个地区的主要医疗机构,可以同时为许多患者提供重症监护和长期照顾。

(2) 专科医院:指专门诊治疗某一特定疾病或只针对某一类疾病人群的医院。按不同疾病或伤害，可分为儿科医院、妇科医院、眼科医院、口腔医院、皮肤科医院、精神病院、肿瘤医院、胸科医院、传染病医院等。

（3）其他：指除综合医院和专科医院外的其他医院，如教学医院等。教学医院指为患者提供治疗，同时结合医学生和护理学生教学工作的医院。教学医院可以是综合医院，也可以是专科医院。教学医院通常是医药高等院校的附属医院。

2. 按医院功能、任务及医疗技术水平划分　原卫生部于1989年11月29日颁布实施的《医院分级管理办法试行草案》规定，经过评审，根据医院的不同功能、任务设施条件、技术水平、医疗服务质量和综合管理水平把医院划分为三级医院、二级医院和一级医院。每级又分为甲、乙、丙三等，因此，医院共分三级九等。

（1）一级医院：是直接面向一定的社区提供预防、医疗、保健、康复服务的基层医院和卫生院，如乡、镇、城市街道卫生院，地市级的区医院，厂矿企业基层医院等。

（2）二级医院：是面向多个社区提供综合医疗、卫生服务并承担一定教学、科研任务的地区性医院，如县（县级市）医院，省会城市（单列市）的市、区级医院，省辖市（含地区）的地、市级医院，某些高等院校附属医院，厂矿企业中心医院等。二级医院要求病床不少于100张。

（3）三级医院：是跨地区、省、市以及向全国范围提供医疗卫生服务的医院，是具有全面医疗、教学、科研能力的医疗预防技术中心。如省级医院、高等院校附属医院、计划单列市的中心医院、能形成完整三级医疗网络的省辖市中心医院等。三级医院要求住院床位总数在500张以上。

三级医院的主要功能是：①提供专科（包括特殊专科）的医疗服务，解决危重疑难病症，接受二级转诊。②承担高等医药院校的教学和省级以上科学研究的任务；承担对下级医院进行业务技术指导和培训人才的任务。③参与和指导一、二级预防工作；帮助一、二级医院之间建立与完善诊疗制度和医疗技术。

我国的医院还可以按照以下两种关系划分：①按医院的隶属关系分为军队医院、企业医院、医疗卫生部门医院等。②按医院的所有制分为公立医院（国有和集体所有制医院，含政府办医院）、私立医院等。

（二）医院的功能

随着医学模式的发展和转变，医院的功能也在发生着变化。现代医院已不再仅仅是承担单纯的医疗治病任务，而是逐渐转为对人类生活进行全面的指导和监督，其功能正由院内扩大到院外，由个体扩大到群体，由生理扩大到心理。目前，我国医院的社会功能主要有以下几个方面。

1. 医疗卫生服务　这是医院经常性的中心任务，也是医院最主要的功能。医院为患者提供全面而连续的治疗、护理、预防、保健和康复服务。

2. 开展教学与科研工作　不论是教学医院，还是其他医院和一般卫生院，都应根据医院的技术条件和业务能力，承担一定的教学和科研任务。

3. 预防和社区卫生保健服务　医院要开展社区预防、保健、康复等多种形式的健康教育服务，和社区慢性非传染性疾病的防治工作。同时上级医院应与社区医院建立双向转诊制度和经常性技术指导关系。

（三）医院人员分类

医院人员是对在医院从事卫生事业的职业群体的总称，医院人员按照其工作性质，分为①卫生技术人员：包括从事医疗、护理、检验和药剂等工作的人员。②行政管理人员：分为行政管理人员（院长、副院长）和业务管理人员两部分。③其他：如医院清洁员，水电工等后勤保障人员。

笔记

（四）医院的组织结构

医院的组织结构是指医院内部的机构设置和工作划分，与医院的规模、性质、功能与任务相适应。而医院的组织部门是医院结构中最为核心的构成，医院组织中一般可划分出如下部门：诊疗部门、医技部门、护理部门、行政后勤部门和党团群组织。

1. 诊疗部门 它是医院组织的主要业务部门，一般包括急诊部、门诊部、住院部、体检中心等，主要任务是承担门诊、急诊、住院治疗和社区疾病的预防保健工作。

（1）急诊科：又称急诊医学中心，是所有急诊患者入院治疗的必经之路。综合医院急诊部设有全科、内、外、妇、儿、五官、发热、腹泻等专科诊室；还设有预检台、诊断室、治疗室、观察室、抢救室等部门。某医院急诊的具体诊疗流程见图1-1。

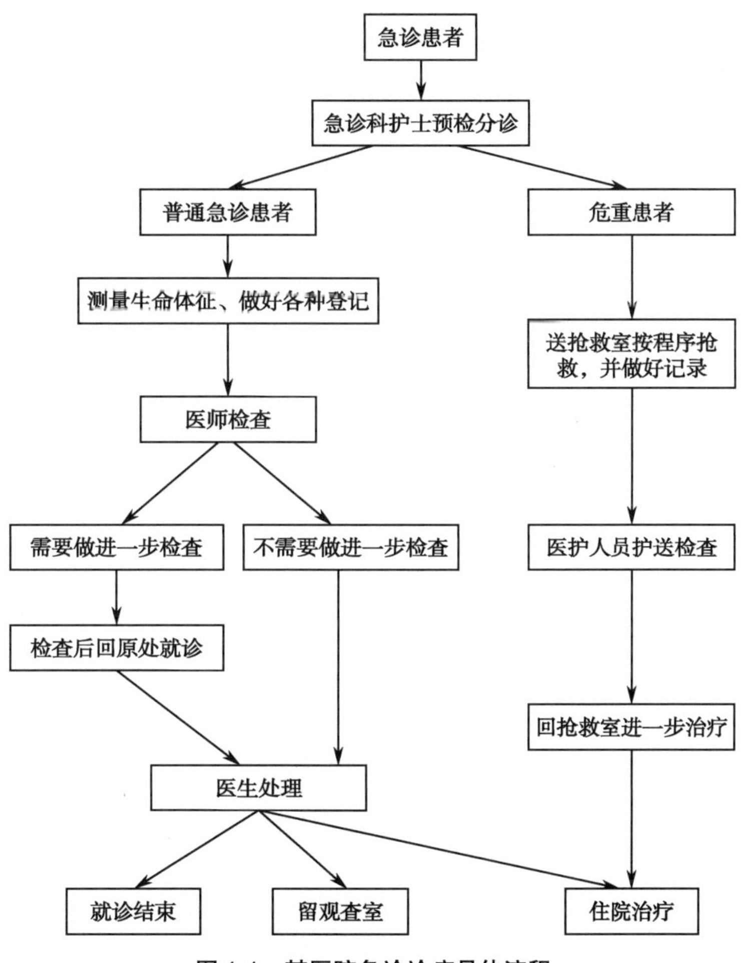

图1-1 某医院急诊诊疗具体流程

（2）门诊部：门诊通常接诊病情较轻的患者，经过门诊医生的问诊和辅助检查，得出初步诊断，给予不住院或者收住院治疗的结论。门诊又进一步分为内科、外科，儿科、妇科、感染科等专科；某医院门诊部诊治的具体流程见图1-2。

（3）住院部：患者住进医院接受治疗或观察的场所即为住院部。某医院住院诊疗的具体流程见图1-3，住院部一般分为内科、外科、感染科、妇产科、小儿科等科室。

1）内科：内科的治疗方法包含追踪观察、生活方式、药物、介入性治疗（如心导管、内视镜）等。内科一般又分为心血管内科、呼吸内科、神经内科等，具体见表1-4。

2）外科：外科疾病分为五大类：创伤，感染，肿瘤，畸形和功能障碍。是以手术切除、修补为主要治病手段的专业科室。一般分为普通外科、心胸外科、肝胆外科等（表1-5）。

笔记

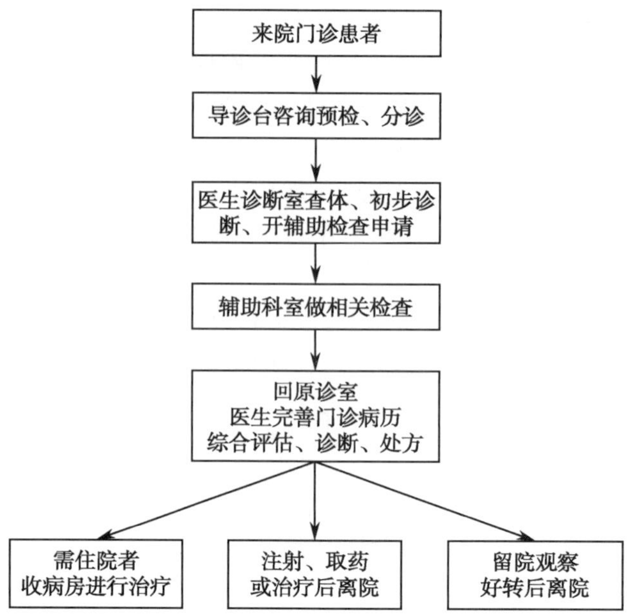

图 1-2　某医院门诊部诊治具体流程

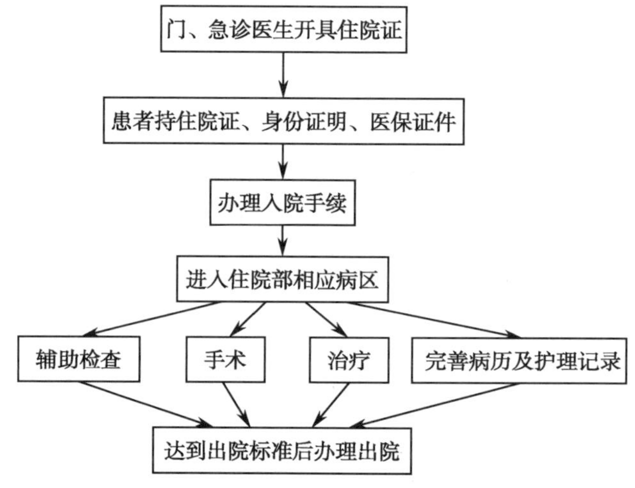

图 1-3　某医院住院诊疗具体流程

表 1-4　内科分科及相应症状和疾病

科室	常见症状和疾病
呼吸内科	咳嗽、气促、胸痛；肺炎、支气管炎、肺气肿、哮喘、流感、咳嗽等
心血管内科	胸痛；冠心病、高血压、心绞痛、心肌梗死、动脉硬化等
消化内科	呕吐、腹泻，腹痛，消化不良、便秘、胃肠功能紊乱；急、慢性胃炎、肠炎、胃溃疡、肝硬化等
肾病内科	尿频、尿痛、尿急、水肿；肾炎、尿路感染、膀胱炎、肾积水、肾功能衰竭、尿毒症等
血液内科	乏力、头晕、出血；缺铁性贫血、珠蛋白生成障碍性贫血、溶血性贫血、血友病、白血病、淋巴瘤等
内分泌科	短时间体重改变、体格发育障碍、生长发育障碍、精神兴奋、烦躁易怒；甲状腺功能亢进、甲状腺功能减低、内分泌失调、糖尿病等
风湿免疫病科	发热、关节痛、痛风、系统性红斑狼疮、风湿性关节炎、类风湿性关节炎等
神经内科	晕厥、神经衰弱、失眠、意识模糊；脑梗死、脑血栓、癫痫等

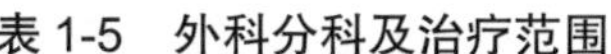

笔记

表 1-5　外科分科及治疗范围

科室	治疗范围
普通外科	主要针对腹腔疾病，如阑尾炎、乳房肿物、脾外伤、肠套叠、腹外疝、坏疽等
心胸外科	主要治疗胸腔疾病，包含心脏、肺、食道、膈等。例如，贲门癌、闭合性气胸等
肝胆外科	主要针对肝脏、胆囊等器官的疾病。例如，胆道蛔虫病、胆管结石与胆管炎、胆囊癌、肝癌等
泌尿外科	泌尿外科，主要治疗各种尿结石和复杂性肾结石、肾脏和膀胱肿瘤、前列腺增生和前列腺炎、睾丸附睾的炎症和肿瘤、各种泌尿系损伤、泌尿系先天性畸形等
神经外科	主要治疗脑部、脊柱疾病
骨科	专门研究骨骼肌肉系统的疾病，例如骨折、尺神经损伤、先天性髋内翻、断指再植、骨肿瘤、颈椎病等
烧伤整形外科	治疗范围主要是皮肤、肌肉及骨骼等创伤、疾病，先天性或后天性组织或器官的缺陷与畸形
显微外科	是研究利用显微外科器材，进行精细手术的学科，如妇科显微镜外科、泌尿显微镜外科、神经显微镜外科

3）感染科：由各种生物病原体侵入机体引起的感染性疾病均在感染科进行治疗，其病原体包括病毒、细菌、衣原体、立克次体、支原体、螺旋体、真菌及寄生虫等。感染科的常见疾病主要包括菌痢、伤寒、霍乱、病毒性肝炎、获得性免疫缺陷综合征、流行性脑脊髓膜炎、猩红热等。

4）妇产科：妇产科主要研究女性生殖器官疾病的病因、病理、诊断及防治，妊娠、分娩的生理和病理变化，高危妊娠及难产的预防和诊治，女性生殖内分泌，妇科肿瘤，计划生育及妇女保健等。妇产科一般下设妇科和产科，妇科常见疾病有：盆腔炎、附件炎、卵巢囊肿、闭经、更年期综合征、卵巢肿瘤等；产科常见疾病有宫外孕、前置胎盘、难产、流产等。

5）儿科：儿科是全面研究小儿时期身心发育、保健以及疾病防治的综合医学科，它主要针对小儿生长发育规律，对于提高小儿身心健康水平和改善小儿疾病防治质量起着关键作用。凡涉及儿童和青少年时期的健康与卫生问题都属于儿科范围。儿科常见疾病包括：新生儿肺炎，小儿高热、小儿惊厥、手足口病、脑性瘫痪综合征、小儿佝偻病、小儿多动症等。

6）五官科：眼科、耳鼻咽喉科、口腔科又合称为五官科，主要治疗耳、眉、眼、鼻和口这五种人体器官。五官科常见的疾病包括：眼睑病、结膜病、角膜疾病、晶状体病、青光眼、斜视、弱视；耳鸣、耳聋、中耳炎、鼓膜穿孔；过敏性鼻炎、鼻出血、鼻窦炎、鼻咽癌；咽喉炎、先天性喉裂；唇腭裂、颌面部肿瘤、龋病、牙髓病变、牙周疾病等。

7）肿瘤科：身体各部位肿瘤的诊治均在肿瘤科完成。肿瘤科可分为肿瘤内科和肿瘤外科，肿瘤内科主要采用内科手段进行治疗，例如放疗、化疗等；肿瘤外科提供以手术为主的综合治疗。肿瘤科常见疾病包括脂肪瘤、肺癌、肝癌、乳腺癌、胃癌、结肠癌、黑色素瘤等。

除以上各专科外，医院还设有其他专科，例如皮肤性病科、精神心理科、整形美容科、中医科、康复医学科、手术室、麻醉医学科等。各科室均有自己的职责和任务，也和其他科室有学科交叉，所有专科都是住院部的重要组成部分，各专科分工合作，是一个有机的整体，共同承担住院部的日常工作。

（4）健康管理中心：是由国家授权批准的一些医院或某些机构成立的专门为人群提供体检服务的机构，许多医院都设有健康管理中心或体检中心（科），是对人群进行健康评估的场所。健康管理中心下设许多检查室，例如内科检查室、外科检查室、眼科检查室、B超检查室、心电图检查室等，体检者根据自身需求，进行不同项目的检查，医生根据检查结果给出专业意见和建议、进行健康指导或进行专业处理。

2. 医技部门　是现代医院组织的重要部分，包括检验科、病理科、医学影像科等。

（1）检验科：检验科主要任务和功能是通过各种方法和手段对人体的血液、尿液、粪便等各种标本进行检查，获得定性或定量的结果，为人体健康水平的评估、疾病的诊断、鉴别诊断、疗效观察和预后提供客观依据；同时还提供相关的咨询服务，包括结果解释和进行下一步检查的临床建议等。

（2）病理科：主要承担病理诊断任务，包括通过活体组织检查、脱落和穿刺细胞学检查以及尸体剖检等手段，为临床提供明确的病理证据，确定疾病的性质，查明死亡原因。病理诊断的这种权威性决定了它在所有诊断手段中的核心作用，通常被作为诊断的“金标准”。病理报告可以诊断或辅助诊断多种疾病，如肿瘤、组织增生、组织溃疡、组织糜烂等。

（3）医学影像科：是利用各种成像技术辅助疾病诊治。医学影像科包括放射科、超声科、核医学科等。①放射科：放射科医生通过图像分析为临床医生提供诊断支持。拥有多种经射线成像设备，例如普通 X 线拍片机、电子计算机 X 线断层扫描仪（computed tomography，CT）、磁共振成像仪（magnetic resonance imaging，MRI）等，②超声科：是利用超声波的物理特性对疾病进行诊断和治疗。分为黑白超声波、彩色超声波、三维超声波、四维超声波等。③核医学科：是利用核科学技术和手段对疾病进行诊断和治疗，其诊断技术包括显像诊断技术和标记诊断技术；治疗技术主要指放射性核素治疗。

（4）内镜检查科：内镜是集中了传统光学、人体工程学、精密机械、现代电子、数学、软件等于一体的检测仪器。内镜具有图像传感器、光学镜头、光源照明、机械装置等，它可以经口腔进入胃内或经其他天然孔道进入体内，以观察内部状况。按内镜所到达的部位不同大致可分为以下几类：耳鼻喉内镜、口腔内镜、牙科内镜、神经镜、尿道膀胱镜、电切镜、腹腔镜、关节镜、鼻窦镜、喉镜等。内镜检查科的主要任务就是利用内镜技术进行相关疾病的诊断和治疗。

医院的其他辅助诊疗部门还包括心电图室、输血科等。

（五）护理部门

包括临床护理（又分为门诊护理和病房护理）、预防保健护理和医技部门护理。护理部门负责管理全院护士，担负着全院的护理工作。

（六）行政后勤部门及党团群组织

1. 行政后勤部门　它是指医院各行政职能部门，包括院办公室、医务科、人事科、财务科、总务科、供应科、设备科、保卫科等。这些部门负责医院的行政管理事物和后勤物资保障供应等，它们协调成为一个有机整体，发挥着参谋和助手作用。

2. 党团群组织　我国医院系统一般设党、团、工会组织，有的还设有女工组织。

医院还设有其他部门，例如教学科研部门、各类委员会等辅助组织。其中教学科研部门主要负责全院的科研、教学、继续教育、住院医师规范化培训及实习生管理的工作。各类委员会的作用则是监督和促进医院相应工作的提高与发展。

（胡　敏）

第五节　21 世纪医学的发展

21 世纪是生命科学、信息科学的世纪，也是二者融合、交汇发展的世纪。医学科学是生命科学最重要的组成部分并与诸多学科相汇合。据专家们预测，21 世纪的医学将进入高科技时代，医学的理论和技术有重大的发展，从根本上解除危害人类最严重疾病的威胁。健康需求猛增，人们对健康长寿、健身健美、社区和家庭医学服务的需求越来越大，以强调优化生存环境、提高生命质量和增进身心健康为重点的第三次卫生革命方兴未艾。以下简述 21 世纪医学的发展趋势。

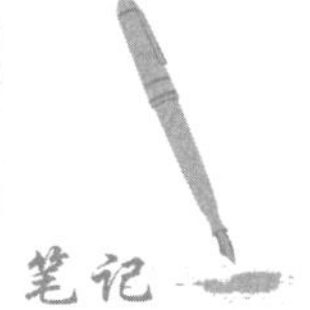

一、分子生物学的发展

分子生物学（molecular biology）是以遗传学、生物化学、细胞生物学、生物物理学等学科为基础，研究生物大分子之间的相互关系和作用，并从分子水平上对生物体的多种生命现象进行研究的一门学科。其核心内容就是研究核酸、蛋白质等所有生物大分子的形态、结构特征及其重要性、规律性和相互关系，在分子水平上研究生命活动规律的学科。

（一）分子生物学形成

早在20世纪20～30年代，已有人开始分子生物学研究，1953年美国的分子生物学家沃森（Watson JD）和克里克（Crick FHC）以及英国物理学家威尔金斯（Wilkins MHF）发现并阐明了DNA双螺旋结构，奠定了分子生物学的基础。随后，分子生物学家进一步发现了遗传信息的传递规律（中心法则）以及破译了蛋白质生物合成的全部遗传密码。70年代，科学家发现了反转录酶和限制性内切酶，促进了基因工程发展；1988年PCR技术诞生，分子生物学快速发展。

（二）人类基因组计划和后基因组时代

1990年美国正式启动"人类基因组计划"（Human Genome Project）。基因组（genome）是指某物种的全部基因。人类的基因组一共有三十亿个碱基对（base pairs，bp）。这项庞大的工程分两个阶段：第一阶段完成人体基因组的遗传连锁图、物理图、转录图和核苷酸的图谱测定，即弄清基因组内所有核苷酸的位置。第二阶段"后基因组"阶段，主要阐明出基因组内基因编码产生的蛋白质的功能，揭示基因组内核苷酸序列所蕴藏的生物学功能和意义，即以基因和基因产物的结构和功能研究以及以开发应用为主要研究方向的阶段，意味着人类基因组计划和生物学发展进入了成长和收获期。

2002年2月12日，历时10载、耗资27亿美元的人类基因组计划终于以人类基因组序列图提前绘制完成告一段落，已完成的序列图覆盖了人类基因组区域的99%，精确率达99.9%，仅剩很小一部分因受目前技术所限难以完成。此后，人们将开展组织器官特异性的基因表达、基因表达与调控、基因结构与功能等方面的研究，一旦这些研究有所突破，患者只要检测一下自己的"基因卡"，就能迅速地对自己的疾病作出诊断。

（三）实施蛋白组计划

蛋白组（Proteome）是由澳大利亚Wilkins和Williams于1994年提出，被定义为一个基因、一个细胞或组织或一种生物体所表达的全部蛋白质。蛋白组学（Proteomics）是指应用多种技术手段来研究蛋白质组的一门新兴学科，主要研究：①表达蛋白质学：指在整体水平上研究生物体蛋白质表达的变化。②功能蛋白质学：主要研究蛋白质的细胞定位、相互作用等，以揭示基因和蛋白质的功能，阐明相关疾病的分子机制。

分子生物学已经成为医学发展的带头学科，将成为新世纪医学发展的龙头。分子生物学在医学检验中的应用主要有：①感染性疾病诊断。②肿瘤疾病诊断。③遗传病诊断。④药物相关基因检测。⑤移植配型等。

二、老年医学的发展

老年医学是老年学的组成部分，也是医学的一个分支，主要研究老年病、人类衰老的基础理论以及老年医学教育，也被称为医学老年学。老年医学包括的范围广泛，主要有老年基础医学、老年临床医学、老年预防医学、老年社会医学等。

西方老年医学兴起于19世纪的法国和德国。1909年奈西尔（Nascher）医生首次提出了老年病学的概念，标志着老年医学的正式创立。随后，医生和学者开始了临床研究和观察。1938年，德国成立了老年医学会，1939年出版了老年医学会相关刊物《老年研究杂志》，这是世界上第一份老年专科杂志。1942年美国老年医学会成立，并创办了老年医学杂志，广泛采用了老年医学（gerontology）一词。之后研究热点由病理学研究转入生理学和生物化学领域，20世纪60年代则开始在细胞生物学和分子生物学层面上进行更为广泛的研究。

随着社会的进步、经济的发展以及现代医学技术的创新，人类的寿命明显延长。根据WHO报告，发达国家人群的平均寿命已超过75岁，发展中国家为64岁，人类平均寿命的延长，加上出生率下降，社会已经进入老龄化社会。1995年，全世界65岁以上的老年人占世界总人口的6.5%，2010年已达到7.3%。因此，除老龄化带来的一系列社会问题外，老年医学也越来越受到人们的重视。

目前，对衰老机制还缺乏深刻的了解，还不能有效控制衰老。据专家估计，21世纪将会掌控抑制衰老过程的医学技术，在对衰老过程进行化学控制方面将有重大突破。同时在解密长寿密码，研究老年综合征的根源，老龄化失能等方面也在加强研究。老年医学作用和地位均将大大提升，将成为新世纪的重要医学课题。

三、再生医学的发展

再生医学是利用人体细胞生命体的再生潜能，通过原位再生组织器官，以实现人体延续生命、医疗疾病和保障健康的新医学体系，是一门研究组织器官受损后修复和再生的学科。吴祖泽院士比喻道："譬如损伤，如不能修复，就用新的器官置换，这就可避免病情恶化、多器官损伤。"干细胞是再生医学的基础和核心，因为干细胞（stem cell），即人体的起源细胞，具有自我更新和多向分化的能力。所谓自我更新，即细胞通过有丝分裂产生的两个子代细胞仍具有分裂前的增殖和发育潜力；所谓多向分化，即具有向多种细胞发育的潜力。由受精卵发育分化而成的干细胞，最初形成原始胚胎干细胞，然后分化增殖为能形成人体各组织的全能干细胞，并逐步分化为亚全能、多能干细胞，最终分化为具有特定功能的组织专能干细胞。例如在造血组织中，存在血液、血管和间质3种组织的干细胞，分别称为造血干细胞、血管干细胞和间质干细胞。

目前，干细胞疗法已成为生物医学的基础研究与临床研究的热点课题。2009年，美国的一间生物技术公司开展了世界上首例基于人胚胎干细胞的临床试验。该公司首先把人胚胎干细胞分化成运动神经元，再将这些细胞移植到瘫痪患者体内，并观察这些细胞能否恢复损伤的脊髓功能。近年，也有研究人员把由人胚胎干细胞分化成的视网膜细胞或心肌细胞分别应用于视力障碍的患者或心脏病患者的临床研究。值得注意的是，经过几十年的发展，造血干细胞已成为治疗白血病的有效手段。鉴于再生医学的诱人前景及干细胞技术的飞速发展，人们有理由相信干细胞治疗将会为人类许多目前难治之病的有效方法，如神经退行性疾病（帕金森病、老年痴呆等）、脑梗死、糖尿病、肾病综合征等。

总之，再生医学标志着医学将步入重建、再生、"制造"、替代组织器官的新时代，也为人类面临的大多数医学难题带来了新的希望。

四、转化医学的发展

转化医学（translational medicine）又称转化研究，是把生物基础研究的最新成果快速有效地转化为临床医学技术的过程，是连接基础与临床学科的桥梁，是从实验室到病床边以及从病床边到实验室的双向循环式过程。其核心是将医学生物学基础研究成果迅速有效地转化为可在临床实践中应用的理论、技术、方法和药物，并在实验室与病房之间架起一条快速通道，实现基础研究与临床应用的双向转化。其精髓是倡导以患者为中心，从临床工作中发现问题、提出问题；由基础研究人员进行深入研究，分析问题；然后再将基础科研成果快速转向临床应用，解决问题；其目的旨在打破基础研究与临床医学之间的屏障，促进基础研究与临床应用的双向转化，缩短转化时间，提高转化效率。

之前的医学研究往往耗资巨大却仅仅收获若干论文，对于实际推动临床医学的发展比较有限。于是人们认识到，科研实验室应当与临床医师共同努力，才能实现疾病研究的真正突破。针对基础与临床研究的鸿沟和屏障加大这一问题，1992 年，美国《Science》杂志首次提出“从实验室到病床”的概念。1996 年，英国《Lancet》杂志第一次提出了“转化医学”这一新名词。2003 年美国国立卫生研究机构（National Institutes of Health，NIH）的 Zerhouni 在《Science》上首次阐述了转化医学的概念。经过 10 余年的发展，国外相继建立了许多临床实验室。我国的转化医学研究起步较晚。2007、2008 年，北京协和医院相继组织召开了第一、第二届“国际转化医学大会”。国家越来越重视转化医学，并在政策上予以支持。“健康中国 2020”战略研究中也提出：“推动有利于国民健康的医学模式的转化；依靠科技进步，促进卫生事业的发展。”

目前，转化医学研究主要关注肿瘤、心血管疾病和脑血管疾病。同时，随着基因组学、蛋白质组学及代谢组学的发展，生物标志物的鉴定和认识，为疾病早期诊断、药物研发、个体化治疗提供靶点也是转化医学研究的热点，另一方面，干细胞研究、动物模型研究及免疫学相关研究也是转化医学的重要研究内容。

随着人们对转化医学认识的加强，对转化医学的投入将越来越多，未来的转化医学将会在更多的领域发挥其作用，前景也将会越发光明。

五、精准医学的发展

精准医学即个体化医学（personalized medicine），是指根据每一位患者的特点制定不同的医学治疗方案，即根据患者的特定疾病易感性不同、所患疾病生物学基础和预后不同，以及对某种特定治疗的反应不同，将患者分为不同亚群，制定个性化的预防、治疗方案。其本质是通过现代遗传技术、分子影像技术、生物信息技术等医学前沿技术，对于大样本人群与特定疾病类型进行生物标记物的分析与鉴定、验证与应用，从而精确寻找到疾病原因和治疗靶点，并对疾病不同状态和过程进行精确分类，最终达到进行个体化精准治疗的目的，提高疾病预防与诊治的效益。

精准医学包括个体化基因诊断和疾病预防及个体化治疗。个体化基因诊断和疾病预防是指将信息技术和基因组信息整合进入医学，然后根据每个人的疾病基因组信息对疾病进行预测和预防。个体化治疗是指根据每个人的疾病基因组信息对已发生的疾病进行治疗。

精准医学将颠覆疾病诊断、治疗甚至药物研发的各个环节，贯穿制药工业及医疗服务始终：①诊断环节：基因检测有望实现早期预防和疾病筛查。②治疗环节：避免无效治疗，拓宽药物使用适应证范围，实现同病异治、异病同治。③药物研发：实现生物标志物驱动的精准药物研发，通过基因大数据挖掘新药物靶点，通过生物标志物筛选对患者分层次进行临床实验。

随着各类疾病基因数据的积累，个体化治疗的开展，预防与保健将成为新的焦点，精准医学最终将实现对健康人群的医疗指导干预，从而推动检验医学的发展。

本章小结

医学是旨在在保护和加强人类健康、预防和治疗疾病的科学知识体系和实践活动。按照研究内容、对象和研究方法，医学可分为基础医学、临床医学和预防医学三部分。

医学模式是人们研究和处理健康和疾病问题的观点和方法，经历了从古代笼统的整体医学模式、近代的生物医学模式，到现代的“生物 - 心理 - 社会”系统医学模式的转变；人们对健康、疾病和死亡的看法，导致了医学观念的形成。现代生物学认为生命、健康、疾病、衰老和死亡是医学的基本范畴。

我国的医疗卫生组织机构按性质、职能分卫生行政组织、卫生医疗机构、卫生社会组织和其他卫生组织四大类。医院是诊治疾病、护理患者的医疗机构，按其服务内容可将医院分为综合性医院和专科医院；按其功能、任务及医疗技术水平可将医院分为三级医院、二级医院和一级医院，每级又分为甲，乙、丙三等。

医学的发展将会在分子生物学、老年医学、再生医学、转化医学和精准医学等方面取得重大进展。

（江新泉）

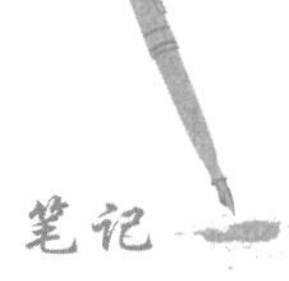

第二章

医学检验形成与发展

通过本章学习，你将能回答下列问题：

1. 显微镜的发明和改进过程及对医学检验发展的推动作用。
2. 简述17～19世纪国外医学检验发展历程。
3. 简述20世纪～现在国外医学检验发展历程。
4. 简述20世纪～现在中国医学检验发展历程。
5. 比较中国和美国医学检验的学科设置的差别。
6. 简述未来医学检验的发展前景。
7. 简述未来我国医学检验发展所面临的问题有哪些？

第一节　国外医学检验形成和发展

一、17世纪前的医学检验

17世纪前，医学检验被认为是原始医学检验或经验医学检验阶段。人类最初进行医学诊断是基于视觉、听觉来观察患者而进行的，有时也对患者的标本进行检查，即原始医学检验（实验诊断）。公元前400年前，就有记载人体标本试验，即尿液检验。古印度的医生将尿液倒在地上，如果这种尿液能招来蚂蚁和昆虫，提示患者排出“蜜尿”（即糖尿），这可能是最早的“尿糖”测定方法。古希腊人也意识到了体液检查对于预测疾病的价值。大约在公元前400～300年前希波克拉底（Hippocrates）提出并推广使用头脑和感官作为诊断工具对尿液进行观察，以辅助诊断有关的疾病。他将尿液标本表面的气泡与肾脏疾病和慢性疾病联系起来，将尿液中的沉淀物、血液及脓液与疾病联系起来，开拓了最早、最原始的医学检验诊断。公元1000年，波斯医生依新梅尔（Ismail）描述了7种针对尿液的观察和实验，即颜色、黏稠度、尿量、透明度、沉淀物、气味和泡沫。公元1300年，欧洲普及了尿液检验。

公元1500年内科医生开始使用尿液颜色比对图进行直观尿液分析，直观显示了尿液与疾病的关系，成为欧洲中世纪诊断疾病的重要依据。至17世纪，人们一直利用感官观察排泄物和分泌物的外观、量和气味作为问诊和体检检查的补充。

二、17～19世纪的医学检验

17～19世纪，医学检验被认为是初级医学检验阶段，即通过辅助检验设备（如显微镜等）进行检验，以客观证据为主的医学检验逐渐产生。

（一）显微镜的发明和应用

由于显微镜的发明和使用，使原始医学检验由经验、感官检验进入到使用辅助设备（显微镜）对患者标本进行检查的医学检验阶段。公元 1267 年，罗吉尔•培根（Roger Bacon）通过光学实验很可能发明了世界上第一台显微镜；1590 年荷兰眼镜商汉斯•詹森（Hans Janssen）和他的儿子札恰里亚斯•詹森（Zacharias Janssen）发明了显微镜，被认为是发明显微镜的第一人。1609 年，意大利科学家伽利略开发了一个凸、凹透镜复合式显微镜，并用他发明的显微镜观察到昆虫，一年后命名为“显微镜”。

1676 年前，显微镜因为结构简单、放大倍数小，在临床上应用较少，直到 1676 年，荷兰人列文虎克（Leeuwenhoek）制作了世界上第一台具有现代光学显微镜结构的复式显微镜，能达到 266 放大倍数（图 2-1，图 2-2）。他用改良后的显微镜发现了杆菌、球菌、螺旋形的细菌等。1677 年首次描述了昆虫、狗和人的精子；1684 年他出版了第一本细菌绘图。他也是第一个通过显微镜观察到污水、牙垢、粪便中的细菌和血液中的红细胞，并记载了它们的基本形态的人，因此，他也被普遍认为是现代光学显微镜的鼻祖。

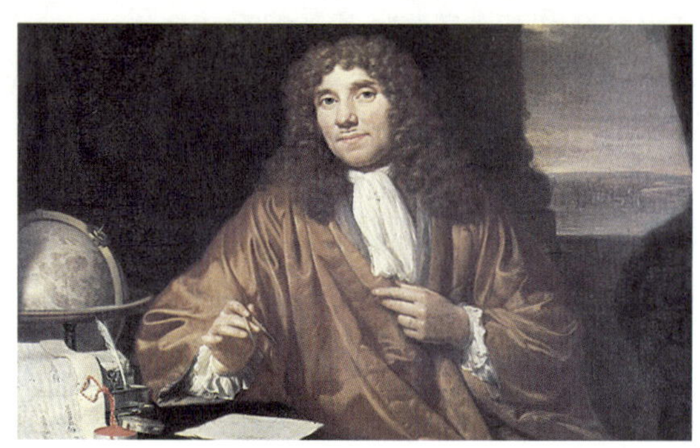

图 2-1 列文虎克

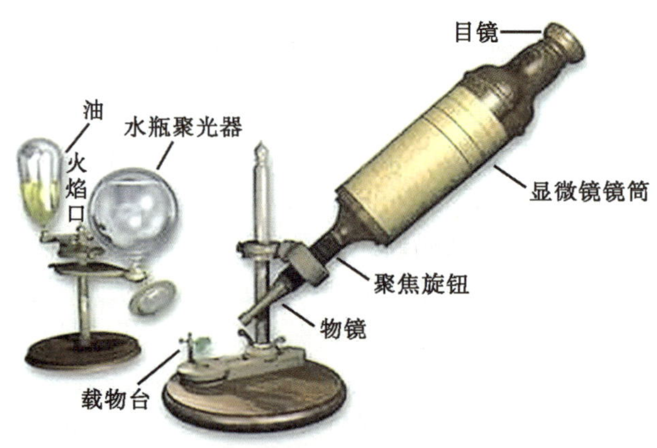

图 2-2 虎克显微镜

显微镜发明之后，人们逐渐观察到了血液中的红细胞、白细胞、血小板和各种形态的细菌及其他微生物，这些都是临床检验的研究对象。

显微镜的发明和应用为医学检验的初步形成奠定了物质基础。人类逐渐认识到疾病不仅可由人体组织的细胞结构病变引起，而且也会由微生物感染所致。

（二）尿液检验技术的产生和发展

尿液检查是医学检验应用于临床的最早的检查，尿液检查最常用的是尿液理学检查、显微镜检查和化学成分检查等常规检查。显微镜检查技术的应用和发展为尿液中有形成分的检查创造了条件，光学、电子、自动化、计算机等科学技术发展推动尿液检验及技术发展。公元前 400 年～19 世纪末，尿液检验技术发展过程一些主要事件见表 2-1。

表 2-1 公元前 400 年～19 世纪末尿液检验技术发展过程一些主要事件

时间（年）	主要事件
公元前 400	希波克拉底在其著作中就指出了尿液检查对健康人和患者的重要性，他注意到儿童和成年人发热时尿液的变化，并提到气味的不同和颜色的变化
1000	波斯医生依新梅尔总结了他对尿液的研究，并描述了 7 种针对尿液的观察和实验，即颜色、黏稠度、尿量、透明度、沉淀物、臭味和泡沫
1660	16 世纪，英国物理学家罗伯特•玻意耳发明石蕊试纸；1660 年，德国的奥托•塔切里斯使用于尿液的测定
1673	弗雷德里克•德克斯建立了加热醋酸法尿蛋白定性试验
1787	法兰西斯克•莫拉伯利用硝酸法检测尿中的胆红素
1841	特莫创立了氧化铜还原法尿糖定性试验
1850	巴黎化学家莫米纳基于干化学原理，发明了测定尿葡萄糖的试验，但试验结果不太满意
1880	英国著名的物理学家威廉提出用干粉试剂来测定尿葡萄糖的药丸，后来他又基于酸沉淀的原理，完善了测定尿蛋白的药片
1883	英国医师乔治•奥利弗发明的测定尿蛋白、尿葡萄糖的药片大量进入市场；随着他的一本小册子 On Bedside Urine Testing 出版，关于干化学试纸的消息很快传遍了整个欧洲大陆
1896	C.W.Purdy 出版了《实用性尿液分析和尿液诊断学》

（三）临床血液学检验技术的产生和发展

血液检查依赖于显微镜、血红蛋白吸管（1852～1867 年）、血细胞计数板（1852～1855 年）、细胞染色技术（1880～1902 年）和血红蛋白计（1878～1895 年）的发明和使用；1877 年的“血液凝固时间”可作为评价血液凝固能力的指标。爱尔兰都柏林病理学教授 Sir Almroth Edward Write 首次观察到了钙盐在血液凝固过程中的作用，他发明一种血凝计用来估量凝血时间。1879 年，捷克细胞病理学家和化学家 Paul Ehrlich（1854～1915 年）利用加热来干燥和固定血液涂片。Ehrlich 使用苯胺蓝染色看到了细胞内的颗粒，将白细胞根据不同形态进行分类（中性粒细胞、嗜碱性粒细胞和嗜酸性粒细胞），他还发现了肥大细胞。19 世纪末，Ehrlich 和 Romanowsky 发明了染色技术，能观察区分血液中的各种血细胞，即 Romanowsky 染色法。1902 年哈佛大学病理医生 Wright 改进了 Romanowsky 染色法中伊红和亚甲蓝混合染色剂配制方法，从而建立了经典 Wright 染色法并一直使用至今，是目前血涂片染色最常用而又最简单的染色方法。

（四）细菌培养与细菌检验技术的产生和发展

早在 17 世纪末，列文虎克已经开始用显微镜观察细菌和原生动物即所谓的“非常微小的动物”。在 19 世纪 60 年代和 70 年代，法国人路易•巴斯德（Louis Pasteur，1822～1895 年）（图 2-3）和德国人罗伯特•科赫（Robert Koch，1843～1910 年）（图 2-4）在细菌学领域取得了重大突破性进展，两位科学家对微生物学检验的形成与发展起到了至关重要的作用。

巴斯德建立了细菌学理论，被称为“微生物之父”。19 世纪中期，法国的葡萄酒和啤酒由于运输时间长出现变酸变苦而影响出口。巴斯德在 1857 年证实了酿酒中的发酵和腐败都是微生物引起的，创立了能消灭酒中微生物的巴氏消毒法，即把酒加热到约 60℃，持续 20～30 分钟。巴氏消毒法既能杀死酒中的微生物，又不使酒因高温而蒸发（也可用于牛奶的消毒）。巴斯德曾首先在感染的羊血液中看到了炭疽杆菌，并证明了实验室培养的炭疽杆菌能使动物感染致病，还发明了用于细菌培养的液体培养基。

同一时期德国科赫潜心研究细菌学实验技术，被称为“细菌学之父”。1877 年他发表论文介绍了一些细菌学检验方法，包括在盖玻片上固定和干燥细菌薄膜，将德国病理学家 Weigert 建立的苯胺染色法染色细菌的方法进行改良，用于涂片中细菌的染色，科赫用

笔记

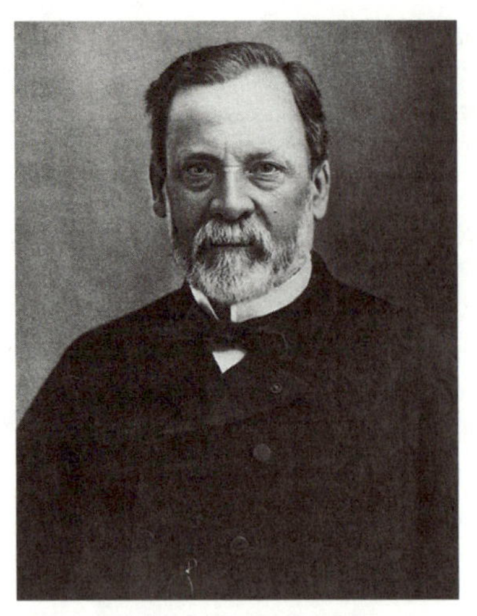

图 2-3 路易·巴斯德

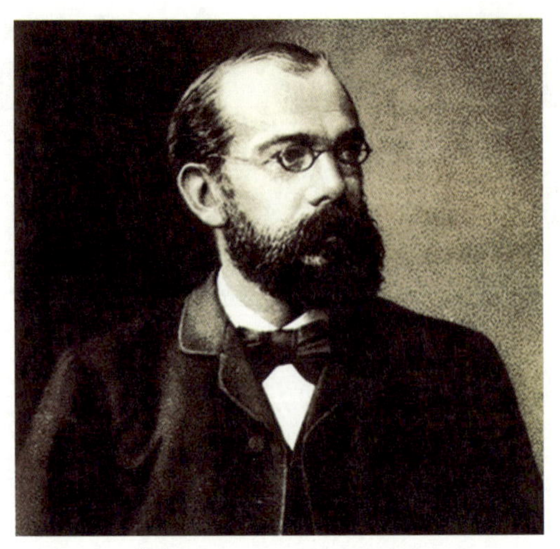

图 2-4 罗伯特·科赫

Weigert 苯胺染料将细菌鞭毛染色的方法使细菌着色，在显微镜下能更清晰地观察细菌形态以及将细菌拍摄下来进行鉴别。1881 年他发明了将液态明胶和肉浸液倾倒在玻璃平板上形成固态凝固物从而得到微生物（细菌）纯种的方法。他还通过特殊的培养和染色方法发现了结核杆菌，并制定了鉴定致病性微生物的一条规则，称为"科赫法则"或"科赫定律"，即致病性微生物只能在以下情况下成立：①存在于所有患该种疾病的病例中。②动物接种其纯培养物可发病。③从试验发病的动物中能再次分离培养出这种微生物。④被分离出的这种微生物能再次在培养基中繁殖得到纯培养。这一法则阐述了疾病、病原体和医学检验的辩证逻辑关系。

1882 年由埃利希（F•Ehrlich）首创并经 F•齐尔（Ziehl）改进而创造出的抗酸染色细菌染色法。其中最具代表性的为对结核菌的齐尔 - 尼尔森（Ziehl-Neelsen）染色法和齐尔 - 加贝特（Ziehl-Gabbet）染色法。

1884 年丹麦病理学家革兰（Christain Gram）创立了革兰染色法，是细菌学中很重要的鉴别染色法，可将细菌分为革兰阳性菌（G^+）和革兰阴性菌（G^-）两大类。

1892 年，前俄国学者伊凡诺夫发现了第一种病毒，即烟草花叶病毒，由此启发人们相继发现了对人类致病的病毒。1892 年，纽约市的卫生部门在美国 Hermann N.Biggs 和 William H.Park 建立了第一个公共的可以做出诊断结果的细菌学实验室；1899 年，美国微生物学会成立了。

19 世纪，由于细分离培养技术、染色技术、动物接种等技术的发明和应用，新发现了许多细菌（表 2-2），到 19 世纪末，医学微生物学逐渐建立并形成，为临床微生物检验的初步形成创造了条件，奠定了基础。

表 2-2 19 世纪部分细菌发现年表

时间（年）	菌名	发现者	时间（年）	菌名	发现者
1882	结核杆菌	德国细菌学家 Koch	1873	麻风杆菌	挪威医生 Hansen
1883	霍乱弧菌	德国细菌学家 Koch	1879	淋球菌	德国医生 Neieeer
1883	白喉杆菌	Loeffler，Schults	1894	鼠疫杆菌	日本生物学家北里柴三郎
1884	破伤风杆菌	Nicolair	1896	葡萄球菌	英国医生 Ogsten
1984	伤寒杆菌	德国细菌学家 Gaffky	1898	痢疾杆菌	Kiyoshi Shiga
1849	炭疽杆菌	德国兽医 Davaine			

（五）免疫学与临床免疫学检验技术的产生和发展

人类对免疫学的认识是从与传染病作斗争中开始的，人类观察到传染病患者在痊愈后可以抵抗该种传染病再次侵袭。医学免疫学的形成和发展经历了经验免疫学（19 世纪前）、科学免疫学期（19 世纪前～1953 年）和现代（分子）免疫学时期（1953 年后）。公元 16 世纪，我国明朝隆庆年间医书已有种人痘苗预防天花记载；1796 年，英国医生詹纳（Jenner）首次人体接种牛痘预防天花成功，开创了接种免疫（自动免疫）的先河，被誉为是免疫学的先驱。但 19 世纪前，人们从经验得知接种可获得免疫力，但对病原体及获得免疫的机制却全然不知。

免疫学发展初期主要是抗感染免疫。19 世纪中叶开始，微生物学的发展推动了抗感染免疫的发展。1881 年巴斯德研制成功减弱炭疽疫杆菌毒力疫苗，将这种疫苗注射到健康的牛、羊体内，达到抗炭疽杆菌目的。巴斯德减毒疫苗的发明为实验免疫学打下了基础，他在晚年还研制出狂犬疫苗，并于 1885 年首次人体预防接种，这就是主动免疫。1890 年，德国学者贝林（Behring）将白喉外毒素免疫动物，获得了能中和外毒素的抗毒素。次年他和日本学者北里柴三郎用白喉抗毒素预防白喉，开创了人工被动免疫。在抗毒素发现不久，又相继在动物免疫血清中发现了溶菌素、凝集素、沉淀素等组分，并能与相应的细胞、微生物及其特异产物发生特异性结合。其后建立了抗原、抗体概念，将血清中多种不同特异性反应物称为抗体（antibody），而将能诱导抗体产生的物质统称为抗原（antigen）。1894 年，比利时免疫学家 Jules Bordet 发现了补体，从此许多学者开始对体外抗原、抗体反应进行系统研究，并陆续建立了体外检测抗原和抗体的多种免疫血清学方法和技术，如凝集反应、沉淀反应、中和反应及补体结合试验等（表 2-3）。由于当时制备的特异性抗体都来源于免疫动物血清，检测标本也多采用血清，因此将这种体外的抗原抗体反应称之为血清学反应。这些经典的血清学方法反应为鉴定细菌和检查抗体提供了方法，广泛应用于临床，如肥达反应、血型鉴定等。

表 2-3　17～19 世纪免疫学和免疫学检验技术发展过程中一些主要事件

时间（年）	主要事件
1796	英国医生詹纳首次人体接种牛痘预防天花成功，被誉为是免疫学的先驱
1881	法国微生物学家巴斯德制成炭疽杆菌、狂犬病毒减毒疫苗，预防炭疽病、狂犬病（自动免疫）
1883	前俄国微生物学家 Metchinikoff 提出细胞免疫理论学说
1890	德国学者贝林和日本学者北里用白喉抗毒素预防白喉（被动免疫），后来人们相继发现了凝集素、沉淀素等能与细菌或细胞特异性反应的物质，统称为抗体
1894	比利时免疫学家 Jules Bordet 发现了补体
1896	Durham 等建立了抗原、抗体特异凝集反应
1896	Ferdinand Widal 利用伤寒患者的血清与伤寒杆菌发生特异性凝集的现象，有效地诊断伤寒病，即后来出现的肥达反应
1897	Kraus 证实将细菌培养物滤液和对应的抗血清进行混合会产生沉淀，建立沉淀反应
1897	德国化学家 Ehrlich 发表体液免疫理论学说
1900	比利时免疫学家 Bordet 基于补体溶血体系建立补体结合反应
1900	Landsteiner 发现了 ABO 血型系统，为同型输血奠定了基础，同时诞生了重要的免疫学检验项目 - 血型鉴定
1905	Bechtold HJ 发现了免疫扩散原理
1906	Wassermann 使用补体结合方案来对梅毒患者进行诊断

19 世纪末到 20 世纪初，微生物学的发展推动了免疫学的发展，无毒、减毒病原体疫苗广泛使用、抗原抗体研究、细胞免疫和体液免疫学说的建立等，使免疫学逐渐从微生物学中

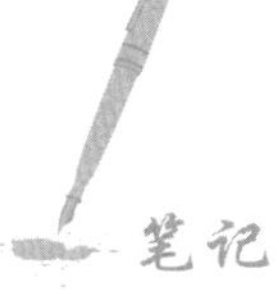

分离出来，从而使免疫学发展至科学免疫学时期，成为一门独立的学科，为临床免疫学检验初步形成创造了条件、奠定了基础。

17～19 世纪，免疫学和免疫学检验技术发展过程中一些主要事件见表 2-3。

（六）临床生物化学检验技术的产生和发展

早在 3000 年前，就有人发现疾病可引起体液成分的改变，最早注意到尿液中的蛋白质和糖类的改变，18 世纪，英国医生 Bence Jones 发现了第一个肿瘤标志物。血液、尿液作为检测标本也比较容易获得，生物化学检验是基于对血清、血浆、尿液进行定量分析而产生，17～19 世纪临床生物化学检验技术发展过程中主要事件见表 2-4。

表 2-4　17～19 世纪临床生物化学检验技术发展过程中主要事件

发生时间（年）	主要事件
1694	荷兰莱顿的 Frederik Dekkers 发现含蛋白质的尿液与乙酸混合煮沸后会形成沉淀
1774	Tichy JW 观察到发热患者尿液中可见一些沉积物
1776	Matthew Dobson 证明糖尿病患者尿液和血清的甜味是由糖引起
1780	Francis Home 发明了糖尿病尿糖酵母试验
1830	Gerardus Mulder 完成了第一个蛋白质的基本化学成分分析
1836	James Marsh 发明了砒霜的标准测试方法
18 世纪中期	谢利（Scheels）研究生物体各种组织的化学成分，奠定了生物化学的基础
1841	P. S. Denis 描述了运用盐析方法将血液蛋白分离成清蛋白和球蛋白的过程
1848	英国医生 Bence Jones 发现了多发性骨髓瘤标志物本 - 周蛋白（Bence Jones Protein）
1854	Jules Duboscq 以比尔定律为基础研发出了第一个可视的色度计，为生物化学指标的定量检测奠定了基础
1886	Jaffe 发现了用碱性苦味酸法可以测定肌酸酐的数值
1893	j.Elster 和 H.F.Geite 发明了光电池；T.W.Richards 发明了浊度计

（七）寄生虫学检验技术的产生和发展

公元前，人们对寄生虫的认识主要停留在一些寄生虫感染症状的记载上，但所形成的认识极为模糊。公元前 384～372 年，古希腊亚里士多德（Aristotle）提出了蠕虫非生物起源学说。17 世纪后期至 19 世纪中叶，显微镜技术的发展和细胞理论的建立，促进了寄生虫学的发展。意大利内科医生 Francesco Redi 出版了第一部寄生虫学书籍《Os-servazioni inforni agli animali viventi che si trovanonegli animali viventi》，而成为“寄生虫学之父”。1880 年，法国军医拉弗兰在非洲疟疾患者的血液中发现疟原虫，并在 1907 年获得诺贝尔医学奖，1899 年，英国医学院开设寄生虫学课程。19 世纪中叶，寄生虫学已成为一门独立学科，在寄生虫学逐步形成的过程和在研究寄生虫的过程中，推动了寄生虫学检验及其技术的发展。

（八）临床实验室初步建立

1866 年，Voit 在慕尼黑建立了第一个医学实验室；1875 年，Corfield 在英国建立了第一个公共健康实验室，后来他又在日本的大阪建立了皇室医学实验室；1890 年，美国已有医师借助一台显微镜，在自己家中或办公室进行实验室检查工作。1892 年，Charles 和 William Mayo 创建了他们的诊所并且雇用了一些人来完成实验室测试。后来纽约市的卫生部门在美国 Hermann N.Biggs 和 William H.Park 建立了第一个公共的可以做出诊断结果的细菌学实验室；1895 年，William Pepper 实验室在美国宾夕法尼亚州的综合性医院成立；1896 年，美国 Johns Hopkins 大学病理学教授 Welch 建立了医院内的临床实验室；1897 年，第一个商用临床实验室在英格兰成立，临床研究协会接受通过邮寄的标本。

总之，17 世纪显微镜的发明与应用，为细胞形态学、微生物及寄生虫学检验等奠定了基础。19 世纪细胞和细菌染色技术、细菌培养技术、免疫学检验技术、尿液检验技术、血细胞检验技术以及定性、定量化学技术的发明和应用，为医学检验的初步形成创造了条件、奠定了基础。19 世纪末，许多临床实验室相继建立，意味着系统的医学检验学科已初步建立。

三、20～21 世纪初的医学检验

20 世纪的医学检验一般被认为是近代医学检验形成阶段，也是医学检验基本形成阶段。

（一）临床实验室发展

20 世纪初，美欧的大学医学中心（医院）已开始筹建临床实验室，并得到迅速发展。第一次世界大战后，美国较大的医院都设置了临床实验室，涌现出一批临床实验诊断专家。1908 年，Todd and Sanford 出版了第一版《检验诊断学》，到 1920 年，美欧的大型医院一般都设置了能进行血细胞形态学检验、细菌学检验和生物化学分析的临床实验室。

临床实验室自建立以来，自身规范和发展也发生了巨大的变化，逐渐形成了临床血细胞、体液分析、临床化学、临床免疫以及临床微生物检验等几部分。实验室之间的交流合作也不断开展和深入，同时大量检验相关实验设备进入实验室。不同地区、不同实验室之间检测系统存在差异，因此为了保证各个实验室的工作质量以及在不同实验室之间实现检验结果的可比性和统一性，实验室标准化应运而生。目前，在实验室质量管理与控制方面已经做了大量卓有成效的工作，形成了整套的理论体系并有完整的质量保证体系对实验室进行规范。2003 年国际标准化组织颁布了 ISO15189：2003《医学实验室——质量和能力的专用要求》。ISO15189 提供了一个框架，使得医学实验室可以按照质量管理体系的思路，改进他们的工作流程，是临床实验室获得专业服务的技术能力和有效质量管理认可的规范。同时临床实验室也可以据此框架进行质量管理及规范各项实验室工作。

在 1996 年 IFCC 大会提出了 TAL 的概念。近年来，自动检测仪器、自动传送系统、控制系统等发展，使得 TLA 的实施成为可能。

（二）从事临床实验室工作的检验人员

早期从事临床检验工作的人员主要是由一些医院的医生、大学病理学或细菌学的教授，他们自己或指导实习医师在病房或实验室利用手工方法开展一些简单的实验。随着医学科学进步，可供临床应用的检验项目也越来越多，实验过程也较之早期的实验复杂，一些熟知检验技术的医生开始培训一些专门人员（包括技术员），从事复杂而众多的实验，而且随着临床医师对检验的需求越来越多，工作量越来越大，在医院设置临床实验室的同时有必要培养从事临床实验室工作的专业医学检验人员。

欧美国家的医院逐渐形成了规模化的临床实验室，集中在一起称为病理科（Department of Pathology），没有单独检验科的设置，相当于将中国目前的检验科和病理科合并在一起。病理学分为解剖病理（Anatomical Pathology，AP）和临床病理（Clinical Pathology，CP）。CP 中有类似中国的检验科的内容，称为医学检验（Medical Laboratory Science 或 Medical Laboratory）。

病理科工作人员主要分为两类，即医生（doctor）和技术人员（technician）。Doctor 就是病理医师，与国内所说的检验（病理）医师对应；Technician 就是技师系列，相当于国内的检验（病理）技师系列，相当于我国从事临床检验工作的技术人员。技术员在接受进一步的教育培训并积累一定的工作经验后，可以晋升为技师。

（三）成立医学检验协会、学会和组织

1912 年，英国成立了全球第一个医学检验学会即“病理学、细菌学实验室助理学会（Pathology Bacteriology Laboratory Assistant Association，PBLAA）”，1942 年，PBLAA 更名为医学实验室技术协会（Institute of Medical Laboratory Technology，IMLT），1975 年更名为临

床实验科学协会(Institute of Medical Laboratory Science，LMLS)。从 IMLT 到 LMLS，标志着医学检验由单一技术性工作和单一学科，发展成为拥有一套完整学科体系和众多亚学科的综合性学科。1922 年，美国临床病理学会(American Society for Clinical Pathology，ASCP)在密苏里州圣路易斯成立。1946 年，成立了世界最知名的医学检验学会组织之一是美国病理学家协会(College of American Pathologists，CAP)，它是非营利性的临床实验室认可和行业管理机构。医学检验学会和组织促进了医学检验技术专业的发展，并提供教育支持。

(四) 开办医学检验教育

随着第一次世界大战结束，美国较大的医院都设置了临床实验室，医学实验室技术人员的需求量也逐渐增加，开始建立专业的学校培养实验室技术员。1908 年 Todd 和 Sanford 出版了第一版《检验诊断学》，开启了医学检验学专业教育的先河。1920 年 Victor Meyers 在爱荷华大学建立了临床化学家培训中心为医院培训专业医学检验人员。1930 年 ASCP 将第一个医疗技师证书颁发给了亚当斯博士。美国检验(病理)人员的培养分为技师的教育培养和检验(病理)医师的教育和培养两类，具体见其他章节。

(五) 创办医学检验杂志

1914 年，PBLAA 创办了《The Lab Journal》，1975 改为《The Lab Science》。1988 年，美国将《医学技术杂志》(American Journal of Medical Technology)更名为《临床医学检验学》(Clinical Laboratory Science)。医学检验杂志使医学检验技术从业人员之间的交流更加顺畅、自由，同时也为从业人员再学习、再提高提供了有效途径。

(六) 医学检验各专业的发展

从 20 世纪初美欧等大型医院开始设立临床实验室，开展以粪便、尿液、血液为主的少量检验项目，到 20 世纪末检验项目越来越多，检验分工越来越细，临床实验室(检验科)分别设立各专业实验室，学校人才培养有相应的课程，标志着医学检验学科各专业的形成。

1. 临床体液学检验形成和发展

(1) 尿液化学及尿沉渣检验的进展：1911 年，班氏试验用于尿糖定性检查，1930 年，尿液检查已成为医院常规检查中的一项，20 世纪 50 年代之前的尿液分析主要模式是湿式化学法单一成分检测加显微镜尿沉渣镜检。之后建立起了干式化学法测定尿液成分，逐渐出现了双联、三联及多联项目同时测定，且电脑化仪器帮助工作人员判读和分析结果。

干式尿液化学成分分析的发展也带动尿沉渣的形态学分析，出现了干式化学试带法筛查尿中白细胞、红细胞，然后再进行显微镜形态观察确认。之后更完善的接近人工分析效果的尿沉渣形态分析技术也逐步推出，如利用平面流动池中连续位点图像摄影系统，摄制尿沉渣粒子的静止图像，对尿沉渣粒子进行自动分类，电脑储存等，形成独立的尿沉渣自动分析仪。流式细胞术和电阻抗原理也用于检测尿液中细胞成分。20 世纪尿液检验技术发展过程一些主要事件见表 2-5。

(2) 精液检验的进展：精液分析从简单显微镜形态学检查发展到多参数分析，包括：精子活力从目测法发展为质量分析仪自动法，精子活率从目测法改为组化法。精液检验的发展使临床能从生精细胞、睾丸、附睾等多部位分析病因进行不育症的诊断和治疗。

(3) 浆膜腔积液检验的进展：浆膜腔积液检查内容增多，用免疫学、生物化学等方法来鉴别浆膜腔积液的良、恶性肿瘤，用液相色谱等手段对肿瘤进行定位，流式细胞术(FCM)可用于积液中细胞 DNA 含量的分析、可疑肿瘤细胞抗原的测定、积液中淋巴细胞的亚群分析。

(4) 脑脊液检验方法的进展：主要表现为脑脊液蛋白分析和脑脊液酶学检查两方面。脑脊液中免疫球蛋白检查对脑病的诊断与鉴别诊断有重要意义，如出现 IgM 提示中枢神经系统感染；正常脑脊液中的酶已知有 20 多种，当有些神经系统疾病时酶活性可增高。

笔记

表 2-5 20 世纪尿液检验技术发展过程一些主要事件

时间(年)	主要事件
1911	美国 17 岁大学生斯坦利•班尼迪特提出了一种稳定、实用、方便于检测尿糖的碱性硫酸铜溶液，后来被人们称为班氏溶液
1911	美国维克多•梅尔斯博士，对临床化学包括尿液分析进行了大量工作，他成为临床化学包括尿液分析的开创者
1923	Papamcolaou 发明了巴氏染色法
1930	尿液检查已成为医院常规检查中的一项
1948	苏格兰医师 Addis 建立了著名的“爱迪（Addis）计数”
1956	尿葡萄糖测定葡萄糖氧化酶法的新试剂带问世，以后尿葡萄糖和蛋白的二联、尿葡萄糖、蛋白和 pH 的三联试剂带、十联、甚至十一联干化学试剂带问世
1970 年始	尿液干化学半自动化分析仪开始使用，1993 年，全自动尿液分析仪开始应用
1983	美国研制生产了世界上第一台高速摄影机式的尿沉渣自动分析仪
1990	日本东亚医疗电子公司与美国国际遥控图像系统公司合作，生产出影像流式细胞术的尿沉渣自动分析仪
1995	日本公司将流式细胞术和电阻抗技术结合起来，研制生产出新一代全自动尿沉渣分析仪

2. 临床血液学检验形成和发展

（1）血细胞分析的发展：20 世纪 50 年代库尔特利用电阻抗原理设计了血细胞计数仪，使细胞的计数精密度提高 3～5 倍；80 年代出现了可同时进行八项参数测定的血液分析仪，不仅可提供是否贫血的信息，还可进一步对贫血的类型及原因提供有用的线索；随后又出现仪器法测定网织红细胞，精密度得到提高，使网织红细胞作为贫血检测指标的意义及可信程度大为提高。

（2）止血与血栓实验诊断进入新阶段：20 世纪中期，血性疾病检查多限于血小板计数、出血时间、凝血时间、血块收缩试验，进入 70 年代，血小板黏附、血小板聚集等功能实验逐步进入常规诊断。80 年代后期，出血性疾病实验诊断成为血栓与止血学科内容之一，并得到快速发展。

（3）流式细胞术的发展和临床应用：80 年代开始，流式细胞术（FCM）逐步应用于临床血细胞检测及相关疾病诊断和治疗监测。FCM 是采用流式细胞仪结合抗体标记技术对细胞悬液进行快速的分析，对流动液体中排列成单列细胞进行逐个检测，得到该细胞的光散射和荧光情况，分析出其体积、内部结构、DNA、RNA、蛋白质、抗原表达等物理及化学特征。

20 世纪临床血液学检验形成和发展过程中主要事件见表 2-6。

表 2-6 20 世纪临床血液学检验形成和发展过程中主要事件

时间	主要事件
1920	为了准确的检测结果，静脉穿刺取血作为检验标本得到推广和认同
1926	Theodor Svedberg 用超速离心法确定了血红蛋白的分子量
1926	Gabreus R 将红细胞沉降率作为判断疾病严重程度的指数
1929	骨髓穿刺针被发明，骨髓可像血液一样被吸取和推成薄膜片，染色后在显微镜下观察
1945	Borgstorm S 完成了凝血时间测试
1953	Coulter 血细胞计数仪问世
1961	Till 等用致死量放射线照射实验小鼠，然后进行骨髓移植，成功地在脾脏形成结节，发现了造血干细胞
1984	生产出了基因工程凝血因子Ⅷ
80 年代	流式细胞术开始广泛用于临床医学的科学研究及疾病诊断和治疗监测

笔记

3. 临床微生物检验形成和发展 20世纪以来，微生物学进入蓬勃发展的时期，新菌种不断被发现，对原有微生物亦有了新的认识，探讨细菌与感染的关系，确定细菌的病原性，防止传染性疾病的传播，攻克微生物对人类健康的危害。20世纪以来临床微生物检验发展过程中主要事件见表2-7。

表2-7 20世纪以来临床微生物检验发展过程中主要事件

时间	主要事件
1928	英国微生物学家Alexander Fleming（1881～1955年）偶然发现的青霉素开启了抗生素时代
1928	F.Griffith因为肺炎链球菌的研究发现了转化现象
1941	Beadle和Tatum因为对粗糙链孢霉进行的突变试验，提出了一个基因一个酶的假说
1958	Meselson因为对大肠杆菌进行标记，用梯度离心法，首次证明了DNA的半保留复制
1973	Cohen SN等人将E.coli抗四环素质粒与E.coli抗卡那霉素质粒体外重组后重新转化到E.coli受体菌获得成功，基因工程自此开始
1983	澳大利亚医生马舍尔首先发现胃炎、胃溃疡是由HP感染所引起的

4. 临床免疫学检验形成和发展 20世纪以来，免疫学理论、免疫学技术结合现代科技的发展使现代临床免疫学检验得到了极大的发展。国外20世纪临床免疫检验发展过程中开展的主要技术或方法见表2-8。

表2-8 国外20世纪临床免疫检验发展过程中主要成就和相关人物

时间	开始使用主要技术或方法	发明者
1911	荧光显微镜发明	Oskar Heimstadt
1941	免疫荧光标记	Coons
1946	凝胶内沉淀反应	Oudin
1948	双扩散沉淀反应	Ouchterlony，Elek
1953	免疫电泳分析	Grabar，Williams
1955	首次提出"流式细胞术"的概念	Leonard Skegges
1959	放射免疫分析	Berson A，Yalow
1965	单向免疫扩散技术	Mancini
1966	酶标免疫技术	Avames，Uriel
1971	胶体金免疫分析	Faulk，Taylor
1973	均相酶免疫分析	Rubenstein
1975	杂交瘤技术与单克隆抗体	Kohler，Milstein
1976	生物发光免疫分析	Schroeder
1978	化学发光免疫分析	Halman，Schroder
1981	均相底物标记荧光免疫分析法	Ngot
1982	时间分辨荧光法	Meurman
1991	抗体微点免疫分析（微阵列免疫分析）	Ekins

5. 临床生物化学检验形成和发展 20世纪初，许多生物化学家就开始了人体的化学组分如蛋白质、氨基酸和糖类等以及体液相关成分含量的病理变化进行了系统研究。19世纪和20世纪初，血液和尿液中成分测定多采用重量分析和容量分析法，1904年，美国哈佛大学医学院生物化学系著名生物化学家奥托•福林（Otto Folin，1867～1934年）教授开始用比色法测定肌酐，并建立了一系列血液生物化学成分的比色测定法，成为美国第一个（现代意义上的）全日制的临床生物化学家。1908年，Wohlgemuth首先将测定尿液淀粉酶作为急性胰腺炎的诊断指标，1918年，Lichtuitz首先出版了以《临床化学》为名的教科书。1919年，

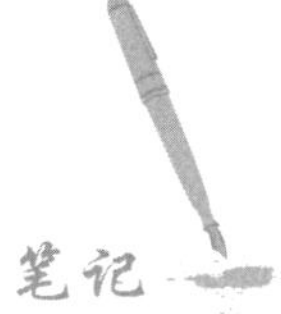

北京协和医学院生物化学系主任吴宪（1893～1959 年）在 Folin 指导下，完成了“一个血液分析系统”博士论文，奠定了血液化学分析的基础。1931 年，Peter 和 Van Slyko 出版了两卷《临床化学》专著，第一次概括了这段时期的临床化学有关的成就，标志着临床生物化学检验的初步形成。

20 世纪 30 年代后，光电比色计应用临床，临床生物化学检验的工作发生了根本性的改变，20 世纪 50 年代，工业革命引发机械制造技术的发展，推动了光学、电子、机械检验仪器设备的发展，1957 年，Skeggs 首先将连续流动式分析装置引入临床实验室，1964 年后开始使用通道分析仪和离心式分析仪，并加上了微处理系统，为临床设计了组合试验和组合报告。20 世纪 70 年代，各种计算机控制的全自动生化分析仪在临床实验室开始广泛使用，推动临床生物化学检验的发展。国外 20 世纪临床生物化学检验发展历程中的重要技术和仪器见表 2-9。

表 2-9　20 世纪临床生物化学检验发展历程中的重要技术和相关人物

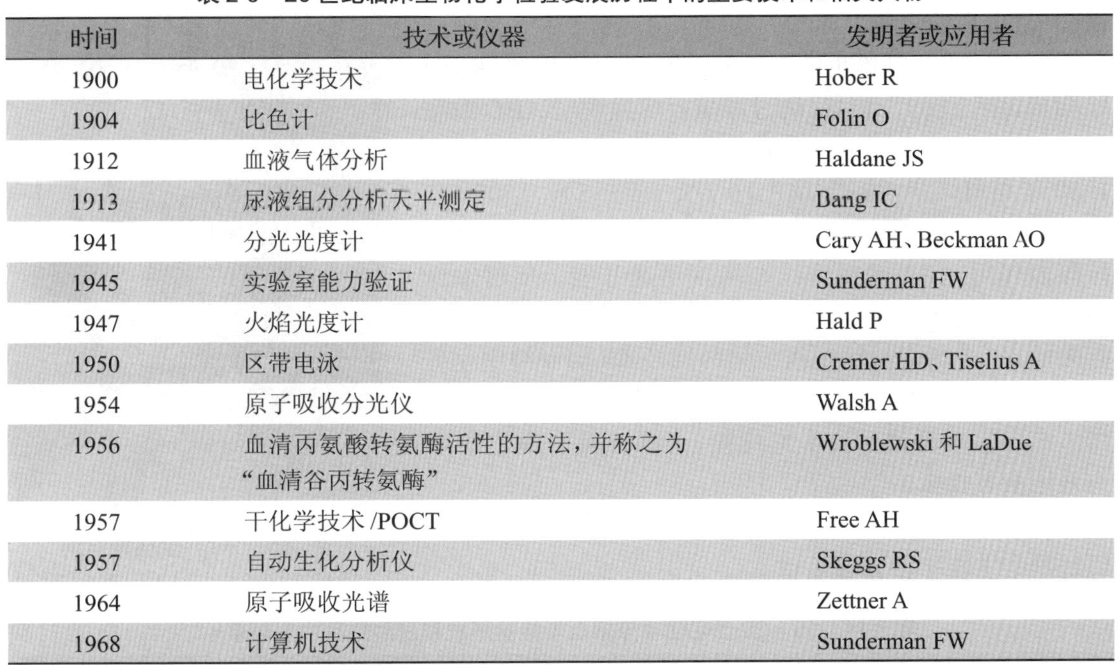

时间	技术或仪器	发明者或应用者
1900	电化学技术	Hober R
1904	比色计	Folin O
1912	血液气体分析	Haldane JS
1913	尿液组分分析天平测定	Dang IC
1941	分光光度计	Cary AH、Beckman AO
1945	实验室能力验证	Sunderman FW
1947	火焰光度计	Hald P
1950	区带电泳	Cremer HD、Tiselius A
1954	原子吸收分光仪	Walsh A
1956	血清丙氨酸转氨酶活性的方法，并称之为“血清谷丙转氨酶”	Wroblewski 和 LaDue
1957	干化学技术 /POCT	Free AH
1957	自动生化分析仪	Skeggs RS
1964	原子吸收光谱	Zettner A
1968	计算机技术	Sunderman FW

6. 分子生物学检验形成和发展　20 世纪 50 年代，Watson 和 Crick 提出了 DNA 双螺旋结构，标志着现代分子生物学的兴起，为揭开人类生命现象的本质奠定了基础。分子生物学是生命科学中发展最迅速的领域，并与诸多的学科正在进行广泛的交叉和渗透。20 世纪分子生物学技术发展过程中的主要事件见表 2-10。

表 2-10　20 世纪分子生物学检验技术发展过程中的主要事件

时间	重大事件
19 世纪后期～20 世纪 50 年代初	确定蛋白质是生命的主要物质基础，DNA 是生物遗传的物质基础
1953	美国学者沃森和克里克以及英国学者威尔斯金发现和阐述 DNA 分子双螺旋结构，奠定了分子生物学的基础
70 年代以后	重组 DNA 技术、基因组研究、单克隆抗体及基因工程抗体的建立和发展、基因调控表达机制、细胞信号转导机制
1976	美籍华裔学者简悦威等首先应用液相 DNA 分子杂交技术，成功进行 α 地中海贫血产前诊断（为临床分子生物学检验技术第一阶段）

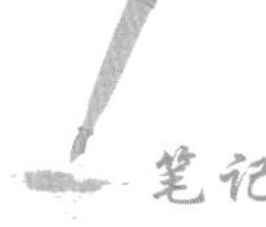
笔记

续表

时间	重大事件
1975～1977	Sanger、Coulson 等建立了 DNA 测序方法，90 年代，全自动核酸测序仪问世
1985	美国学者 Mullisdeng K 建立 PCR 技术（为临床分子生物学检验技术第二阶段）
1991	Fodor 等人提出了 DNA 芯片的概念，以其为代表的生物芯片技术得到快速发展（以生物芯片技术为代表的高通量密集型技术为临床分子生物学检验技术第三阶段） 日趋成熟的高通量第二代、第三代 DNA 测序技术和生物质谱技术为临床分子生物学检验技术第三阶段

7. 临床输血学检验形成和发展 输血医学经历了一个漫长的发展过程，古时候，人类在打猎等生产活动和战争中获得血液的知识，认识到血液重要性。1628 年发现循环系统，16～19 世纪末，人们尝试动物给动物输血、动物给人输血、人给人输血，由于认识到血型、解决血液的抗凝等一系列问题，虽有成功但更多的是失败，这些只是人们对输血的早期认识，是输血启蒙阶段。

1900 年奥地利维也纳科学家卡尔•兰德斯坦纳（Karl•Landsteiner，1868～1943）通过凝集反应发现了 ABO 血型系统，被认为是血型之父，随后发现了其他的血型系统，1930 年获得诺贝尔医学及生理学奖（图 2-5）。1907 年，Ottenberg 建立了交叉配血试验，1915 年发现了枸橼酸盐抗凝血作用，使得输血疗法在医院迅速开展。促进输血医学发展。临床输血学检验是在输血医学的基础上发展起来的，它是利用与输血相关学科的技术，如血细胞生理学、免疫学、遗传学、微生物学和分子生物学等技术，对血液或血液成分进行安全性检测，并保证其合理、安全、有效地服务临床。

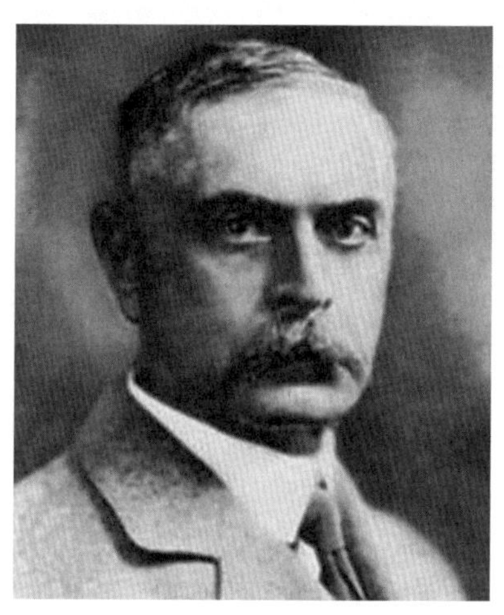
图 2-5 卡尔•兰德斯坦纳

15～20 世纪初输血医学及临床输血学检验形成和发展过程中主要事件见表 2-11。

表 2-11 15～20 世纪初临床输血学检验形成和发展过程中主要事件

时间	主要事件
1492	罗马教皇八世口服血液治疗疾病
1665	牛津大学教授 Lower 尝试动物输血实验
1667	法国科学家 Denis 将羊血输给男孩
1818	英国医生 Blundell 首次进行人 - 人输血
1900	奥地利维也纳科学家 Landsteiner 通过凝集反应发现了 ABO 血型系统
1907	Ottenberg 开始输血前配合试验，并于 1913 年证实输血前配合试验对于预防输血反应的重要性
1915	美国病理学家 Well 把枸橼酸盐抗凝血置于冷藏箱内保存后再输血
1935	国际输血协会成立
1937	Fantus 在芝加哥库克郡医院建立了第一个医院血库
1939	Landsteiner 和 Wiener 发现了 Rh 血型系统
1943	Loutit 和 Mollison 研制了 ACD 配方保存血液
1947	美国成立了血库协会
1959	Gibson 提出成分输血概念。但是直到 20 世纪 60 年代末和 70 年代初，成分输血才真正发展起来
1965	美国研制出第一台连续流动离心式血细胞分离机

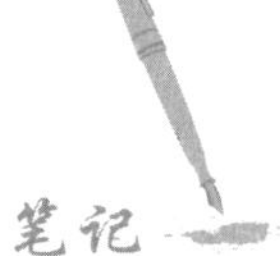

（七）临床实验室管理

临床实验室管理开始是行业协会、学会自定的一些规则，逐渐上升到国家法律层面。1967年。美国颁布了检验实验室改进方案（CLIA’67）。同一时间成立美国国家临床实验室标准化委员会（National Committee for Clinical Laboratory Standards，NCCLS）。1971年美国临床实验室监事和管理员协会成立，是临床实验室管理协会的先驱。1977年美国国家标准机构认可了NCCLS，随后其成为临床实验室的国家参考系统的主体。1979年临床实验室管理协会成立。1988年临床实验室改进修正案（CLIA’88）通过法律程序。这一修正案要求所有的临床实验室都必须有卫生和人类服务部颁发的证书。HHS只认证那些有足够的质量保证和适当质量控制的临床实验室，并要求通过能力测试。CAP是非营利性的临床实验室认可机构，依据美国临床和实验室标准协会（Clinical And Laboratory Standards Institute，CLSI，其前身是NCCLS）的业务标准、操作指南行业化指导和管理临床实验室。其他国家也都逐渐建立和完善了符合本国自身发展和条件的临床实验室管理条例和法律法规。

第二节 中国医学检验形成和发展

受中国传统医学模式和历史原因的影响，我国医学检验起步较晚。中国医学检验真正规模化的形成和发展，是从1949年才开始的，经过60多年的发展，经历了从艰苦创业到兴旺发达的曲折历程，最终发展成为现今医学领域中的重要学科——“医学检验”。目前国内各级医院都设立了检验科和临床实验室，在许多检验项目上大多实现自动化，检验项目、种类越来越多，为临床医学提供了大量有意义的检验结果，临床实验室建设和管理逐步向信息化、标准化、规范化、法制化和国际化发展。医学检验已经成为我国临床医学中不可或缺的一部分，发挥的作用也越来越重要。

一、20世纪前的医学检验

19世纪中叶开始，西医由传教士传入中国，一些传教士通过教会设立诊所、医院。19世纪后期，出现了一些小型化验室，和国外初期的医学实验室一样由医生自己来完成简单的检验项目，由于人手不足，也向社会招收学徒。这些化验室还不能称为独立的临床实验室或检验科，它们所承担的检测项目主要以三大常规，即血液分析、尿液分析和粪便常规为主。在这个时期，我国的医学检验领域并没有形成完整的、独立的体系，还不能称为医学检验。

二、20～21世纪初的医学检验

（一）1949年前的医学检验

1949年以前，我国的医学检验处于起步阶段。在20世纪头20年，我国还很少有人专门从事检验工作，检验人员一般没有进行系统的教育和培养，只有少部分院校，如华西协和大学医学院、湘雅医学院、山东齐鲁大学医学院等开设医学检验技术专业（间断招生）。一般比较大的医院才设立化验室，而且只开展以血液、尿液、粪便三大常规检查为主的检验项目，临床生物化学检验主要是血糖、血浆蛋白等十多个检验项目，使用目测比色法，结果准确性、重复性较差。其他的检验项目较少，检验内容也较为简单，操作主要依靠显微镜、几支试管、几张玻片、再加上几瓶染色液，一切依赖手工操作。

值得一提的是，我国临床生物化学检验研究处于世界先进水平，1919年，吴宪被Folin教授录取为研究生，1919年以“一个血液分析系统”论文获博士学位，他首先建立了钨酸除去血液样品中所有蛋白质，制备出无蛋白质的血滤液，建立了血糖、尿素、肌酸、肌酐、非蛋白氮等许多成分测定方法，奠定了血液化学分析的基础，这些方法我国一直沿用到70年

笔记

代。另外，他还对血液气体与电解质平衡和蛋白质变性进行了研究。1920年回国，在北京协和医学院生化系担任老师，主持生物化学的教学工作，不久生物化学从生理学科独立出来，正式成立生物化学科(Department of Biochemistry)，开始讲授临床生物化学检验内容，从事体液生物化学分析研究，吴宪的工作大大促进了我国生物化学和临床生物化学检验的发展，堪称这些学科领域的奠基人(图2-6)。

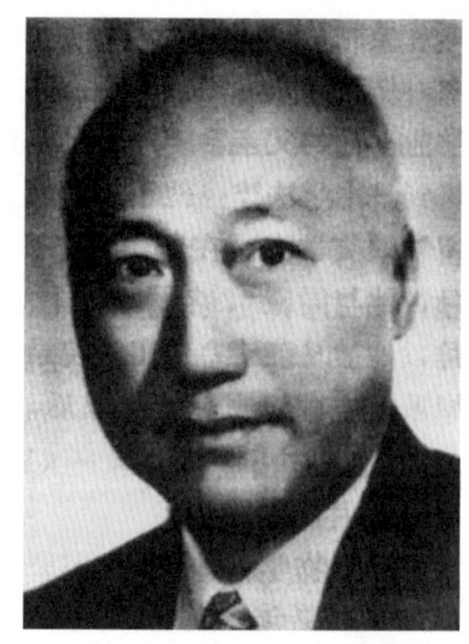

图2-6　吴宪教授

1924年，李光勋采用显微镜检查苏州大学生发现了疟原虫，同年，林儿通过显微镜检查粪便，发现肠道寄生虫感染者，这些是我国最早的医学寄生虫检验记录。

(二)1949年～21世纪初医学检验

20世纪50年代起，我国医学检验得到了较快发展，县级以上医院基本上都设置了临床实验室(化验室)，60年代中期，国外医学检验高速发展，我国与国外医学检验技术水平拉大了距离。进入80年代后，我国医学检验高速发展，到20世纪末，我国医学检验基本处于成熟和发展阶段。

1. 医学检验教育　20世纪50年代起至80年代期间，我国只有几所本科院校办了几届医学检验本科班，办中等和专科层次学校也不多。1984年开始办5年制本科，1986年招研究生，1990招博士。20世纪90年代末开始，国家教育部规定新办医学检验本科专业改为4年制，自2013年起，全国5年制医学检验专业停招，全部改为4年制医学检验技术专业(第三军医大学除外)。

2. 医学检验人员　80年代初期之前，从事医学检验工作人员相当一部分是经过短期培训或学徒式教育后上岗的，少部分为中专医学检验毕业的人员，拥有本科尤其是研究生学历的检验人员少之又少。80年代中期开始，中专、专科、本科甚至研究生医学检验毕业生充实到医学检验队伍，检验工作人员学历层次得到了改善和优化，到目前，大型医院从业医学检验工作人员以本科为主体，有相当一部分人员拥有硕士甚至博士学历；医学检验从业人员的技术职称结构也逐步提高，逐渐形成了初级、中级和高级技术职称检验人员的合理搭配，检验工作人员素质得到提高，推动了我国医学检验发展。

3. 医学检验学科各专业发展

(1)临床体液学检验发展：临床体液学检验标本的范围没有明确界限，但国内目前临床实验室临床体液学检验实验室检查的标本一般有尿液检验、脑脊液检验、浆膜腔积液检验、精液检验、前列腺液检验、阴道分泌物检验、痰液检验等，这些标本在体液检验室的检查一般以常规检验为主，即理学、显微镜及常见化学成分的检查。80年代中期之前，这些标本的检验基本是手工操作，检验项目少。80年代中期，尿液干化学自动分析仪开始在临床实验室推广使用，从尿8项分析发展到尿10项、尿11项、尿12项分析，90年代中后期开始，尿有形成分分析仪、精液分析仪开始逐步使用，到目前为止，发展到尿液分析流水线；脑脊液、浆膜腔积液中的细胞也可通过仪器分析。但整体来说，临床体液学检验发展相对比较慢。

(2)临床血液检验发展：50年代初，通过血液涂片，来检查疟原虫、血丝虫、利什曼原虫、弓形虫等各类血液寄生虫或判断贫血形态学分类。直到80年代，随着现代科技的发展和计算机在生物医学领域的应用，新一代检验仪器应运而生，自动血液细胞分类计数仪等代替了繁杂的手工操作，既快速、简便、又保证检验结果的准确、可靠。近20年来，随着医学分子生物学的进展，血液学进入到“分子血液学”水平，PCR、核酸分子杂交及生物芯片及蛋白质组学技术等分子生物学研究方法在血液学检验和临床诊断中已广泛应用。血液系统疾病不再单纯依靠血涂片或骨髓涂片检查，而是需要更多地结合流式细胞学、融合基因检

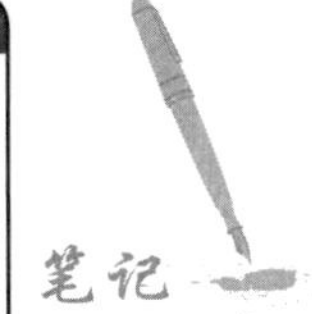

测、染色体核型分析以及 FISH 等分子生物学检查方法，为临床医生提供综合准确的诊断依据。

（3）临床微生物检验的发展：微生物学检验在辅助诊断感染性疾病中发挥着重大的作用，承担着防病治病的责任。

建国初期，在省市级医院检验科大多设有细菌室，虽只有一台简单的显微镜和细菌培养箱，但开展的细菌培养和免疫学检验项目却有几十种：肠道病原菌、化脓球菌、结核菌、厌氧菌（破伤风杆菌等）、真菌培养、抗生素药敏试验等都可做，对肠致病性大肠埃希菌可分 12 个血清型。20 世纪 60～70 年代，国际上微生物学检验工作成果很多，新菌种不断被发现，对原有微生物亦有了新的认识，对于病原微生物致病机制的研究，从细胞水平进入分子水平。80 年代、90 年代中期开始，从国外引进了一批微生物学检验方面的新仪器设备，如厌氧培养箱、全自动微生物鉴定及药敏分析系统、全自动血培养仪等，检验项目日趋增多。临床微生物学检验，从单纯细菌培养发展到包括细菌、病毒、衣原体、支原体、螺旋体、真菌、寄生原虫等各类病原微生物，检测项目有几百种。检测方法从简单的细菌培养发展到分子生物学基因分型鉴定。在药物敏感性试验方面，陈民钧等引进 NCCLS 标准，建立了严格的质量控制体系。

（4）临床免疫检验的发展：80 年代中期之前，我国临床实验室临床免疫学检验与发达国家相比相对落后，一般较大医院临床实验室，开展数量不多的临床免疫学检验项目，当时称之为“血清学检验”，检验标本也少。如试管凝集法肥达试验、乳胶凝集法测定类风湿因子，反向间接血凝试验测定 HBsAg；单向琼脂扩散试验测定免疫球蛋白，双向琼脂扩散试验测定 C- 反应蛋白；补体结合试验测量血清补体活性；对流免疫电泳测定 AFP 等。这些方法因为一般使用多克隆抗体试剂，特异性较低，敏感性不高，检验项目少，标本量也很少，基本都是手工操作，结果报告慢。

80 年代中期开始，单克隆抗体制备技术广泛应用，尤其是 90 年代后至近 20 多年来，临床免疫学检验快速发展，各种免疫标记技术、方法、仪器和检验项目不断在我国临床实验室推广使用。推广的分析技术和方法主要有：放射免疫分析技术（radioimmunoassay）、酶免疫分析技术（如酶联免疫吸附试验，enzyme-linked immunosorbent assay）、免疫胶体金标记分析技术（immunologic colloidal gold signature）、荧光免疫分析技术（fluoroimmunoassay）、时间分辨荧光法分析技术（time-resolved fluoroimmunoassay）、化学发光免疫分析技术（chemiluminescence immunoassay）等；尤其是光免疫分析技术和方法具有无辐射、标记物有效期长、敏感性及特异性好，线性范围宽，操作简便、可以实现全自动化等优点，开创了临床免疫学检验的新纪元。

（5）临床生物化学检验发展：20 世纪 50 年代初，国内能开展生物化学检验的医院十分有限，检验项目也少。1958 年，国产第一代光电比色计问世（581 型光电比色计）；50 年代后期到 60 年代初，李健斋对转氨酶升高机制及测定方法有比较深入的研究；丁霆建立了一系列激素测定方法；南京军区总医院于 1960 年建立了结合科研和常规任务的国内第一个“临床生化科”，通过方法学评选了 100 多项可以被临床应用的生化检验方法。70 年代，721 型、751 型分光光度计问世，并用于临床生化检验。

20 世纪 80 年代，临床生化的发展出现了一个新高潮。在我国医学检验界一批临床生化专家叶应妩、陶义训、李健斋等著书立说，编写“临床生化检验”，“临床化学诊断方法大全”等生化著作，奠定了临床生化检验的理论基础。逐步进入一个全新的自动化微量分析时代：①生化分离与分析技术：发展为采用分光光度法、火焰发射和原子吸收光谱法、散射比浊法及分子荧光光谱法等。同时，电泳和层析分离技术不断应用，发展为现在的自动电泳分析、毛细管电泳分析等；层析技术发展为离子交换层析、亲和层析、气相色谱到高效液相色谱等。②自动分析和酶法分析：80年代中期，采用固定时间测定酶活性。

90年代后，我国引进自动生化分析仪采用动力学方法连续监测酶活性。离子选择性电极开始用于电解质测定和血气分析。

2000年以后，干化学分析由于具有简便、快速、准确等优点，已开始应用，尤其是急诊检验。条形码、临床实验室信息管理系统在临床实验室的使用，基本上实现了从检验标本的登录、分析及报告传送的自动化，大大提高了工作效率。同时临床生化检验开始进行室内质控和室间质量评价，加强了分析前、分析中和分析后质量管理，提高了检验结果质量。

（6）临床分子生物学检验发展：临床分子生物学检验发展在我国是近20多年的事情，90年代后，《医学分子生物学》从《生物化学》中分离出来，作为一门课程单独在大学开设，分子生物学检验技术在科研实验室开始应用。1999年，我国以杨焕明教授为代表的科学家参与了人类基因组计划中国卷的测序工作，标志着在分子生物学领域，我国已经进入世界先进行列。进入21世纪，国内部分临床实验室开展了基因芯片、DNA测序等生物信息学相关内容检验。

（7）临床寄生虫学检验发展：新中国成立初期，日本血吸虫病、疟疾、利什曼病、丝虫病和钩虫病等严重危害人民健康，加快我国寄生虫病防治工作的进展，临床寄生虫检验工作也随着这场运动发展起来，大的医院和防疫站（现称疾病预防与控制中心），特别是在疫区，建立起了专门的科室，培养了专门的检验人员。1950～2006年间，我国新发现的人体寄生虫共64种，钟惠澜、冯兰洲等在黑热病、日本血吸虫病防治研究方面走在世界前列。21世纪，我国医学寄生虫学学科发展面临新的挑战和机遇，经济发展促进专业技术发展，寄生虫学基础知识发展能够加速临床寄生虫学检验的发展。

（8）临床输血检验发展：输血方面国内起步较晚，国内输血医学及临床输血检验方面发生的主要事件见表2-12。

表2-12　国内输血医学及临床输血检验方面发生的主要事件

时间	主要事件
1918	刘瑞恒与Kilgore等在上海首先报告中国人的血型
1921	北京协和医院采用直接输血法开展了临床输血
1944	在昆明建立了我国第一个血库以满足抗日战争对输血的需求
1947	南京中央医院血库成立，并开始用4℃保存全血
1948	易见龙和周衍椒报告了782名中国人Rh血型的检测结果，阴性率为1.9%
1951	肖星甫编著《输血与血库》
1953	我国第一所大型血库建立，定名为军委后勤卫生部沈阳中心血库
1957	在天津成立了军事医学科学院输血及血液学研究所（血研所）
1958	卫生部在天津召开了全国输血工作现场会议，此后我国一些大城市相继建立血站
1963	由《天津医药杂志》出版发行的《输血及血液学附刊》，成为我国第一份输血杂志
1977	《输血及血液学》杂志创刊
1978	国务院发文在全国实行公民义务献血制度
1988	上海市血液中心被确定为世界卫生组织输血服务和研究合作中心。同年中国输血协会成立，《中国输血杂志》创刊
1997	首次颁布《中国输血技术操作规程（血站部分）》
1998	我国正式实施《中华人民共和国献血法》
1999	首次颁布《医疗机构临床用血管理办法》（试行）
2000	首次颁布《临床输血技术规范》
2012	正式颁布《血站技术操作规程》

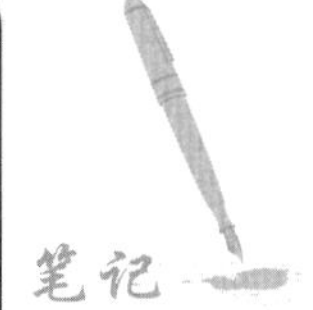

在20世纪90年代中期之前，医院血源采集、检测、贮存及发放等工作主要由医院内血库承担，以有偿供血为主，一般输注全血。

20世纪90年代中后期后，为保证血液质量和输血安全，我国献血和输血管理进入法制化、规范化轨道，血液采集、检测、贮存、输血前检验及发放等严格按有关规章进行，主要有：①实施义务献血和成分输血。②责任分工：要求在省、市建立一所血液中心或中心血站，负责血源组织、血液采集、检测、血液成分制备、贮存及发放等工作；二级以上医院和妇幼保健院应当设立临床用血管理委员会，负责本机构临床合理用血管理工作，二甲以上医院血库从临床实验室分离出来独立输血科，输血科承担血液申领、检测、发放和临床输血指导等工作。③对献血员血液和患者血液进行严格检查，确保输血安全：献血员血液除了进行ABO血型鉴定、ALT和HBsAg检测以外，还增加RhD抗原、HCV抗体、HIV抗体、梅毒螺旋体抗体甚至HBV-DNA-PCR等项目检测，患者输血前进行ABO、RhD血型鉴定、不规则抗体筛查、与献血者血液进行交叉配血试验，还要进行肝炎病毒标志物检测、HIV抗体和梅毒螺旋体抗体检测。④方法上采用敏感性、特异性好检验方法。

4. 床旁检验发展　床旁检验（point of care testing，POCT）指在实验室外，在患者旁边分析患者标本，并能及时报告结果的一个微型移动检测系统，近20多年来，POCT的技术有一定发展，部分已应用于临床，但其目前还存在质量控制方面的问题。

5. 独立临床实验室发展　自1990年以来，随着医疗工作和诊断模式改变的需要，独立于医院外的独立临床实验室发展迅猛，日前为止我国已有300多家独立临床实验室，独立临床实验室弥补了小型医院或部分中型医院在检测项目、检测能力和检验工作人员少等方面的不足，对大医院也能在一些检测数量少没有开展的“冷门项目”上起到很好的补充作用，给临床诊疗工作和患者带来便利。

6. 检验学会、质量管理机构及检验其他协会

(1) 检验学会：1979年中华医学会检验学会在北京成立。中华医学会检验分会职责：中华医学会检验分会于1979年在北京成立。中华医学会检验分会下设学术委员会、继续教育与扶贫委员会、组织与外事委员会、秘书处等机构，其中学术委员会分为血液体液学专业学组、临床免疫专业学组、临床微生物专业学组、传染病专业学组、生化分析仪与干化学学组、血脂专业学组、心脏标志物学组、肿瘤标志物专业学组、蛋白组学组等。工作范围和职责主要有：①开展国内外学术交流。②开展继续医学教育，组织会员和医学检验工作者学习业务，不断更新会员和医学科技工作者医学科技知识，提高医学科学技术业务水平。③参与开展毕业后医学检验教育培训、考核工作等。在中华医学会检验分会的指导下，各省市也相继成立了检验分会。

(2) 国家卫生计生委临床检验中心：经原卫生部批准于1981年成立，随后相继建立省、市临床检验中心，指导各级医疗单位的检验工作，推进实验室管理与质量控制体系的建立。

(3) 中国医院管理学会临床检验管理专业委员会（Chinese Association of Clinical Laboratory Management，CACLM）：CACLM成立于2000年，是中国医院管理学会所属的分支机构，工作任务是开展临床实验室管理理论研究和学术交流，提高全国临床检验工作水平，为临床和患者提供优质服务。其业务范围是：①开展临床实验室管理理论和方法研究。②组织国内外学术活动与信息交流，推广临床实验室管理的成果和经验。③培训临床实验室管理人员和其他相关人员。④提供相关的咨询服务。⑤兴办杂志和临床检验领域的经济实体等。

(4) 卫生计生委临床检验标准专业委员会（The Ministry of health for Clinical Laboratory Standards Committee）：卫生和计划生育委员会临床检验标准专业委员会成立于1996年，隶属于卫生部标准化委员会。其职责是负责组织制定、修订与临床检验有关的国家及卫生行业标准。秘书处作为标准会的组织联络机构，现设于卫生部临床检验中心。

笔记

（5）医学检验教育校际协作组织：1984 年 8 月全国高等院校医学检验技术专业校际协作理事会在吉林医学院（现北华大学）成立，是由当时从事医学检验教育的全国院校、医院、血液中心、疾控中心等组成的教学研究协作团体，包括："中华医学会医学教育分会医学检验教育研究会"、"中华医学会医学检验分会教育学组"、"全国高等医学教育学会医学检验教育分会"以及从事实验诊断学教育的单位和组织。

7. 临床实验室规范管理与实验室认可 近 10 多年来，我国临床实验室向法制化、规范化和国际化方向发展，2006 年 2 月卫生部正式颁布了《医疗机构临床实验室管理办法》，是一部强制性法规，是对临床实验室最低要求，只要是临床实验室都必须遵守《医疗机构临床实验室管理办法》的规定，是临床实验室准入的标准。截至 2015 年 9 月，我国已经有 190 家医学实验室通过 ISO15189 或 ISO17025 认可标准，还有 40 家左右实验室通过 CAP 认可标准。另外，国家还制定了医学检验技术专业职称考试制度，保障了从事相关工作人员的素质。

8. 学术期刊、杂志与网站

（1）国内与医学检验相关的专业杂志：1957 年专业期刊《临床检验杂志》创刊，到 1960 年因故停刊，在以后漫长的 18 年里，只有上海医学化验所等少数单位编写的内部参考资料（临床检验技术快报），整个检验学科几乎处于停滞状态。1978 年中华医学会创办了《中华医学检验杂志》，叶应妩主编，2000 年更名为《中华检验医学杂志》，给我国医学检验的发展带来了新生力量。这是我国医学检验领域最具权威和影响力最大的专业核心期刊。国内与医学检验密切相关的杂志见表 2-13。

表 2-13 国内与医学检验相关的专业杂志

创刊时间	名称	原名称	主办单位
1978	中华检验医学杂志	中华医学检验杂志	中华医学会
1980	国际医学检验杂志	国外医学临床生化与检验学分册	重庆市卫生信息中心
1983	实验与医学检验	江西医学检验杂志	江西省医学会
1983	临床检验杂志		江苏省医学会
1986	医学检验	上海医学检验杂志	上海市临床检验中心
1986	现代医学检验杂志	陕西医学检验杂志	陕西省临床检验中心和陕西省人民医院
1990	医学检验与临床		山东千佛山医院
1997	中国实验诊断学		吉林大学中日联谊医院、上海交通大学
1999	临床输血与检验		安徽省立医院、安徽省输血协会
2000	医学检验与临床		重庆市卫生信息中心和重庆市临床临检中心
2002	临床和实验医学杂志		首都医科大学附属北京友谊医院
2009	实用检验医师杂志		天津医师协会、天津市天津医院

（2）国内网站：目前，国内与医学检验有关的网站主要有：

1）卫生和计划生育委员会临床检验中心：http://www.nccl.cn

2）中华医院管理学会临床检验管理专业委员会：http://www.caclm.org.cn

3）中国输血协会：http://www.csbt.org.cn

4）医学检验信息网：http://www.clinet.com.cn

5）检验天空网：http://www.labsky.com

6）医学检验网：http://www.labmed.cn

7）丁香园 - 临床医学检验讨论版：http://www.dxy.cn

8）yeec 医疗检验仪器维修联盟：http://www.yeec.com

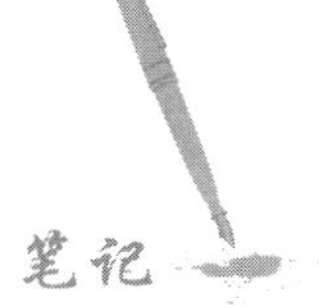

9）生物谷：http://www.bioon.com

10）中国医师协会检验医师分会：http://www.cmdal.com

（3）国外网站：目前，国外与医学检验有关的网站主要有：

1）http://www.nacb.org

2）http://www.pathology.med.umich.edu

3）http://www.aruplab.com

4）http://www.pamf.org

5）http://referencelab.clevelandclinic.org

6）http://www.cap.org

7）http://www.labtestsonline.org

8）http://www.rdlinc.com

9）http://www.specialtylabs.com

10）http://www.unilab.com

11）http://www.questdiagnostics.com

总之，近 20 多年来，我国医学检验发展非常快速，目前，我国临床实验室基本实现医学检验的技术的现代化、检验分析的自动化、检验方法的标准化、质量管理全程化、临床实验室信息化和生物安全制度化等。

三、医学检验存在的问题与发展前景

（一）医学检验存在的问题

科学技术的发展，给医学检验带来机遇的同时，也带来了巨大的挑战。随着新技术、新设备的不断应用，新的问题在不断地涌现出来。回顾过去，医学检验取得了巨大的发展；展望未来，医学检验还面临着重大的任务和挑战。

1. 从业人员工作职能没有明确划分、没有行业准入制度　目前我国医疗机构的检验科不同层次从业人员工作职能没有明确划分，基本上专科生、本科生，硕士研究生和博士研究生，初级、中级、高级职称人员，检验技师和检验医师从事同样的工作，没有体现出不同的价值，更不利于学科的发展，没有真正体现出检验的内涵和价值。发达国家临床医学有严格的分工，有人专做实验，有人专做质量控制，有人专写报告与临床医生沟通等，但在我们国家却还只是一个发展趋势。检验医师是近几年才出现的专业方向，还没有明确岗位及岗位职责，基本还停留在概念上。在没有检验医师之前，检验技师职称的工作人员做了很多检验医师的工作，这一点与其他国家存在差异，因此，建议加快检验医师的培养。

2. 临床实验室管理方面的问题　①没有临床检验技术的准入标准：没有检验项目和方法的准入制度。②医疗机构内部临床实验室的设置混乱，检验项目重复。③实验室室间质量评价及室内质量控制尚未完全普及。④临床实验室生物安全没有得到应有的重视，对检验人员的安全及对环境的影响存在着潜在的危害。⑤实验室管理尚存在不科学、不到位的现象，分析前及分析后的检验质量保证尚比较薄弱，工作人员分析细胞形态学的能力下滑。⑥检验人员的准入没有标准和规定。⑦实验室的设置、环境、仪器和设备无法满足检验结果对质量的要求。⑧临床实验室监督管理的法律体系不完整，监督体系不健全。⑨注重数值型检验报告而诊断性报告能力不足。⑩检验医师制度不健全，检验医师有名无岗等。

3. 检验医师的培养问题　目前住院医师规范化培训已在推行，检验医学纳入规范化培训也遇到了尴尬问题，一方面作为检验医学培训基地的医院检验科仅能招到少量来自临床医学系毕业的规培生。另一方面四年制检验本科的理学学位学生却不能参加住院医师规范化培训，也不能参加执业医师资格考试。

笔记

4. 临床检验数据的溯源性与不同实验室之间结果互认问题 我国医学检验领域关系到检验准确性的量值溯源问题一直未能得到解决，导致使用同类试剂出现不同的结果，不同实验室之间结果不能互认。现在国际上很强调量值溯源，为试剂和结果制定统一标准，应该是未来的一个发展趋势。临床检验是给临床诊断治疗提供服务的，因此上述情况的出现就会给临床诊断带来很大困难。

5. 重“硬件”建设，轻“软件”建设 近年来我国医学检验领域的发展主要集中在技术和仪器上。目前在“硬件系统”上，国内医院不比国外发达国家差，但一些“软件”系统却还有很大距离。国外医学检验重硬件建设和检验技术的同时比较重视医学检验全面和科学化管理，在我国临床实验室科学管理上还没有得到应有的重视和发展，也没有形成真正的实验室管理学科。过去检验科的作用就是供给资料，因此要求检验科提供的结果要准确、及时。从医学检验到医学检验的转变，实质上就是从供给资料向供给信息的转变。供给信息就不仅要提供数据，还要把这些数据说清楚，这是一个具有挑战性的问题。

6. 医学检验区域发展不平衡 由于我国幅员辽阔、经济发展不均衡，导致医疗资源配置严重不均，不仅体现在地域差异上，还体现在上、下级医院之间，造成仪器设备、开展项目、检验人员等方面都存在极度不平衡的问题。

（二）医学检验发展前景

近20～30年来，我国医学检验处于快速发展的阶段，基本上接近国外医学检验发展的水平。由于现代科学技术高速发展，我国社会、经济及生活水平不断提高，从现开始到本世纪末，我国医学检验将继续高速发展，充满着巨大的发展前景。

1. 医学检验在医疗实践中的将发挥越来越重要的作用 随着社会经济的发展，精准医学的需要，医学检验在人体健康状况评估、疾病预测与预防、疾病筛查、疾病诊断、鉴别诊断、疗效观察和预后估计等医疗实践活动将发挥越来越重要的作用。医学检验已经成为循证医学的基础、转化医学的途径和精准医疗的核心，是疾病诊疗的“侦察兵”和“情报系统”。检验人员将越来越得到社会的广泛认可和尊重，社会地位将越来越高。

2. 检验从业人员分工将进一步细化，检验医师将发挥咨询和沟通作用 实验室人员分工细分化。检验医师的培养使医学检验从以标本、结果为中心过渡到以疾病为中心，主要表现为以下几点：①让临床了解各种检验项目容易出差错的关键环节并加以控制。②帮助临床医生根据病情为患者选择合理的检验项目，避免“大撒网”检验。③检验结果达到危急值时及时反馈给临床。④能正确地对各种检验结果作出合理和恰当解释。

3. 高新科学技术和方法将广泛应用，全实验室自动化协同发展

（1）各种高新科学技术和方法将广泛应用于临床实验室，推动医学检验发展：临床实验室是各种高新科学技术集中应用和体现的场所，计算机、通讯、信息、光学、新材料、自动化、纳米、机器人等技术将在临床实验室广泛应用，同时生物学、医学及医学检验新的理论、新的技术和分析方法也正在向临床实验室广泛的渗透，无论在基础理论上或者应用层面上“医学检验”都将会有大的进步，内涵将会得到进一步提升。

（2）体内的检验传感装置将会出现：植入式医学传感器能够长期、连续监测体内生化、生理指标的变化，诊断、分析某些慢性疾病。美国加州圣地亚哥大学和GlySens公司的生物工程师们已经成功开发出一款可植入人体的葡萄糖传感器（glucose sensor）和无线遥测系统，用于持续地监测组织的血糖并将信息传送到一个外部接收器。相信不久的将来，人们会研发出越来越多的拥有不同检验目的及功能的植入式医学传感器。

（3）质谱技术成为我国医学检验发展的趋势：质谱技术将来有可能成为临床上许多疾病检测和诊断的新模式。随着质谱技术的发展，其应用领域也越来越广。由于质谱分析具有灵敏度高，样品用量少，分析速度快，分离和鉴定同时进行等优点。质谱技术可应用于微

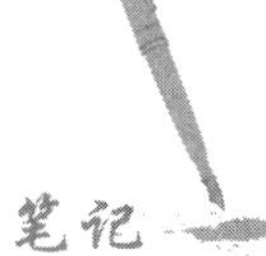

生物检验，主要通过检测细菌胞膜成分或表达的特异蛋白对细菌进行种群的鉴别，不仅可以识别病原菌，而且有助于发现新的病原菌；质谱技术可用于体内激素的检测，如类固醇激素（甾体激素）及其代谢产物的检测，具有极重要的临床诊断价值，几乎可以诊断所有的类固醇相关障碍性疾病；质谱技术在临床免疫学检验生物标志物检测方面成为一项有力的工具，筛选作用独特高效；而且泌尿系统中的应用发展迅速。此外，质谱技术已成为药物浓度检测的重要工具，并且质谱技术被公认为生物样本中药物及其代谢产物检测的标准化方法；在遗传性疾病的诊断和筛查中应用广泛，最为大家熟知的就是质谱技术在新生儿筛查检测中的应用，通过检测氨基酸、脂肪酸、有机酸及其代谢产物可以灵敏、准确地检测出20多种遗传代谢疾病。

质谱技术虽然有很多的优点，但其也有自身的瓶颈，如目前质谱技术的自动化程度还相对较差，前处理过程也相对复杂，其对工作人员的技术要求较高；另外仪器昂贵，日常运行费用及维护费用也较高。但相信随着质谱技术的发展成熟，其在临床实验室检测中会有更广泛的应用。

（4）TLA是发展方向：实验室自动化系统结合实验室信息系统，实现检验流程的自动化和标准化管理，具有杜绝手工操作引起的差错、降低检验成本、降低检验误差、提高检测效率、缩短检验结果回报时间（turn around time，TAT）、降低生物性危害风险等优点，是大型临床实验室未来的发展方向。但TLA可能只能解决数值型检验指标的检测问题，并不能解决所有描述型、形态学检验项目，并不适应所有临床医学实验室。

4. 独立临床实验室将会提高至新高度和水平 未来随着我国医疗制度改革，鼓励对医疗机构进行分类管理，引导医疗机构进行多种形式的联合或合作，实现优势互补，资源共享，我国医学独立实验室势必会成为潮流。

5. 不同医疗机构的检验结果互认将普及 通过检验技术、方法学和实验室管理上的系统化、标准化，不同医疗机构的检验结果实现互认，可以减轻患者负担，合理有效利用卫生资源、减少就医环节，建立医疗服务共享机制。目前的实验室信息系统（LIS）的完善和推广也是将来实现不同医疗机构检验结果互认的条件和基础。

6. 临床实验室管理将更加标准化和规范化 2006年，原卫生部颁布了《医疗机构临床实验室管理办法》，对临床实验室规范化的设立、运行、发展、组织架构、如何出具报告都做了明确的规定。从国家卫生和计划生育委员会临床检验中心到全国各省市的临床检验中心，建立了全国性的和地域性的质量控制网络，开展了全国性和地区性的室间质量评价。

本章小结

本章内容主要包括国内、外医学检验的形成历史、发展现状及发展前景。从公元前的印度人用虫蚁检验糖尿开始，人类经历了长期的摸索和发展，创立了医学实验室，逐步形成了医学检验学科，成立了相关学会及组织，培养专业医学检验工作人员；医学检验在临床诊断、治疗及预后判断上发挥的作用越来越重要。21世纪，国际医学检验发展正朝着精准检验、个体化检验和全实验室自动化的目标发展。

随着医学实验室自动化和医学信息整合（综合）技术更加深入医学实验室，医学检验进入新的时代，医学检验应该怎样调整在医学科学中的位置及面对未来的挑战就显得十分迫切和必要。我国医学检验的发展在面临机遇的同时也存在着各种问题，如国内医学检验分析软件开发不足、检测准确性可靠性有待加强、细胞计数自动化的普及同时而人工分析细胞形态学的能力下滑、注重数值型检验报告而诊断性报告能力不足、检验医师制度不健全、检验医师有名无岗等，未来医学检验机遇与挑战并存，具有广阔的发展前景。

（岳保红）

笔记

第三章

医学检验教育发展简况、培养目标与课程

通过本章学习，你将能回答下列问题：

1. 医学教育体系的层次结构分哪几层，学位分哪几种？
2. 医学检验专业的一级学科是什么，该一级学科有哪些本科专业？
3. 简要介绍美国和我国医学检验教育发展简况。
4. 医学检验专业的本科和高职高专人才培养目标主要包括哪些内容？
5. 医学检验专业有哪些课程类型？各课程类型有何特点？
6. 医学检验专业有哪些主要的专业基础课程？
7. 医学检验专业有哪些主要的专业核心课程和专业拓展课程？

第一节　医学教育体系的结构

教育体系亦称“教育系统”，是为达到一定的教育目的，实现一定教育教学功能的教育组织形式的整体。医学教育体系是指医学教育内部由于教育程度和水平的不同而划分的层次及其相互联系，结构相当复杂，可以按其内涵分为层次结构、专业结构、学位结构、类型结构和管理体制结构等。

一、医学教育体系的层次结构

层次结构即能级结构，医学教育按学历层次分为研究生教育、高等本科医学教育、高等专科医学教育与高等医学职业教育、中等医学教育等；按学位层次分为博士、硕士和学士。

（一）医学教育的学历层次结构

学历（educational background）即毕业证书，教育学名词，是指学生求学经历的证明，包括学习时间和过程。依据是否具有颁发学历文凭的资格可分为学历教育和非学历教育。高等教育学历包括专科、本科及研究生学历（包含硕士、博士研究生）。

1. 研究生教育　研究生教育是以培养高级专门人才为目标的，是继大学本科教育之后的高一层次教育。医学研究生教育属于毕业后医学教育范畴，我国的研究生培养分为硕士和博士两个层次。

（1）硕士研究生：硕士研究生教育是培养掌握学科坚实的基础理论和系统的专门知识，具有从事医学科学研究工作或独立担负专门技术工作能力的高级卫生技术人才。招生对象是高等医学院校或其他高等学校有关专业本科或同等学力者，学习年限一般为3年。

（2）博士研究生：博士研究生教育是培养掌握学科坚实的基础理论和系统深入的专门知识，具有独立从事医学科学研究工作能力，在医学科学或专门技术领域做出创造性成果的高级卫生技术人才。招收对象是已获得硕士学位或具有同等学力者，学习年限一般为3年。

2. 高等本科医学教育 高等本科医学教育是以培养高级医学人才为目标的医学教育。高等本科医学教育总的目标为“培养适应我国社会主义建设实际需要的，德、智、体全面发展的，具有从事医药科学技术或管理工作理论知识和实际能力的高级医药专门人才”。高等本科医学教育招生对象为高中毕业生或同等学力者。我国高等本科医学教育存在5、4年学制，但以5年制为主。符合《中华人民共和国学位条例》规定者，授予医学或理学学士学位。

我国于1988年开始在全国13所医学院校的临床医学和口腔医学两个专业试办7年制本硕融通医学教育，毕业后授予医学硕士学位。从2001年开始，又相继在全国少数医学院校试办8年制本硕博融通医学教育。毕业后授予医学博士学位。

在教育部和卫生计生委于2012年5月发布的“关于实施临床医学教育综合改革的若干意见”中，进一步明确了“5+3”(5年医学院校教育加上3年住院医师规范化培训)为主体的临床医学体系、临床医学硕士专业学位研究生培养模式、长学制临床医学人才培养模式，面向基层的“3+2”(3年医学专科教育加2年毕业后全科医生培训)全科医生培养模式等层次结构。

3. 高等专科医学教育与高等医学职业技术教育 高等专科医学教育是培养面向基层医院的高级卫生技术人才。培养目标强调实际工作能力，对基本知识、基础理论和科学研究的要求不高。招生对象为高中毕业生或具有同等学力者，学制一般为3年。高等职业技术教育是一种岗位针对性很强的专门技术教育，更加强调毕业学生的实践能力。

医学教育除以上各层次外，还有中等医学教育。中等医学教育是培养面向我国城乡各级医疗卫生机构第一线的中等卫生技术人才。招生对象为初中毕业生或具有同等学力者，学制一般为3年或4年。

(二) 医学教育的学位层次结构

学位(degree)是标志被授予者的受教育程度和学术水平达到规定标准的学术称号，代表着学习能力和学术水平，是对学生所学知识达到一定水平的认可。医学学位一般分学士学位、硕士学位及博士学位三种。硕士、博士又分为专业学位(professional degree)与学术型学位(academic degree)两种类型。两者属于同一层次，培养规格各有侧重，在培养目标上有明显差异。学术型学位按学科设立，其以学术研究为导向，侧重于基础理论、应用基础理论和实验研究能力培养，主要为高等医科院校和科研机构培养高素质的师资和科研人才。专业学位以专业实践为导向，将学术性与职业性紧密的结合，重视实践和应用。医学专业学位要求侧重于从事某一特定职业实际工作的能力，以培养高级临床医师、口腔医师、卫生防疫和新药研制与开发的应用型人才为目标。临床医学专业学位授予对象为临床医学研究生和经住院医师规范化培训的在职医师。专业学位与学术型学位在培养目标上各自有明确的定位，因此，在教学方法、教学内容、授予学位的标准和要求等方面均有所不同。

学历和学位有实际区别，获得学位证书而未取得学历证书者仍是原学历。取得大学本科、硕士研究生、博士研究生毕业证书的，不一定能够取得相应的学位证书；取得学士学位证书的，必须获得大学本科毕业证书，而取得硕士学位或博士学位证书的，却不一定能够获得硕士学历证书或博士学历证书，如在职硕士和在职博士。其中在职硕士是指在职人员(一般获得学士学位)经过学校组织的入学考试和录取，学员利用业余时间学完规定的课程并考试合格，在导师指导下完成研究生毕业论文，通过论文答辩，最后通过国家组织的在职人员研究生英语水平考试或其他规定课程水平考试，获得硕士学位。

博士后是指在获得博士学位后，在高等院校或研究机构从事科学研究的工作职务，一般是在博士后流动站或博士后科研工作站进行研究的人员。博士后是科研工作经历，不属于学历教育，也没有学位。

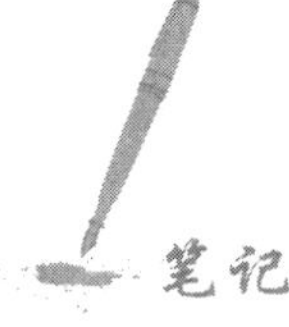

二、医学教育体系的专业结构

专业是指高等学校和中等专业学校根据学科分类或生产部门的分工把学业分成的门类。医学教育专业结构是以医学学科的分类或社会卫生服务的分工为依据所组成的门类结构体系。

（一）研究生医学教育专业结构

国务院学位委员会2011年修订了《学位授予和人才培养学科目录（2011）》。新目录将学科分为学科门类和一级学科。医学作为一个学科门类，下设11个一级学科，分别为基础医学、临床医学、口腔医学、公共卫生与预防医学、中医学、中西医结合、药学、中药学、特种医学、医学技术及护理学（表1-1）。该学科目录是国家进行学位授权审核与学科管理、学位授予单位开展学位授予与人才培养工作的基本依据，适用于硕士、博士的学位授予、招生和培养，并用于学科建设和教育统计分类等工作。

新目录扩大了学位授予单位办学自主权，二级学科由学位授予单位自主设置与调整。此举有利于创新人才培养，有利于学科特色形成。

（二）本科医学教育专业结构

我国普通高等学校设置的医药本科专业，经过多次的调整和修订，在一定程度上拓宽了专业口径，增强了学生适应性。2012年9月教育部正式颁布了新的《普通高等学校本科专业目录》（见第1章第1节，表1-2）。该目录规定了专业划分、名称及所属门类，是设置和调整专业、实施人才培养、安排招生、授予学位、指导就业等的重要依据。医学门类下设专业类11个，分别为基础医学、临床医学、口腔医学、公共卫生与预防医学、中医学、中西医结合、药学、中药学、法医学、医学技术、护理学，每类下又设1个或多个专业，共44种专业，分为基本专业和特设（控制）专业两种，其中医学检验专业（101001：授予理学学士学位）属于医学技术类（1010）基本专业，学制4年。特设专业主要有麻醉学、放射医学、藏药学等10多个专业。

（三）高职高专医学教育专业结构

现行的高职高专医药卫生大类分为临床医学类、护理类、药学类、医学技术类、卫生管理类五个类别，具体见表3-1。

表3-1 高职高专医药卫生类专业目录

专业代码	专业名称	专业代码	专业名称	专业代码	专业名称
630100	临床医学类	630299	护理类新专业	630408	医疗美容技术
630101	临床医学	630300	药学类	630409	呼吸治疗技术
630102	口腔医学	630301	药学	630410	卫生检验与检疫技术
630103	中医学	630302	中药	630411	医疗仪器维修技术
630104	蒙医学	630303	维药学	630412	医学实验技术
630105	藏医学	630399	药学类新专业	630413	实验动物技术
630106	维医学	630400	医学技术类	630499	医学技术类新专业
630107	中西医结合	630401	医学检验技术	630500	卫生管理类
630108	针灸推拿	630402	医学生物技术	630501	卫生监督
630109	中医骨伤	630403	医学影像技术	630502	卫生信息管理
630199	临床医学类新专业	630404	眼视光技术	630503	公共卫生管理
630200	护理类	630405	康复治疗技术	630504	医学文秘
630201	护理	630406	口腔医学技术	630599	卫生管理类新专业
630202	助产	630407	医学营养		

笔记

三、医学教育体系的类型结构

1. 根据教育对象的不同可以把医学教育的结构分为职业前教育和成人教育两类。职业前教育是建立在普通教育基础上的医学教育，包括中等医学教育、高等医学教育等。教育对象是经过正规基础教育者。从终身教育的角度看，正规的医学教育由三个性质不同而又相互连接的教育阶段组成，即院校医学教育、毕业后医学教育、继续医学教育，被称为医学教育连续统一体，这一概念已被大多数国家所接受。

一般认为成人教育是对职业后受教育者现有教育程度的充实。根据我国医学成人教育的发展情况，目前有继续医学教育、住院医师规范化培训、医学岗位培训等类型。

2. 根据教学时间的不同大致可分为全日制教育和业余教育两大类。全日制教育是指除节假日和寒暑假外，全日进行的教育。医学教育系统属于此类结构的有高、中等医药学院校，初级卫生员训练班，以及各种卫生技术人员和卫生管理干部、医学院校教师培训班（进修班）等全脱产学习的专业班。

业余教育是指主要利用业余时间所举办的各种教育。目前，我国属于这一类型的医学教育结构有成人教育、网络教育等。

3. 根据办学形式和教学方法的不同可把医学教育分为函授教育、临床进修教育、各种专题讲习班和中医学徒教育、网络教育等。此类除中医学徒教育外均属于成人教育，但形式与方法各异。

四、医学教育管理体制结构

1995 年前，我国医学教育办学的管理体制比较单一，基本都是由国家和地方政府办学，由国家相关部委和地方政府提供办学经费和实施管理，医学院校绝大部分独立设置。20 世纪末国家教育部提出深化医学教育体制改革，逐步建立由政府统筹规划宏观管理，学校面向社会自主办学的体制。根据我国国情，采用多种体制办学，包括中央直属、部门直属、地方所属、社会或个人集资举办医学教育等。医学类院校建制有综合性大学医学院、独立设置的医学院并存的管理与办学体制。这样既充分发挥综合性、多学科大学的学科优势，形成文、理、医相结合的模式，又注意保持医学教育的特点。

（石青峰）

第二节　医学检验专业教育发展简况

一、国外医学检验教育发展简况

在不同国家，医学检验的称谓不一致。例如，美国、英国、日本等国家称为临床病理学（clinical pathology），德国、波兰、东欧等国家称为医学检验学（laboratory medicine），西班牙称为临床分析学（clinical analysis），法国、比利时、荷兰、奥地利、北非和西非等国家称为临床（医学）生物学（clinical/medical biology）。

（一）美国的医学检验教育

目前，在美国从事医学检验的人员可分为 3 类。

1. 技士　也称为临床检验技术员（medical laboratory technician，MLT，或 clinical laboratory technician，CLT），高中毕业后进入社区大学（community college，相当于国内的高职教育）医学实验室技术或相关专业学习 2 年，毕业生需获得副学士学位（associate degree）后并通过国家证书处（National Credentialing，NAC）或美国临床病理协会（American Society of Clinical

Pathologists，ASCP）的考核认证，取得 MLT 执照后，才能上岗工作。

2. 技师 也称为临床检验科学家（medical laboratory scientist，MLS，或 clinical laboratory scientist，CLS）或检验技师（medical technologist，MT），相当于国内的检验技师。招生对象为高中毕业生，完成 4 年的本科课程，专业可以是医学检验、医学技术、生物医学、医学工程或生物科学、生命科学等。毕业后获得理学士学位，再通过 NAC 或 ASCP 的考核认证，并申请到相关执照才能上岗工作。

医学检验技师的学士学位培训方案包括化学、生物科学、微生物学、数学和统计学等基础课程，同时也包括临床实验室的理论和实践技能等专业课程，许多培养方案还要求有管理课程、行业课程和计算机应用等课程。其他生命科学、医学相关的理科学士、硕士或博士也可补学 MT 所缺课时，或取得相应实践经验后申请 MT 执照从业。

另外，美国一些学校或医院开设了 MLS 或 CLS 的硕士课程，一般为 2～3 年。这类人员除了进一步学习医学检验知识外，还会接受一些管理方面的培训，毕业后可担任一些管理工作。也有少数的博士学位检验教育主要是为了培养管理人才。例如，华盛顿大学（University of Washington）开设了一个针对学士学位获得者、MLS、MT 或 MLT 的硕士项目，学制 2 年，毕业后授予理学硕士学位。

3. 临床病理学家 在美国很多医院，检验科和病理科是同一个科室内的 2 个分支，其中从事病理的医生称为解剖病理学家（anatomic pathologist，AP）或解剖病理医师，而从事检验的医生称为临床病理学家（clinical pathologist，CP）。目前的趋势是很多病理医生既是 AP，也是 CP（AP/CP）。临床病理学家也就是我们所说的检验医师（clinical laboratory physician，CLP）。CP 培养分为 4～5 个阶段，具体如下：

（1）医学院前综合性大学的本科教育：此阶段包括学习基础知识、培养综合素质以及学习相关医学预科知识，学制一般为 4 年，在此阶段，学生要完成学位课程学习和医学预科课程学习，获得理学士或文学士学位后才有资格申请参加医学院入学考试，考试通过后进入医学院学习。

（2）医学院校教育：临床病理学家教育课程归属于病理学科中的临床病理学教育，此阶段主要学习医学基础知识和背景知识，学制 4 年。其中前 2 年主要学习医学基础课程，后 2 年为 1 年的临床课程学习和 1 年的临床见习，毕业后授予医学博士学位（doctor of medicine，MD）。

医学院只授予学位，不能颁发执业医师资格证，医学生通常在 2 年级就可参加美国医师执照考试（United States Medical Licensing Examination，USMLE）的第一级（step1）考试，4 年级参加第二级考试（step2）考试。考试不合格者不能申请医学院第四年结束后的住院医师培训。

（3）毕业后教育培训：从被认可的医学院校毕业，获得医学博士学位，并且在学校通过了第一级、第二级考试，即可申请进入专科住院医师培训计划，培训分为 2 个阶段，包括第 1 年毕业后培训和专业资格证书培训。

1）毕业后临床检验病理学住院医师的培训：时间为 1 年，1 年培训完成后即可参加 USMLE 的第三级（step3）考试，考试通过后可注册获得执业医师资格证。

2）毕业后专科医师培训：从法律角度来讲，只要持有医师资格证，即可从事医疗活动，但由于受到行业协会规定，保险公司签约、医疗机构聘用等因素，实际上只有获得专科医师资格证书的人员，才能独立从事相应的医疗活动。因此，获得执业医师资格证后，再经过几年的毕业后专科医师培训，是成为美国专科医师从业的唯一途径。

毕业后专科医师教育培训即专科资格证书培训，与检验专业相关的专科资格证书有 2 种：①临床病理专业资格证（clinical pathologist certification）：在被认可的培训基地接受 3

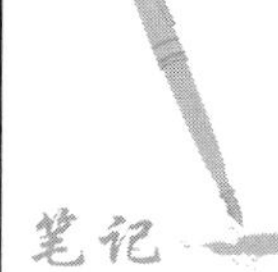

年全日制临床病理学培训。②解剖病理和临床病理专业联合资格证书(combined anatomic pathology and clinical pathologist certification):在被认可的培训基地进行4年全日制培训,包括18个月解剖病理学培训和18个月临床病理学培训,外加1年机动培训。

完成专业资格证书培训并通过有关考试后,申请注册并获得美国临床病理专科或解剖病理学和临床病理专科联合行医资格。

3)亚专科资格证培训:在获得专科资格证书后,对一些特殊专业,还要求具备某个亚专科的知识和技术。为此,美国病理学会还负责发放血库和输血学专业、化学病理学专业、细胞病理专业、血液学专业、医学微生物学专业、分子遗传病理学专业等亚专科资格证书。获得亚专科资格证书必须参加额外的培训和附加考试。获得亚专科资格证书后,申请注册并获得美国临床病理亚专科医师行医资格。

因此,CP有严格的准入制度,医学博士学位获得者通过USMLE,并申请1年住院医师培训计划,经过专科医师培训后,通过美国病理学委员会组织的资格认证,才具有签发临床病理报告的资格。

资格证书有效期为7～10年,要想继续获得专科医师资格证书,检验医师必须定期参加本专业的继续教育、相关考核和实践经历,接受资格审查,重新获得专科医师资格证书。

在实际工作中,CP与临床科学家(临床生物化学家、临床微生物学家等)、医师、医学技术人员密切配合,确保实验室检测的准确性和有效性,向临床医生解释检验结果(一般为不正常的检验结果),并向临床医生提出进一步检验的建议。

美国医学检验教育培养层次、学制和授予学位等一览表见表3-2。

表3-2　美国医学检验教育培养层次、学制和授予学位等一览表

培养层次	学制	招收对象	授予学位	对应的人员分类
专科	2年	高中毕业生	副学士	技士(MLT,CLT)
本科	4年	高中毕业生	理学学士	检验技师或检验科学家(MLS,CLS,MT)
研究生	2～3年	学士学位获得者	理学硕士	检验技师或检验科学家(MLS,CLS)
	4年	学士学位获得者	医学博士	临床病理学家(CP,需要完成住院医生培训)

(二)其他国家医学检验教育

1. 澳大利亚医学检验教育　英联邦国家的医学检验教育一般设在生物医学系(department of biomedical science)。

南澳大利亚大学(University of South Australia,UniSA)开设了医学检验学士(bachelor of laboratory medicine)项目,其目的是培养从事医学诊断、研究及相关领域工作的专业人才。该项目学制4年,招收高中毕业生,毕业后获得理学学士学位。其毕业生可获得澳大利亚医学科学研究所(Australian Institute of Medical Scientists,AIMS)认证,并且有资格成为澳大利亚微生物学学会(The Australian Society for Microbiology,ASM)会员或澳大利亚临床生物化学家协会(The Australasian Association of Clinical Biochemists,AACB)会员。

皇家墨尔本理工大学(RMIT University)开设了生物医学(医学检验)[biomedical science (laboratory medicine)]教育,有4年制(全日制)和7年制(非全日制)两种学制,毕业时授予理学学士学位。

2. 加拿大医学检验教育　加拿大3年制学院或技术学校开设医学检验教学项目,该项目学生在毕业前通过加拿大医学检验学会(Canadian Society for Medical Laboratory Science,CSMLS)组织的考试,可被认定为临床检验技术员(Medical Laboratory Technician,MLT),多数MLT可继续通过认证考试获得理学学士学位。部分大学开设的MLT项目可允许学生获得MLT证书和理学学士学位。

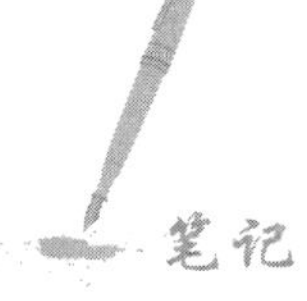

3. 德国医学检验教育　德国的医学检验教育与美国相似。

二、中国医学检验教育发展简况

（一）大陆

大陆地区医学检验专业教育起步较晚，经历了从学徒式训练到正规院校教育的过程，也经历了从中等教育到高等教育的过程。特别是20世纪80年代初期，医学检验本科教育开始进入我国医学教育体系，经过30多年的建设与发展，我国已经建立了中职中专、高职高专、本科、研究生（硕士、博士）及博士后一体化的医学检验教育体系。

1. 中等医学检验教育　最早的医学检验教育始于1949年以前，当时的齐鲁大学医学院（现山东大学医学院）开设的检验医士专业（学制2年）。新中国成立后，医学检验专业得到快速发展，各院校陆续开办了医学检验中专班，培养初级和中级医学检验人才，但规模较小。1993年，国家教育委员会（现教育部）颁布了中等学校专业目录中，医学检验类设有医学检验、卫生检验、医学实验技术等专业。

2. 本科和高职高专医学检验教育　1949年以前，我国大陆地区只有少部分院校，如华西协和大学医学院（1927年）、湘雅医学院等开设医学检验专业。1950～1952年，我国效仿前苏联本科阶段按专业培养人才的模式，取消了医学检验专业；中南大学湘雅医学院（原湖南医学院）于1959、1964、1965年招收三届医学检验本科，学制4年；1958年湖北药检专科学校开始办检验专科（1950年办检验中专），直到1966年停办。1963年，高教部重新整顿高等学校专业设置，把医学类专业变为10种专业，医学检验为第10种。20世纪70年代，部分院校开展了大专层次的医学检验教育，尝试培养医学检验高级人才。

1982年由原国家教委（现教育部）批准吉林医学院（现北华大学）试办医学检验本科专业，学制为5年；1983年原国家教委正式下文批准重庆医科大学、上海第二医科大学（现上海交通大学医学院）、镇江医学院（现江苏大学医学院）、吉林医学院、天津第二医学院（现天津医科大学）、蚌埠医学院共6所本科院校设置医学检验本科专业，1983年上海第二医科大学开始招收4年制医学检验本科，1983年吉林医学院继续招收5年制医学检验本科；1984年重庆医科大学、上海第二医科大学、镇江医学院、吉林医学院、天津第二医学院、蚌埠医学院共6所院校招收医学检验本科，其中蚌埠医学院为4年制，其他均为5年制。以后各省医学院校陆续开始招收医学检验本科专业，其中大部分为5年制，也有少部分院校开始为4年制（后均改为5年制），无论4年制还是5年制均授予医学学士学位。到2016年，全国已有110所院校招收医学检验本科，每年招收学生近10 000人；近170多所高职高专学校招收医学检验技术专科，每年招收学生近10 000人。20世纪90年代末开始，教育部规定新办医学检验本科专业改为4年制。2012年教育部颁布了《普通高等学校本科专业目录（2012年）》，将医学检验专业改为医学检验技术专业，学制4年，隶属医学技术类一级学科，自2013年起，5年制医学检验专业停招，全部改为4年制医学检验技术专业（第三军医大学除外）。

医学检验专业培养层次、招收对象、学制和授予学位等一览表见表3-3。

表3-3　医学检验专业培养层次、学制和授予学位等一览表

培养层次	专业代码	学制	招收对象	授予学位
本科	100304	5年	高中毕业生	医学学士
	101001	4年	高中毕业生	理学学士
专升本	101001	2年	高职高专毕业生	理学学士
高职高专	630401	3年	高中毕业生	
中职中专	100700	3年	初中毕业生	

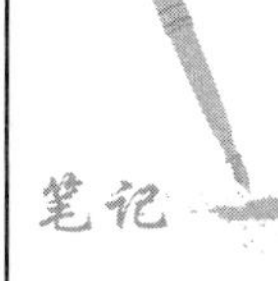

3. 研究生教育　我国大陆地区医学检验专业硕士研究生教育始于1986年，博士研究生教育始于1990年，专业名称为临床检验诊断学，是临床医学一级学科目录下的二级学科。目前可招收学术型和专业型研究生，到2015年为止，已有68所院校招收硕士研究生，28所院校招收博士研究生。医学检验专业研究生培养层次、学制、学位类型、招收对象和授予学位一览表见表3-4。

表3-4　医学检验专业究生培养层次、学制、学位类型、招收对象和授予学位一览表

培养层次	专业代码	学制	学位类型	招收对象	授予学位
硕士	100208	3年	学术型	临床医学、医学检验专业等学士学位获得者或同等学历	医学硕士
	105108	3年	专业型	临床医学、医学检验专业学士学位获得者或同等学历	临床医学硕士或理学硕士
博士	100208	3年	学术型	临床医学、医学检验专业等硕士学位获得者	医学博士
	105108	3年	专业型	临床医学、医学检验等专业硕士学位获得者（在职硕士必须取得执业医师资格证和规范化培训证）	临床医学博士或理学博士

（二）台湾省和香港特别行政区

1. 台湾省医学检验技术教育　1956年，我国台湾省在国立台湾大学（National Taiwan University）创办了医事技术学系（医学检验学系），开始了正规的医学检验专业教育，取代了由临床医师自行训练检验技术助理人员的学徒式教育方式。台北医学大学（Taipei Medical University）、高雄医学大学（Kaohsiung Medical University）、元培医事科技大学（Yuanpei University of Medical technology）等也开办了医学检验生物技术专业（Medical Laboratory Science and Biotechnology），培养医学实验技术人才。目前，我国台湾省也已形成了比较完整的医学检验技术人才培养教育体系。另外，高雄医学大学还开办了1～2年制的学士后医学检验数据整合判读学士学位学程，毕业时授予理学学士，并加注“学士后医学检验数据整合判读学士学位学程”，但不具有医事人员专业执照考试资格。

我国台湾省医学检验专业培养层次、招收对象、学制和授予学位一览表见表3-5。

表3-5　我国台湾省医学检验专业培养层次、学制、招收对象和授予学位一览表

培养层次	学制	招收对象	授予学位
本科	4年	高中毕业生或高级职业学校毕业生	理学学士
	2年	专科毕业生	理学学士
专科	5年	初中毕业生	
学士学位学程	1～2年	具有检验师、护理师、药师、营养师、呼吸治疗师等资格的毕业生，生物技术、生物学、生命科学等专业毕业生	理学学士
研究生	1～4年	医学检验生物技术、生命科学或自然科学相关专业毕业生（学士学位获得者或同等学力）	理学硕士
	2～7年	医事技术学、医学检验生物技术、生命科学、理工类相关专业硕士学位获得者	理学博士

2. 香港特别行政区医学检验教育　香港特别行政区医学检验教育起步较早，1978年，香港理工大学（the Hongkong Polytechnic University）创办了医疗化验科学（medical laboratory science）教育，是全港唯一开办医疗化验科学（医学检验学）的大学。目前香港理工大学的医疗化验科学教育开设于医疗及社会科学院（the Faculty of Health and Social Sciences）

笔记

的医疗科技及资讯学系（department of health technology and informatics，HTI），有学士（undergraduate）和硕士（postgraduate）2 个层次，所授学位为医疗化验科学（荣誉）理学学士学位或医疗化验科学理学硕士学位。

医疗化验科学（荣誉）理学学士学位课程主要是培养学生作为一名医务化验师必备的知识和技能。该课程是全香港唯一一个由大学资助委员会资助的全日制医疗化验科学理学学士学位课程。其毕业生具备香港医务化验师管理委员会（Medical Laboratory Technologists Board）的注册资格，并可加入英国医事生化科学学会成为持有从业执照会员（Licentiate Membership of the Institute of Biomedical Science，IBMS），这是国际认可的专业资格；同时可获得美国临床病理学协会（American Society for Clinical Pathology，ASCP）的认可，毕业生如果通过其国际化验员资格考试，可成为该学会认可的国际化验会员。香港特别行政区医疗化验科学教育培养层次、学制和授予学位等一览表见表 3-6。

表 3-6 香港特别行政区医疗化验科学教育培养层次、学制和授予学位等一览表

培养层次	学制	招收对象	授予学位
本科	4 年	高中毕业生	理学学士
研究生	1 年（全日制），2.5 年（业余）	生物科学、医疗化验科学以及与医学相关专业学士学位获得者	理学硕士

（王元松）

第三节 医学检验专业培养目标与课程

一、医学检验专业培养目标

人才培养目标是指各级各类学校、各专业培养人才的具体质量规格与培养要求。它是根据特定的社会领域（如教育工作领域、化学工业领域、医疗卫生工作领域等）和特定的社会层次（如技术工人、管理人员、研究专家等）的需要制定的，有明确的专业定向和人才层次规定。

（一）医学检验本科人才培养目标

本专业旨在培养品德高尚、基础扎实、技能熟练、素质全面的德、智、体、美全面发展的应用型医学检验专门人才。要求掌握医学检验技术基本知识、基本理论和基本技能，以及与之关联的基础医学、临床医学的相关知识；掌握先进医学检验技术，具备初步的医学检验专业能力。要求具有终身学习能力、批判性思维能力和一定科研发展潜能；能够胜任医疗卫生机构及与医学检验相关机构的临床医学检验、卫生检验及其他医学实验室工作，能适应我国医药卫生事业和社会主义现代化发展需要。通过四年的学习，毕业生应达到以下目标：

1. 思想道德与职业素质目标

（1）热爱祖国，热爱社会主义，拥护中国共产党的领导，具有坚定正确的政治方向。

（2）认真学习马克思主义、毛泽东思想和邓小平理论的基本理论，树立辩证唯物主义的世界观、人生观和价值观。

（3）遵纪守法，诚实守信，热爱医学检验技术工作，具有良好的职业道德和行为规范，严谨、求实的工作作风，树立以人为本的理念，全心全意为人民健康服务的敬业精神，愿为祖国医学检验事业的发展和人类身心健康而奋斗。

（4）树立终身学习观念，认识到持续自我完善的重要性，不断追求卓越。

（5）在职业活动中重视医疗的伦理问题，尊重受检者的隐私和人格。

（6）尊重受检者个人信仰，理解他人的人文背景及文化价值。

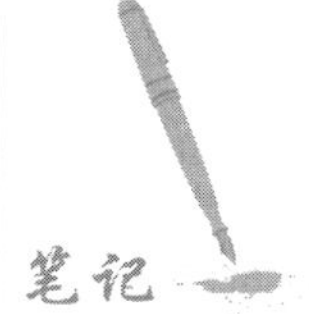

(7) 实事求是，对于自己不能胜任和处理的技术等问题，应该主动寻求其他技术人员和医师的帮助。

(8) 尊重同事，有集体主义精神和团队合作观念；履行维护医德的义务。

(9) 树立依法执业的法律观念，学会用法律保护受检者和自身的权益。

(10) 具有科学态度、创新和分析批判精神。

2. 知识目标

(1) 熟悉本专业相关的数学、物理学、化学、生命科学、行为科学和社会科学等基础知识，并能用于指导未来的学习和工作实践。

(2) 熟悉各种常见病、重大疾病的实验室检验项目和检测方法与结果的临床应用。

(3) 了解临床医学的基础理论和基础知识。

3. 技能目标

(1) 掌握临床生物化学检验、临床检验基础、临床免疫学检验、临床微生物学检验、临床血液学检验、临床输血学技术和临床分子生物学检验等的基本理论和技术。

(2) 掌握文献检索、相关专业信息获取的基本方法，具有一定的科学研究能力。

(3) 熟悉国家卫生工作及临床实验室管理相关的方针、政策和法规。

(4) 熟悉常用医学检验仪器的基本结构和性能。

(5) 了解医学检验技术发展动态。

(6) 具有医学英语、数理统计及计算机应用的基本能力。

(7) 具有与医生、护士及其他医疗卫生从业人员、受检者及其家属进行有效交流的能力。

(8) 具有自主和终身学习的能力。

(二) 医学检验高职高专人才培养目标

培养适应我国卫生事业发展需要，热爱祖国、具有良好职业道德素质和人文素养，具有较强的专业基本理论、基本知识和基本技能，能在医院、疾病预防控制中心、血站（血液中心）、计划生育服务中心等医疗卫生机构，以及医学研究机构、医学生物企业等医学相关类实验室从事医学检验技术工作，德、智、体、美等全面发展的高素质技能型医学检验技术人才。通过三年的学习，毕业生具备以下主要的职业基本素质、知识和技能。

1. 职业态度要求

(1) 热爱祖国，热爱社会主义，拥护中国共产党的领导，具有坚定正确的政治方向。

(2) 认真学习马克思主义、毛泽东思想和邓小平理论的基本理论，树立辩证唯物主义的世界观、人生观和价值观。

(3) 遵纪守法，诚实守信，热爱医学检验技术工作，具有良好的职业道德和行为规范，严谨、求实的工作作风，树立以人为本的理念，全心全意为人民健康服务的敬业精神。

2. 职业素质要求

(1) 具有健康的体魄，良好的卫生习惯，达到国家规定的大学生体育和军事训练合格标准。

(2) 具有一定的人文素养，良好的心理素质，健全的人格，坚强的意志和乐观的情绪。

(3) 具有创新、人际沟通与团队合作的能力。

3. 知识要求

(1) 具有一定的人文社会科学和自然科学知识。

(2) 掌握医学检验专业必需的基础医学、临床医学、医学检验技术的基础理论、基本知识和基本技能。

(3) 对常见的检验项目能进行熟练正确地操作，熟悉各种常用检验仪器设备的性能、原理、基本构造、操作技术及日常维护保养。

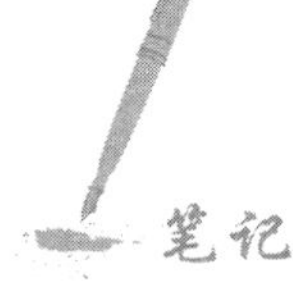

(4) 熟悉国家卫生工作及临床实验室管理的有关方针、政策和法规。

(5) 了解医学检验前沿学科的理论和技术的发展动态。

4. 能力要求

(1) 具有临床检验基础、生物化学检验、微生物学检验、免疫学检验、寄生虫检验和血液学检验等医学检验技术的基本能力。

(2) 熟悉常见检验项目的参考区间，具有评价各种检验结果的初步能力。

(3) 具有一定的临床实验室管理及质量控制能力。

(4) 具有一定的英语基础知识，能借助词典阅读本专业的英语文献。

(5) 具有较强的计算机应用能力，通过高校计算机应用能力考试。

(6) 具有较好的人际沟通能力、团队合作能力和创新精神，一定的评判性思维能力和生物安全意识。

(7) 具有适当参与科研工作的能力。

(8) 具有独立获取知识的能力，为毕业后的可持续性发展、专业技术提高打下基础；树立终身学习理念，提高自学能力。

二、医学检验专业课程结构

课程是指学校教学科目及其内容按照一定的结构和顺序组合起来的一种体系。美国新教育百科辞典将课程解释为“在学校教师指导下，学习者学习活动的总体”。医学检验专业课程结构分为层次、类型、形式和内容结构。

（一）课程的层次结构

按课程的层次结构，可将医学检验课程分为公共基础课程、专业基础课程和专业课程3类。

1. 公共基础课程 是高等学校所有专业的学生必修的课程，一般包括马克思主义理论、思想政治教育、数学、计算机、外语、国防教育、劳动教育和体育训练等课程。

2. 专业基础课程 这是医学检验专业所必修的医学及医学检验相关的基础理论、基础知识及基本技能训练课程，包括人体解剖学、组织胚胎学、生理学、无机化学、有机化学、分析化学、生物化学、病理学、病理生理学、医学免疫学、医学微生物学、人体寄生虫学、药理学、医学遗传学、医学统计学等课程。

3. 专业课程 这类课程是医学检验专业课程的核心部分，多为医学检验专业的主干课程，如临床寄生虫学检验、临床检验基础、临床输血学检验、临床血液学检验、临床微生物学检验、临床免疫学检验、临床生物化学检验、临床分子生物学检验、临床检验仪器、临床实验室管理等课程。

公共基础课程、专业基础课程和专业课程在医学检验课程结构中均占有一定的比例和地位，对于全面实现培养目标，各自具有不可替代的作用。专业基础课程提供必要的知识储备、技能训练，而专业课程则结合专业特点，培养学生学会应用这些基础知识和技能，发展独立解决专业实际问题的能力。因此，正确处理专业基础课程和专业课程的关系，是建立合理课程体系的关键环节。

（二）课程的类型结构

按课程的学科类型结构，可将医学检验专业课程分为人文社会科学课程、自然科学基础课程、专业基础课程和专业课程4类。

1. 人文与社会科学课程 如思想道德修养与法律基础，中国近代史纲要，马克思主义基本原理，毛泽东思想、邓小平理论与“三个代表”重要思想概论，形势与政策，医学史、医学心理学、医学伦理学、卫生法学、大学英语等。

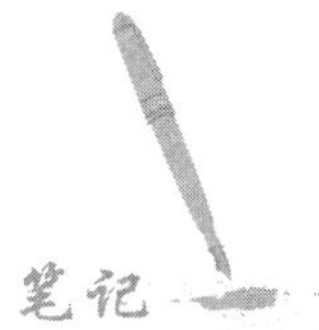

2. 自然科学基础课程 如医用高等数学、医用物理学、无机化学、有机化学、分析化学、计算机基础等。

3. 医学基础与专业基础课程 如人体解剖学、组织学与胚胎学、生理学、病理学、病理生理学、生物化学、医学细胞生物学、人体寄生虫学、医学微生物学、医学免疫学、药理学、医学遗传学、医学统计学等。

4. 专业课程 临床寄生虫学检验、临床检验基础、临床输血学检验、临床血液学检验、临床微生物学检验、临床免疫学检验、临床生物化学检验、临床分子生物学检验、临床检验仪器、临床实验室管理等。

（三）课程的形式结构

按课程的地位和作用，可将医学检验课程分为必修课和选修课两种形式。

1. 必修课 必修课（compulsory curriculum）指每个学生都必须上课取得学分的课程，为了达到培养目标，学校必须设定一定数量的必修课程。

2. 选修课 选修课（selective curriculum）指允许学生有选择性地选择课程上课取得学分的课程，学生在完成必修课程的前提下，可在一定范围内选修若干直接或间接与专业培养目标有关的课程。选修课的作用大致可以包括以下两个方面：①及时反映本专业的先进科学理论技术与新成就，或比较高深的理论知识，以发展学生专长，培养学生的科研能力。②扩充专业基础知识和科学文化知识，以满足学生的兴趣爱好和就业需要，拓展学生的知识面，挖掘学生的潜能，弥补某些方面的不足或缺陷。因此，选修课有利于更好地开展个性化教育，培养和发展学生的能力，提高医学检验人才的素质。

选修课又可分为限制性选修课和非限制性选修课两种：①限制性选修课是指学生必须在指定的几门或一组选修课中选一门或若干门课程，如指定学生必须选修病理诊断技术、医学文献检索、医学科研设计与论文撰写、医学心理学、医学伦理学、人际沟通等。②非限制性选修课是指学生根据自己的兴趣、爱好和需要，选修若干与本专业无直接关系的课程，如艺术鉴赏、医学行为学、医学美学、医学史、医学哲学等。

必修课和选修课的比例在不同学校、不同专业以及不同学历层次都有较大差别。正确处理两者之间的关系，保证所培养人才的专业素养和必要的相关知识和技能，是建立合理的医学检验课程体系的重要环节。

（四）课程的内容结构

按课程的内容结构，可将医学检验课程分为理论课程和实践课程。在医学检验教学中，理论与实践教学贯穿于教学的全过程。在课程设计上理论课一般系统性较强。实践课除医学检验专业专门设计的实习外，其他都被分散在各门理论课之中，如人体解剖学、生理学、临床检验基础、临床血液学检验、临床微生物学检验、临床免疫学检验、临床生物化学检验等课程的实验课。

医学检验是实践性较强的专业，因此在医学检验课程设置中既要合理设置实践课的比例，又要保证实践课教学的质量。正确处理理论课与实践课的关系，也是建设合理的医学检验课程体系的重要环节。

三、医学检验专业课程

（一）人文社会科学类主要课程

人文社会科学类课程主要包括：思想道德修养与法律基础，中国近代史纲要，马克思主义基本原理，毛泽东思想、邓小平理论与“三个代表”重要思想概论，形势与政策，大学英语、人际沟通、医学史、医学心理学、医学伦理学、卫生法学、医学美学等。该类课程主要是培养大学生遵守社会公德、家庭美德和职业道德，增强法律意识，树立科学的世界观、人生观和

笔记

社会主义核心价值观，形成崇高的理想信念，弘扬爱国主义精神和人道主义精神，提高文化知识素质，增强用唯物辩证法的观点分析解决实际问题的能力。下面重点介绍与研究生考试相关的人文社会科学类课程。

1. 思想道德修养与法律基础

（1）性质和任务：《思想道德修养与法律基础》是高校思想政治理论课程体系的主干课程之一，是提高大学生自我修养的公共必修课程。通过本课程基本理论、基本知识的学习，使大学生树立正确的世界观、人生观、社会主义核心价值观、道德观、法制观，正确认识自身的社会角色和面临的任务，正确处理个人、集体、国家之间的利益关系，确立正确的人生观和价值观，形成积极乐观的人生态度，树立崇高远大的人生理想，确立正确的成才观和择业观，正确处理个人和集体、国家、民族的利益关系，成为四有的社会主义事业建设者和接班人。引导学生在遵守基本行为准则的基础上，追求更高的思想道德目标，促进社会主义新型人际关系的形成和发展，对促进大学生德智体全面发展具有重要意义。

（2）主要内容：《思想道德修养与法律基础》课程主要介绍思想、政治、道德、心理素质和学习成才等内容。

2. 中国近现代史纲要

（1）性质和任务：《中国近现代史纲》是高校思想政治理论课程体系的主干课程之一，是帮助大学生了解国史、国情的公共必修课程。通过本门课程的学习，使学生较好地掌握中国近现代史的基础知识，把握中国近现代史的基本线索及发展规律，帮助学生了解国史、国情，使学生树立正确的历史观，培养其正确分析历史事件、评论历史人物的能力，深刻领会历史和人民为什么选择了马克思主义，为什么选择了中国共产党，为什么选择了社会主义道路。

（2）主要内容：《中国近现代史纲要》课程主要介绍了近现代时期中国人民反对外国侵略斗争，探索国家出路，改革浪潮中的大事变，中国革命的新道路，中华民族的全体奋斗，改革开放与现代化建设新时期等内容。

3. 马克思主义基本原理

（1）性质和任务：《马克思主义基本原理》是高校思想政治理论课程体系的主干课程之一，是所有大学生的公共必修课程。通过本课程的基本理论、基本知识的学习，使学生掌握和了解马克思主义哲学、马克思主义政治经济学以及科学社会主义的基本理论，树立马克思主义的人生观和价值观，学会用马克思主义的世界观和方法论观察和分析问题，培养和提高学生运用马克思主义理论分析和解决实际问题的能力；为学生确立建设有中国特色社会主义的理想信念，自觉地坚持党的基本理论、基本路线和基本纲领打下扎实的理论基础。

（2）主要内容：《马克思主义基本原理》课程主要介绍马克思主义哲学、政治经济学和科学社会主义三个组成部分。包括辩证唯物主义的物质观和意识观、唯物辩证的历史观和发展观，科学的认识论和真理观。规律范畴论、社会存在论、社会结构论、社会动力论、社会主体论、社会进步论、政治经济学和科学社会主义等。

4. 毛泽东思想概论

（1）性质和任务：“《毛泽东思想概论》是高校思想政治理论课程体系的主干课程之一，是所有大学生的公共必修课程。通过本课程基本理论、基本知识的学习，使学生深刻理解近代中国社会以及中国革命和建设的发展规律，增强坚持中国共产党的领导和走中国特色社会主义道路的信念，系统掌握马克思列宁主义和中国具体实际相结合第一次历史性飞跃的理论成果及基本经验，提高坚持解放思想、实事求是、与时俱进的自觉性；正确认识毛泽东和毛泽东思想的历史地位，学习和继承毛泽东的科学思想、革命精神和伟大品格，提高自身的思想理论素质，树立科学的世界观、人生观、价值观。

笔记

（2）主要内容：《毛泽东思想概论》课程主要介绍毛泽东思想的科学含义、毛泽东思想的形成与发展、毛泽东思想的科学体系及其基本原理与基本观点、毛泽东思想的灵魂、毛泽东思想的历史地位和指导作用等概要的论述。

5. 邓小平理论和“三个代表”重要思想概论

（1）性质和任务：《邓小平理论和“三个代表”重要思想概论》是高校思想政治理论课程体系的主干课程之一，是所有大学生的公共必修课程。通过该课程基本理论、基本知识的学习，使学生掌握邓小平理论和“三个代表”重要思想的科学体系，把握邓小平理论和“三个代表”重要思想的精神实质，学会用邓小平理论和“三个代表”重要思想的基本立场、观点和方法分析问题、解决问题，牢固树立建设中国特色社会主义的坚定信念，树立正确的政治观、人生观、价值观，增强执行党的基本路线的自觉性和坚定性。

（2）主要内容：《邓小平理论和“三个代表”重要思想概论》课程全面论述邓小平理论和“三个代表”重要思想的科学含义，形成发展过程、科学体系、历史地位、指导意义、基本观点以及中国特色社会主义建设的路线方针政策等。

6. 形势与政策

（1）性质和任务：《形势与政策》是高校思想政治理论课程体系的主干课程之一，是所有大学生的公共必修课程。《形势与政策》是以马克思列宁主义、毛泽东思想、邓小平理论和“三个代表”重要思想为指导，运用相关学科的理论和知识，结合国际国内形式，根据党和国家对内对外政策，针对大学生的思想实际，进行形式和政策方面的系统学习。通过该课程的学习，使学生全面正确的认识党和国家面临的形式与任务，掌握有关形式与政策的基本概念和正确分析形式的方法，理解政策的途径及我国的基本国情、党和政府的基本治国方略，形成正确的政治观，学会用正确的立场、观点和方法观察分析形势，理解和执行政策。了解国际形式的新特点、世界重大事件及我国的对外政策，认清自己所处的时代特点、明确责任和义务，坚定走中国特色社会主义道路的信心。

（2）主要内容：《形势与政策》课程主要由两部分组成：一是通过该课程较为系统地学习有关形式与政策的基础理论知识，国内国外基本形式与党和政府对内、对外的基本政策；二是针对新出现的国际国内重大时事政策和党和国家的重大方针政策，进行针对性很强的专题学习。

7. 大学英语

（1）性质和任务：《大学英语》是所有大学生的公共基础必修课程之一。通过该课程的学习，促进学生听、说、读、写、译能力的全面发展，使学生在今后的工作和社会交往中能用英语有效地进行书面和口头的信息交流，增强学生自主学习能力，提高综合文化素养，以适应社会发展和国际交流的需要。为学习医学检验专业英语奠定基础。

（2）主要内容：《大学英语》课程主要介绍英语语言知识与应用技能、学习策略和跨文化交际等内容。培养学生听、说、读、写、译能力。

（二）自然科学类主要课程

医学检验专业开设的自然科学类课程主要有：医用高等数学、医用物理学、无机化学、有机化学、分析化学、计算机基础等。该类课程是医学检验专业的重要基础课程，对培养学生耐心细致、一丝不苟的科学作风、较强的实验操作能力有重要作用，为医学检验的专业课程学习和以后工作打下良好的理论基础和扎实的实验技术基础。下面简单介绍无机化学、有机化学、分析化学、计算机基础等课程的性质、任务和主要内容。

1. 无机化学

（1）性质和任务：《无机化学》是医学检验专业学生的专业基础必修课程之一。通过该课程的学习，使学生掌握有关无机化学的基本理论、基本知识和基本技能，了解目前与无机

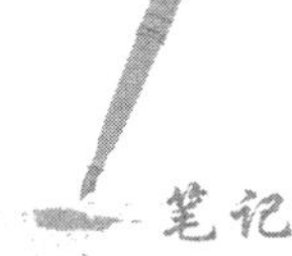

化学相关的新领域，开阔学生的眼界，培养学生分析和解决化学实际问题的能力，培养学生严谨的科学态度和探索知识的进取精神，并使学生树立辩证唯物主义观点和科学思维能力。为学习有机化学、生物化学、其他医学基础课程和从事科学研究打下坚实的基础。

（2）主要内容：《无机化学》主要介绍化学的基础知识、理论及应用，化学反应的规律及其应用，物质结构、原子结构与性质的关系，四大化学平衡及其应用，元素及其性质等内容。

2. 有机化学

（1）性质和任务：《有机化学》是医学检验专业学生的专业基础必修课程之一。通过该课程的学习，使学生掌握有机化学的基本概念和基本理论、有机化合物分子结构与其物理性质及化学性质之间的相互关系、有机化合物的合成及相互之间的转化、反应机制、立体化学、测定有机化合物分子结构的方法。为学习生物化学、其他医学基础课程奠定坚实的基础。

（2）主要内容：《有机化学》课程主要介绍各类有机化合物的命名法、同分异构、结构和性质、重要合成方法以及相互之间的转化关系；价键理论和分子轨道理论在有机化学的应用；诱导效应和共轭效应、碳正离子、碳负离子、碳游离基等活性中间体及其在有机反应中的应用；亲核取代、亲电取代、亲电加成和游离基反应历程，氧化 - 还原反应，缺电子重排历程，周环反应；立体化学的基本知识和基本理论；红外光谱、磁共振谱的应用及其简单谱图的识别；重要有机化合物的来源、制法及其主要用途等内容。

3. 分析化学

（1）性质和任务：《分析化学》是医学检验专业学生的专业基础必修课程之一。它是研究物质的组成、含量、结构和形态等化学信息的分析方法及理论的一门科学。通过该课程的学习，使学生掌握化学分析和仪器分析的基本知识、基本理论和基本操作技术，熟悉定性定量分析方法，了解各类分析方法所使用的仪器。培养耐心细致、一丝不苟的科学作风和较强的实验操作能力，为从事专业工作打下良好的理论基础和扎实的实验技术基础。

（2）主要内容：《分析化学》课程包括化学分析和仪器分析，主要是鉴定物质的化学组成、测定物质的有关组分的含量、确定物质的结构和存在形态及其与物质性质之间的关系等内容。

4. 计算机基础

（1）性质和任务：《计算机基础》是所有大学生的公共基础必修课程之一。它是一门实践性和实用性很强的学科，它以普及计算机知识为主，强调计算机知识的广泛应用。通过本课程的学习，使学生掌握计算机的基本理论、基本知识和基本技能，提高办公自动化能力，为学习和使用医学检验仪器奠定基础。

（2）主要内容：《计算机基础》课程主要介绍计算机基础知识，Windows XP 操作系统，Microsoft Office 2003 办公自动化集成软件中 Word、Excel、Power Point 等组件，局域网，计算机网络基础知识与 Internet 应用，多媒体技术基本应用，Visual Basic 程序设计，数据结构，操作系统理论，软件工程，数据库技术等内容。

（三）医学基础、专业基础及临床医学主要课程

医学检验专业的医学基础课程包括形态学课程、功能学课程和病原生物学课程，其他的专业基础课程主要有医学统计学等，临床医学主要课程有诊断学和临床医学概要等，该类课程是培养高素质、高技能型医学检验人才的重要基础课程，为学习医学检验专业课程奠定基础。为了加深学生对这些课程的进一步了解，分别就以上各门课程的性质与任务、主要内容作简单介绍。

1. 医学基础形态学课程

（1）人体解剖学

1）性质和任务：《人体解剖学》是医学检验专业学生的医学基础必修课程之一。它是研究正常人体形态与结构的科学。通过该课程的学习，使学生建立起人体组成的整体概念，掌握人体的组成，各器官的位置、形态、毗邻关系，大体形态结构与功能的关系；培养学生严肃的科学态度、严谨的科学作风和严密的科学方法；提高分析问题和解决问题的能力，增强学生的观察能力与思维能力；养成辩证的科学思维方式，树立起进化发展的观点，形态和功能相互联系、相互制约的观点，局部与整体统一的观点，理论联系实际的观点。为学习其他医学基础课程奠定良好的基础。

2）主要内容：《人体解剖学》课程主要介绍人体的运动、消化、呼吸、泌尿、生殖、循环、感觉、神经、内分泌等九大系统的正常人体形态结构、毗邻关系及其功能等内容。

（2）组织学与胚胎学

1）性质和任务：《组织学与胚胎学》是医学检验专业学生的医学基础必修课程之一。组织学是研究正常人体在显微镜下的微细形态结构及其相关功能的学科。胚胎学是研究人体个体发生、生长发育及发育机制的学科。通过本门课程的学习，使学生掌握人体组织和器官的微细结构，理解结构与功能的关系；了解胚胎的发生过程及其规律；培养学生严谨的科学态度、辩证的科学思维方式、求实的科学作风和严密的科学方法，提高分析问题与解决问题的能力，增强学生的观察能力。为学习其他基础医学课程和医学检验专业课程奠定必要的人体微细形态学基础。

2）主要内容：《组织学和胚胎学》课程包括组织学和胚胎学两部分内容，组织学主要介绍正常人体神经系统、眼与耳、循环系统、皮肤、免疫系统、内分泌系统、消化系统、呼吸系统、泌尿系统、男性生殖系统、女性生殖系统的基本组织（上皮组织、结缔组织、肌组织、神经组织）微细结构及其功能。人体胚胎学主要介绍人体胚胎早期发生、胎膜胎盘及各主要器官系统的发生过程与畸形。

（3）医学细胞生物学

1）性质和任务：《医学细胞生物学》是医学检验专业学生的专业基础必修课程之一。细胞学是研究细胞的形态结构、生理功能以及生活史的学科，是以研究形态结构为主的形态性学科；细胞生物学即现代细胞学，它是从显微、亚显微和分子三个水平对细胞的结构和功能进行全方位的研究，是以探讨细胞生命活动规律为主的功能性学科。通过该课程的学习，使学生掌握细胞生物学的基本理论、基础知识和基本技能，明确疾病的发生、发展和转归的机制。为进一步学习临床检验基础、临床血液学检验、临床免疫学检验等专业课程奠定基础。

2）主要内容：《医学细胞生物学》课程以真核细胞为主线，以亚细胞层次为重点，着重阐明细胞膜、内膜系统、线粒体、细胞骨架、细胞核的结构和功能；突出生物膜、细胞信号转导、细胞增殖调控、细胞分化、细胞衰老和凋亡、干细胞等热点问题。

（4）病理学

1）性质和任务：《病理学》是医学检验专业学生的医学基础必修课程之一。它是研究人体疾病状态下病变组织形态和功能，阐明疾病的病因、发病机制、病理变化、转归的因果，为防治疾病提供理论或实验依据的科学。通过该课程基本理论、基本知识和基本技能的学习，使学生掌握和熟悉主要疾病的病理学知识，认识疾病的本质，了解其发生发展规律，阐述病理与临床的联系，为学习医学检验专业课程奠定基础。

2）主要内容：《病理学》课程的主要内容分总论和各论两部分，总论主要讲述疾病发生中带有共性的各种基本病理过程（包括损伤、炎症、循环障碍、肿瘤等），各论讲述人体各器官系统疾病的病理变化及其规律，以常见病和多发病为重点，适当介绍国内外医学的新成就。

2. 医学基础功能学课程

（1）生理学

1）性质和任务：《生理学》是医学检验专业学生的医学基础必修课程之一。它是研究生命活动规律的科学，其任务是从不同的水平揭示人体正常生命活动的规律，阐明人体的细胞、组织、器官及系统等各部分的功能活动是如何相互协调、相互制约的，从整体上解释各种生命现象的活动规律、生理功能、产生机制，以及体内、外环境变化对这些活动的影响。通过该课程的学习，使学生掌握并能阐述正常人体细胞、组织、器官等所表现的各种生命现象及其生理功能、活动规律，理解产生机制以及机体内、外环境变化对这些活动的影响；培养学生对生命活动的观察力、分析力；掌握生理学实验基本方法和操作技能，为学习病理生理学及医学检验专业课程奠定基础。

2）主要内容：《生理学》课程主要介绍人体细胞的基本功能、血液生理、循环生理、呼吸生理、消化与吸收、能量代谢与体温、排泄、感觉器官、神经生理、内分泌等内容。

（2）生物化学

1）性质和任务：《生物化学》是医学检验专业学生的专业基础必修课程之一。《生物化学》即生命的化学，它主要是从化学的角度，研究各种生物小分子在机体内的代谢及其调控的学科。通过该课程的学习，使学生掌握生物化学的基本理论、基本知识和基本技能，从分子水平上理解疾病的病因、病理、诊断方法、防治措施。为进一步学习临床生物化学检验、临床分子生物学检验等专业课程奠定基础。

2）主要内容：《生物化学》课程包括叙述生化、动态生化、机能生化三方面的内容。叙述生化主要是描述生物体的物质组成及其性质；动态生化着重阐明各种物质在机体的代谢变化及其调节；机能生化重点讨论生物分子的结构与功能。三方面的内容互有侧重，同时又密切相关，由此构成了生物化学的完整体系，特别是机能生化，代表了生物化学的发展方向。

（3）病理生理学

1）性质和任务：《病理生理学》是医学检验专业学生的医学基础必修课程之一。它是研究疾病过程中机体的功能和代谢的动态变化及其发生机制，从而揭示疾病发生、发展规律，阐明疾病的本质，为疾病的防治提供理论基础的科学。通过该课程基本理论、基本知识的学习，使学生掌握患病机体的功能变化和代谢紊乱机制，掌握常见病理过程和疾病的病理生理知识，为学习医学检验专业课程、认识及防治疾病奠定理论基础。

2）主要内容：《病理生理学》课程的基本内容包括总论（疾病概论）、基本病理过程及各论（系统器官病理生理学）三个部分。总论主要讲述疾病的概念、发生、发展的一般规律；基本病理过程是指多种疾病可能出现的共同的、成套的功能代谢变化，如缺氧、应激、休克、缺血 - 再灌注损伤、细胞信号转导与疾病、细胞凋亡与疾病、DIC；各论主要讲述各系统器官某些疾病的共同病理生理变化及其规律，如心血管病理生理、肺病理生理、肝脏病理生理、肾脏病理生理等内容。

（4）医学分子生物学

1）性质和任务：《医学分子生物学》是医学检验专业学生的专业基础必修课程之一。它是从分子水平研究人体在正常和疾病状态下的生命活动及其规律的一门学科，主要研究人体生物大分子和大分子体系的结构、功能、相互作用以及与疾病发生、发展的关系。通过该课程的学习，使学生掌握分子生物学的基本理论、基础知识和基本技术，熟悉分子生物学在医药学领域的应用，特别是有关基因诊断、基因治疗、基因药物等方面的研究状态和发展前景。为进一步学习临床生物化学检验、临床分子生物学检验等专业课程奠定基础。

2）主要内容：《医学分子生物学》课程包括基础理论、疾病的分子生物学和分子生物学在医药领域应用三部分内容。其中基础理论部分主要介绍基因和基因组的结构和功能；DNA的复制、损伤及修复；基因表达及调控，基因组学及蛋白质组学。疾病的分子生物学主要介绍各种疑难疾病（肿瘤、感染性疾病、炎症、心血管疾病、内分泌疾病、免疫系统疾病等）、衰老和细胞应激反应的分子机制。分子生物学在医药领域应用部分主要介绍基因操作、诊断

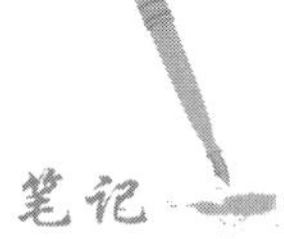

和治疗；基因工程药物和疫苗；药物基因组学等内容。

（5）医学免疫学

1）性质和任务:《医学免疫学》是医学检验专业学生的专业基础必修课程之一。它是研究免疫器官、免疫细胞和免疫分子的结构及其免疫生物学功能的科学。通过该课程基本理论、基本知识和基本技术的学习，使学生掌握免疫系统（免疫器官、免疫细胞、免疫分子）的结构、功能，特别是免疫应答及调节规律；了解免疫学在医学中的地位，免疫学在临床上的发展和应用，为进一步学习临床免疫学检验、临床输血学检验等专业课程奠定基础。

2）主要内容:《医学免疫学》课程主要介绍医学免疫学概论、抗原、免疫球蛋白、补体系统、细胞因子、白细胞分化抗原和黏附因子、MHC 及其编码分子、固有免疫应答的组成细胞及其功能、抗原递呈细胞及其抗原递呈、T 细胞及其 T 细胞介导免疫、B 细胞及其 B 细胞介导免疫、特异性免疫应答的特点及其机制、免疫调节、免疫耐受、超敏反应、自身免疫与自身免疫疾病、免疫缺陷性疾病、移植免疫及肿瘤免疫的理论基础、免疫学基本实验技术、免疫学在医学中的应用等内容。

（6）药理学

1）性质和任务:《药理学》是医学检验专业学生的医学基础必修课程之一。它是研究药物与机体（包括病原体）间相互作用的规律和原理的学科。通过该课程的学习，使学生熟悉药理学的基本理论、基本知识，熟悉药物的作用、作用机制、体内代谢过程、临床应用及不良反应，为进一步学习临床微生物学检验及药物对检验结果的干扰分析奠定基础。

2）主要内容:《药理学》课程主要介绍药物效应动力学和药物代谢动力学两方面的内容。其中药物效应动力学主要研究药物对机体的作用，包括药物的药理作用、作用机制等；药物代谢动力学研究机体对药物的作用，包括药物在体内的吸收、分布、代谢和排泄过程，特别是血药浓度随时间变化的规律；影响药效学和药动学的各种因素等。

（7）医学遗传学

1）性质和任务:《医学遗传学》是医学检验专业学生的医学基础必修课程之一。它是研究人类病理性遗传规律以及遗传病的发生、传递、诊断、治疗和预防的科学。它从细胞水平和分子水平探索遗传病的发生机制，从个体水平探索治疗和预防的方法，从家族或群体水平探索防御遗传病的策略。通过该课程的学习，使学生熟悉遗传学的基本理论、基础知识和基本技术，熟悉医学遗传学的任务和研究范围、学科特点，了解遗传咨询、遗传病的诊断和治疗的基本原理和方法，为学习医学检验专业课程奠定基础。

2）主要内容:《医学遗传学》课程主要介绍基因突变、染色体畸变及其生物学效应；数量性状遗传、群体遗传的基本规律；各种遗传相关疾病（单基因病、多基因病、染色体病、线粒体病、免疫缺陷病、肿瘤、出生缺陷）的遗传分析；遗传咨询、遗传病的诊断和治疗的基本原理和方法等内容。

3. 医学基础病原生物学课程

（1）医学微生物学

1）性质和任务:《医学微生物学》是医学检验专业学生的专业基础必修课程之一。它是研究与医学有关的病原微生物的生物学性状、感染与免疫的机制以及特异性诊断和防治的科学。通过该课程的学习，使学生掌握医学微生物学的基本理论、基础知识及基本技术，培养学生独立思考、分析问题和解决问题的能力。为进一步学习临床微生物学检验、临床免疫学检验等专业课程奠定基础。

2）主要内容:《医学微生物学》课程包括微生物学的基本原理、细菌学、病原学和真菌学等。主要内容为：微生物的基本性状、感染、抗感染免疫、遗传与变异、医学微生物学与医院内感染、消毒与灭菌、病原学诊断与防治、细菌的耐药性与控制策略、化脓性细菌、肠道感染细菌、厌氧性细菌、呼吸道感染细菌、动物源性细菌、放线菌与诺卡菌、螺旋菌、支原菌和脲原体、立克次体、衣原体、呼吸道感染病毒、肠道感染病毒、肝炎病毒、虫媒病毒和出血热病毒、人类疱疹病毒、反转录病毒、其他病毒、朊粒、皮肤与皮下组织感染真菌的生物学性状、致病性与免疫性、常见病原微生物的检查方法和防治原则等内容。

（2）人体寄生虫学

1）性质和任务：《人体寄生虫学》是医学检验专业学生的专业基础必修课程之一。它是研究病原寄生虫及医学节肢动物的形态、生活史、致病机制、实验诊断、流行规律的科学，主要阐明病原寄生虫及医学节肢动物与人体及环境之间的对立统一关系，阐述寄生虫病发生、流行、控制与防治的基本理论和原则，从而为防治寄生虫病和控制医学节肢动物提供科学理论依据。通过该课程的学习，使学生掌握人体寄生虫学的基本理论、基本知识和基本技能，以适应我国寄生虫防治的需要，培养学生独立思考和解决问题的能力。为进一步学习临床寄生虫学检验、临床检验基础等专业课程奠定基础。

2）主要内容：《人体寄生虫学》课程包括医学原虫学、医学蠕虫学及医学节肢动物学三部分。医学原虫及医学蠕虫以形态、生活史、致病机制和病原学诊断为重点，熟悉其流行特点及防治原则；医学节肢动物的内容则以其生物学、生态学及其与人体健康的关系为重点，了解其防治原则。

4. 专业基础课程 医学检验专业的专业基础课程主要有医学统计学、医学检验基本技术等，其中医学统计学课程的性质、任务和主要内容如下：

（1）性质和任务：《医学统计学》是医学检验专业学生的专业基础必修课程之一。通过该课程的学习，使学生掌握统计学的基本理论，医学研究中数据的常用统计分析方法，熟悉医学科研设计的主要原则，掌握医学研究的统计设计、资料收集、整理和分析的基本方法，了解其内在联系；掌握医学统计学的基本概念和不同资料的统计分析思路，掌握 SPSS 统计软件的使用方法，培养科学思维和统计思想，综合分析问题、动手解决问题的能力，为培养学生的科研能力和学习医学检验专业课程奠定基础。

（2）主要内容：医学统计学的主要内容包括医学研究中的统计设计以及统计分析方法的应用。从医学统计工作的实际操作出发，介绍医学研究统计设计的基本原则，医学资料的收集，原始数据的整理以及统计数据的分析——即统计描述的方法和临床医学中常用的统计推断方法。

5. 临床医学主要课程 医学检验专业的临床医学课程主要有《诊断学》《临床医学概要》课程，其中《临床医学概要》课程的性质、任务和主要内容如下：

（1）性质和任务：《临床医学概要》是医学检验专业学生建立起检验医学与临床医学联系的必修课程之一。通过该课程的学习，使学生对诊断学、内科学、外科学、妇产科学、儿科学、传染病学等临床学科的常见病、多发病的体格检查、常见症状、实验室诊断有一概要性认识，熟悉临床实验室检查在疾病诊断中的重要性，建立起检验医学与临床医学的联系，为今后适应临床检验工作奠定基础。

（2）主要内容：《临床医学概要》的主要内容包括诊断学基础、内科学、外科学、妇产科学、儿科学、传染病学等临床医学各学科的常见病、多发病的病因、发病机制、临床表现、实验室检查、诊断及鉴别诊断、治疗、预防及预后等。

（四）专业课程

专业课程主要包括临床检验基础、临床输血学检验、临床血液学检验、临床寄生虫学检验、临床微生物学检验、临床免疫学检验、临床生物化学检验、临床分子生物学检验、临床检验仪器、临床实验室管理等。为了加深学生对这些课程的进一步了解，分别就以上各门课程的性质与任务、主要内容作简单介绍。

1. 临床检验基础

（1）性质和任务：《临床检验基础》是医学检验专业学生的主干课程和必修课程之一，是检验专业最重要、最基础的专业课程。它主要是通过手工检查或仪器分析对人体的血液、尿液、粪便、其他排泌物和分泌物以及体液等进行理学、化学和有形成分等检验，为疾病诊断、疗效观察和预后判断及人体健康评估等提供科学依据。《临床检验基础》课程，一般以手工检查为主，现在仪器分析已经应用到临床检验当中，但显微镜形态学检验仍是最基本、最重要的检查手段。通过该课程的学习，使学生掌握相关的基础理论、基本知识、实验操作及形态学识别等基本技能，为学习其他检验专业课程打下良好的基础。

（2）主要内容：《临床检验基础》课程主要介绍血细胞（包括红细胞、白细胞、血小板）的检验、血栓与止血一般检验、血型与输血检验、尿液检验、粪便检验、生殖系统分泌物（包括精液、前列腺液、阴道分泌物）检验、体液（包括脑脊液、浆膜腔积液）检验及脱落细胞检验等内容。

2. 临床输血学检验

（1）性质和任务：《临床输血学检验》是医学检验专业学生的必修课程之一。是由血液免疫学、成分血制备、临床输血学及血型与输血相关检验技术等多学科和技术交叉发展起来的一门新兴学科。主要研究血细胞血型和临床输血基本理论、成分血制备、血型及输血相关检验技术和临床输血新技术以及相关管理等内容，从而保证临床输血安全、有效、经济、方便。通过该课程的学习，使学生掌握临床输血学检验的基础理论、基本技术，培养高度的质量控制意识，保证输血的安全性和有效性。

（2）主要内容：《临床输血学检验》课程主要介绍红细胞、白细胞及血小板血型系统基本理论、ABO、Rh 等常见血型鉴定、交叉配血试验、红细胞抗体检查、新生儿溶血病检查等、成分血制备及管理、临床输血及管理、输血不良反应与输血传播性疾病等内容。

3. 临床血液学检验

（1）性质和任务：《临床血液学检验》课程是医学检验专业学生的必修课和主干课程之一。本课程是由血液学、临床血液学及相关检验技术等多学科和技术交叉发展起来的一门新兴学科，是临床检验的一个重要分支。它的任务是以血液学和临床血液学的理论为基础，以临床血液病为研究对象，利用血细胞检验技术及其他检验方法、技术和手段对血液系统疾病和非血液系统疾病所致的血液学异常进行基础理论研究和检查分析，从而阐明原发和继发血液病的发病机制，为血液系统疾病和非血液系统疾病的诊断、疗效观察和预后判断等提供科学依据。通过该课程的学习，使学生系统地掌握血液学检验的基本理论及常见血液疾病及与血液相关疾病的检测；熟悉常见血液疾病的血细胞、骨髓细胞学特征和血液学诊断的临床意义；了解血液学及检验的发展动态与进展。

（2）主要内容：《临床血液学检验》课程主要介绍造血与造血检验、红细胞疾病与检验、白细胞疾病与检验、血栓与止血检验等内容。其中包括贫血的分类与诊断程序，常见贫血（如缺铁性贫血、巨幼细胞贫血、再生障碍贫血、溶血性贫血）的实验室检查特征；白细胞疾病的分类、白血病的 FAB 分型和 WHO 分型及各类白血病的血象、骨髓象特点；血栓与止血的基础理论、实验室检查、出血与血栓性疾病及相关检验等内容。

4. 临床寄生虫学检验

（1）性质和任务：《临床寄生虫学检验》课程是医学检验专业学生的必修课程。是由寄生虫学及相关检验技术方法等融合起来的一门学科，与生态学、分类学、分子生物学、流行病学、免疫学以及病理学等学科密切相关。它的任务是研究病原寄生虫与人体之间相互作用及寄生虫病的发生、发展和转归规律以及实验室诊断的学科，具体包括寄生虫形态与生活史、致病与实验室诊断、流行与防治等内容，利用各种检验方法、技术和手段，对寄生虫感

笔记

染进行病原学诊断或辅助诊断依据。目前，虽然许多新的技术、方法已广泛应用到该学科中，但显微镜形态学检验仍是最基本、最重要的检查手段。通过该课程的学习，使学生掌握根据寄生虫的形态、生活史、致病特点、流行规律及免疫特征，利用显微镜技术、生物培养技术和免疫化学等各种检测技术，对寄生虫感染进行病原的或辅助的诊断，通过掌握人体各种寄生虫检验的实验室理论和基本操作技能，培养学生养成良好的实验室工作作风，为从事临床检验技术工作奠定良好的理论和实验基础。

（2）主要内容：《临床寄生虫学检验》课程由总论、消化道寄生虫、呼吸系统寄生虫、肝与胆管寄生虫、脉管系统寄生虫、皮肤与组织寄生虫、神经系统寄生虫、泌尿生殖系统寄生虫、眼部寄生虫以及寄生虫感染的免疫学及分子生物学诊断技术组成。内容包括根据寄生虫的形态、生活史、致病特点、流行规律及免疫特征，利用显微镜技术、生物培养技术和免疫化学等各种检测技术，对寄生虫感染进行病原的或辅助的诊断。

5. 临床微生物学检验

（1）性质和任务：《临床微生物学检验》课程是医学检验专业学生的必修课和主干课程之一。综合了临床医学、病原生物学和免疫学、临床抗菌药物学、医院感染流行病学等许多学科的知识和技能而形成的一门学科。它的任务是研究与医学及疾病有关的病原微生物的生物学特性、致病性、免疫性与宿主相互作用以及快速、准确进行实验室诊断的策略和方法，具体包括研究感染性疾病的病原学特征，提供快速、准确的病原学诊断，指导临床合理使用抗菌药物，对医院感染进行监控等。通过该课程的学习，使学生掌握检验项目所涉及的微生物学、临床检验、临床免疫等基本知识，特别是微生物检验的基本理论以及检验的方法学评价和临床应用的咨询，微生物检验工作者更应该注重如何从临床标本中分离出病原微生物，并正确鉴定及快速发出检验报告。

（2）主要内容：《临床微生物学检验》课程主要介绍临床微生物学检验基本技术和临床微生物学两部分；其中临床微生物学检验基本技术主要包括各种标本采集、形态学检查、微生物分离培养及非培养检查方法，细菌耐药性检测、微生物学检验质量保证及生物安全和医院感染等；临床微生物学主要包括临床细菌学、临床真菌学、临床病毒学等，每种微生物主要介绍分类、临床意义和微生物学具体检查方法和技术等。

6. 临床免疫学检验

（1）性质和任务：《临床免疫学检验》课程是医学检验专业学生的必修课和主干课程之一。免疫学是研究机体免疫系统的组成、结构和功能，免疫应答的机制，以及基本原理在临床应用的一门学科。《临床免疫学检验》是免疫学分支之一，是研究免疫学检测的理论、技术、应用以及临床免疫性疾病发病机制、免疫诊断与预防治疗的一门医学应用性学科。通过该课程的学习，使学生掌握临床免疫学的基本概念，基础理论知识，掌握免疫学检验涉及相关技术的基本检测原理、实验操作、质量控制以及临床指导意义。

（2）主要内容：《临床免疫学检验》课程主要介绍内容分两部分：①上篇：免疫学技术：主要包括抗原抗体反应、抗原和抗体的制备、凝集试验、沉淀反应、免疫比浊技术、补体参与的溶血试验、常见免疫标记（荧光素、酶、核素、化学发光、胶体金、生物素 - 链霉亲和素等）技术、流式细胞技术、临床免疫学技术的方法和评价、免疫细胞的分离与功能检测等。②下篇：临床免疫性疾病及检测：临床常见免疫相关的疾病（超敏反应、自身免疫性疾病、免疫增生病，免疫缺陷病、感染免疫、肿瘤免疫、移植免疫、衰老免疫以及生殖免疫等）的免疫学特征，针对不同的临床病例进行免疫学相关项目的选择与检测，及对检测结果进行合理的临床解释和分析等。

7. 临床生物化学检验

（1）性质和任务：《临床生物化学检验》课程是医学检验专业学生的必修课和主干课程

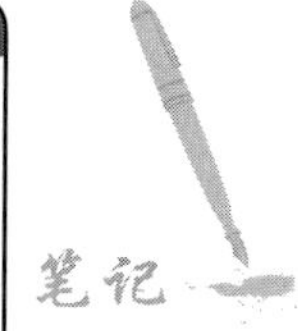

之一。它包含对人体健康和患病时化学状态的研究以及用于诊断、治疗和预防疾病的化学试验方法，因此，临床生物化学检验既是一门研究人体健康和疾病时的医学基础理论的学科，又是一门应用各种科学技术和方法检验人体健康和疾病的医学应用学科。本课程的任务是：①研究疾病生物化学机制及转归中的生物化学变化规律。②根据机体物质的生物化学变化原理和规律，设计和选择检测人体标本含量的试验方法。③为临床疾病诊断、病情监测、疗效观察、预后判断和疾病预防等提供可靠的信息和理论依据。④根据药物在体内代谢特点，监测药物浓度，以达到提高个体化用药和治疗效果的目的。通过本课程学习，掌握临床生物化学检验常见分析技术、分析仪及检测指标的基础理论，具备分析测试、质量控制、方法学评价等能力。

（2）主要内容：《临床生物化学检验》课程分上、下两篇，上篇国外称之为临床生物化学，即在对基础生物化学理论认识的前提下，以疾病诊断为线索，研究疾病状态下生物化学过程在机体的改变，进而探讨其生物化学指标与疾病发生，发展和转归的关系，以及在疾病诊断中的应用价值。下篇国内习惯称为临床生物化学检验，国外又称为临床化学，着重介绍临床生物化学检验常见检验技术和仪器原理、应用以及人体体液标本检验项目的检测方法、原理、试剂、操作、质量控制、方法学评价及临床意义。

8. 临床分子生物学检验

（1）性质和任务：《临床分子生物学检验》课程是医学检验专业的必修课程之一，临床分子生物学是利用分子生物学理论与技术，从基因组、转录组、蛋白组、代谢组等水平研究疾病的发生发展机制、疾病的预测与风险评价，疾病的诊断与治疗，以及疾病的预防与控制；主要是通过分子生物学检验技术如基因扩增、基因组测序、芯片技术等对感染性疾病、遗传性疾病、肿瘤疾病等进行早期、快速诊断和风险分析，为实现精准医学奠定了基础。通过该课程的学习，使学生掌握基本理论知识，掌握分子生物学的基本技术，包括分子杂交与印迹技术；PCR 技术；测序技术；转基因技术；基因剔除技术；生物芯片技术；蛋白质组学技术等。

（2）主要内容：《临床分子生物学检验》课程主要介绍分子生物学检验技术和临床分子生物学检验两部分，其中分子生物学检验技术包括核酸与分子标志物、核酸杂交技术、核酸扩增、核酸序列分析、生物芯片技术蛋白质组学技术、生物信息学技术等；临床分子生物学检验包括病原生物分子生物学检验、遗传病分子生物学检验、肿瘤的分子生物学检验、药物相关基因检验以及移植配型及法医物证的分子生物学检验等内容。

9. 临床检验仪器

（1）性质和任务：《临床检验仪器》课程是医学检验专业的必修课程之一。它综合了医学检验、机械、微电子、电路、光学、计算机、自动化、生物传感器等许多学科的知识和技术，主要任务是介绍临床常用的医学检验自动分析检测仪器，主要包括各种仪器类型、分析原理、基本结构、检测参数、操作程序、质量控制以及保养和维护等。通过该课程的学习，使学生初步掌握现代临床检验仪器的基本工作原理、分类结构、技术指标、标准操作程序、常见故障排除和简单的维修技术，了解当前名目繁多的各种检验仪器性能质量，为以后更好地从事临床检验工作打下坚实的基础。

（2）主要内容：《临床检验仪器》课程主要介绍临床常用的检验仪器和设备，主要有：离心机、显微镜及分光光度计，临床血液学检验分析仪器，如血液分析仪及血液凝固分析仪等；尿液检验分析仪器，如尿液分析仪及尿沉渣分析仪等，临床生化分析仪器，如临床自动生化分析仪、电泳分析仪、电解质分析仪及血气分析仪等；临床微生物分析仪器，如自动血培养仪器、微生物自动鉴定及药敏仪器等；临床免疫学分析仪器，如酶免疫分析仪、发光免疫分析仪等；临床分子生物学检验分析仪，如 PCR 核酸扩增仪、全自动 DNA 测序仪和蛋白

笔记

质自动测序仪等。其他常见的分析仪器，如流式细胞仪、荧光光谱分析仪和原子光谱分析仪、色谱分析仪器、质谱分析仪以及自动化系统等内容。

10. 临床实验室管理

(1) 性质和任务:《临床实验室管理》课程是医学检验专业的必修课和主干课程之一。本课程是研究临床实验室管理活动及其基本规律和方法的一门学科，它综合运用了社会科学、自然科学和技术科学的原理和方法，研究临床实验室建设和管理的规律的一门应用性学科，是医学检验的重要组成部分。本门课程从基础理论、基本方法和临床应用三个方面阐述临床实验室管理的各个方面。通过该课程的学习，使学生掌握临床实验室管理的基本知识，从管理理论内涵到实际操作都要严格遵循科学规律，同时注重学生科学创新思维的培养。

(2) 主要内容:《临床实验室管理》课程主要包括：临床实验室概述、临床实验室质量管理体系、方法选择和检测系统的评价、检验项目临床效能评价、临床检验过程质量控制和管理（分析前、分子中和分析后）、室内质量控制基础与室间质量评价、POCT 质量管理、独立临床实验室质量管理、实验室人员、建筑及设备、仪器及试剂、信息及安全质量管理、循证检验医学等内容。

（五）职业素养与职业拓展主要课程

1. 职业素养课程　职业素养课程，是以培养学生的职业素养为目标，提高学生综合素质，使学生具有良好的职业素养为目的而开设的一类课程。不同学校所开设的课程可能不同，职业素养课程一般主要包括《医学检验导论》、《医学心理学》、《医学伦理学》、《职业规划》、《社交礼仪》、《医疗法律法规》、《医学文献检索与阅读》、《科研设计及论文撰写》等课程。

2. 职业拓展课程　职业拓展课程，是为了增加学生就业竞争力，以就业为导向，根据学生兴趣、爱好和特长，为了拓展学生的专业知识为目的而开设的一类课程。不同学校所开设的课程可能不同，职业拓展课程一般主要包括检验与临床、病理检验技术、体外诊断试剂（盒）的制备与评价、检验仪器与体外诊断试剂营销、临床输血技术、血液制品学等课程。

本章小结

人才培养目标是指各级各类学校、各专业培养人才的具体质量规格与培养要求。医学检验本科及高职高专人才培养目标在层次和程度上要求不同，本科旨在培养品德高尚、基础扎实、技能熟练、素质全面的德、智、体、美全面发展的应用型医学检验专门人才，包括思想道德与职业素质目标、知识目标和技能目标；高职高专是培养热爱祖国、具有良好职业道德素质和人文素养，具有较强的专业基本理论、基本知识和基本技能，在德、智、体、美全面发展的高素质高技能型医学检验技术人才，包括职业态度要求、职业素质要求、知识要求和能力要求。

医学检验课程体系可按课程的层次、类型、形式和内容结构等分类。其中按课程的学科类型结构可分为人文社会科学类课程、自然科学类课程、医学基础及专业基础课程和专业课程，其中专业课程包括临床检验基础、临床输血学检验、临床血液学检验、临床寄生虫学检验、临床微生物学检验、临床免疫学检验、临床生物化学检验、临床分子生物学检验、临床检验仪器、临床实验室管理等课程。为了提高学生的职业素养，可根据需要开设职业素养与职业拓展课程。

（李树平　李　萍）

笔记

第四章 医学检验专业的学习

通过本章学习，你将能回答下列问题：

1. 大学与中学阶段在教学上有哪些主要区别？
2. 大学与中学阶段的学习有哪些主要区别？
3. 影响学习的主要因素有哪些？
4. 如何尽快适应大学学习？
5. 医学检验专业的主要教学环节有哪些？
6. 大学生身心发展有哪些特征？
7. 医学检验专业的学习应遵循哪些原则？
8. 医学检验专业在学习方法上应注意哪些问题？
9. 医学检验专业学生如何培养和训练创新思维？

作为刚进入大学校园的学生，充分了解大学教育与中学教育的区别，了解影响学习的因素，对于尽快适应新环境、提高学习效率具有重要意义。作为医学检验专业的学生，了解主要的教学环节，有利于尽早制定专业学习计划。大学阶段是人生体力和智力发展的“黄金时期”，也是人生最宝贵、最重要的时期之一，大学生必须充分认识自身的身心发展特征，采取与身心特征相适应的、有效的学习策略和学习方法，努力成为具有创新思维的检验人。

第一节　大学与中学教育的区别及对大学学习的适应

大学教育与中学教育有着本质的区别，很多学生对此认识不够，缺乏足够的心理准备和应变能力，刚入校时感到手足无措，从而影响了自己的学业和发展。大学生正确认识大学教育与中学教育的区别，有助于尽快适应新环境；了解影响学习的相关因素，有助于提高学习效率。

一、大学教育与中学教育区别

（一）教师教学方面的区别

与中学阶段相比，高等医学检验教育在教学方面存在明显的不同。

1. 培养目标不同　中学教育培养目标主要是为大学教育奠定基础。高等教育有很强的专业性，各专业培养目标不同。高等医学检验教育主要培养专业化程度很高的医学检验人才。具体来说，本专业旨在培养品德高尚、基础扎实、技能熟练、素质全面的德、智、体、美全面发展的应用型医学检验专门人才。要求学生必须掌握医学检验的基本知识、基本理论和基本技能，以及与之关联的基础医学、临床医学的相关知识；掌握先进医学检验，具备初步的医学检验专业从业能力。要求其具有终身学习能力、批判性思维能力和一定科研发展潜能；能够胜任医疗卫生机构及与医学检验相关机构的临床医学检验、卫生检验及其他医学实验室工作，能够适应我国医药卫生事业和社会现代化发展需要。

2. 课程设置不同　中学阶段的课程主要包括语文、数学、外语、物理、化学和生物等，这些主干课程每学期都开设，只是内容和深度不同。高等教育为了到达其培养目标，开设的课程门类很多，每个专业通常都有几十门课。高等医学检验教育开设包括公共基础课、医学基础、专业基础课及专业核心课程等共30～40门课程。大学阶段一门课程一般一学期即结束。

中学阶段课程基本都是必修课，大学课程分为必修课和选修课。必修课是为完成专业培养目标而开设，每个大学生在校期间必须学习的课程；选修课是为完善和扩大学生知识面、了解学科技术的新进展而开设，包括任意选修课和专业限定选修课，学生可根据专业培养目标及学生个人发展方向自行选择课程，但是必须修满学校规定的学分。

3. 授课形式不同　中学阶段以小班或中班授课为主，较多师生之间的交流，课堂课后作业多，学生可自主安排的时间少。医学院校的理论授课一般以大班为单位，学生人数多，教室变动大，每次课知识容量比中学多出好几倍。大学教师授课时比较注意理论知识的完整性和系统性，较少与学生进行交流，较少布置课堂课后作业，更多地需要学生课后自主学习。

4. 教学环节不同　中学教育以理论讲课为主，实验或实践机会较少。而医学检验专业注重实践动手能力的培养，强调理论与实践的结合，教学环节包括理论教学、实验教学、见习和毕业实习等，因此，实验课占比很高，尤其是专业课程，实验与理论课时之比达1∶1甚至更高。除此之外，还要求学生利用假期到各级医院、公司、独立实验室或科研平台参加各种见习，毕业实习时间长达一年。

（二）学生学习方面的区别

大学学习的实质是一种执业活动，具有职业方向性，需要掌握能按职业要求解决实际工作的方法和经验，要学会按职业要求进行思维和创造。由于大学教育的培养目标、课程设置、授课形式以及教学环节与中学教育存在诸多不同，大学阶段的学习与中学阶段相比有明显的区别。

1. 学习目的不同　中学生学习目的是掌握知识，主要为升学做准备，当然也为今后就业储备知识，与未来的职业有一定的联系，但不是直接的联系。大学生学习具有明显的职业方向性，大学学习是进一步扩大知识的深度和广度，为将来从事相关职业做准备，同时也为从业后的继续教育做准备。

2. 学习内容不同　中学生在校期间的学习内容是多种的、全面的和不定向的。大学的学习内容则是一种定向的专业学习，具有3个显著特点：①大大提高了学习内容的深度。②提高了学习内容的广度。③提高了学习内容的先进性和前沿性。

3. 学习方法不同　中学学习的所有活动，基本上是由教师安排；而大学学习过程中，教师虽然仍要发挥其在教学过程中的主导作用，但学生在学习内容选择、时间支配以及计划安排上具有更大的自主性和灵活性。中学生主要依靠教师的传授，被动获取知识；而大学生则是在教师指导下，主要依靠自学，主动获取知识。

4. 学习形式不同　中学生的学习形式主要是课堂学习，其次是课外活动，绝大部分时间是在课堂学习中度过的。与之相比大学学习形式更为多元化，大体有以下3种形式：①课堂学习，是低年级学生学习的基本形式，也是高年级学生学习的重要形式。②第二课堂活动，是非课堂的，也是十分必要的形式。③实践活动，包括社会实践和专业实践，这是大学高年级学生的重要学习形式。由此可见，大学生的学习活动与未来在工作岗位上独立完成工作的情景更加接近。

5. 学习场所不同　中学生的学习场所主要是在教室，而大学的学习场所随着学习任务、学习内容、学习形式的变化而变化。医学检验专业的学习场所，低年级主要在教室和实验室，高年级除了教室和实验室以外，更多的是在医院、公司、独立实验室或科研实验室。

二、对大学学习的适应

大学一年级，特别是一年级的第一学期，属于大学生学习的适应阶段。刚进入大学学习，大学生常常因高考成功后缺乏进一步的奋斗目标、自我意识迅速膨胀和环境改变而产生了对大学学习的不适应。不同的学生，适应阶段的时间长短不同，但是每个学生应尽可能使自己尽快适应大学学习。

（一）学习上的不适应表现

学习上的不适应表现有：学习目标模糊，缺乏明确的奋斗目标和学习动力；学习情绪不稳定，易发生波动，导致学习缺乏系统性，学习效率低下；学习过程效率较低，因存在着不重视预习，不会听课，不会记笔记的现象；思维方式有较大的局限性，缺乏批判性思维和创造性思维；不善于利用时间，对时间的安排缺乏计划性，学习效果较差。

（二）学习上的适应方法

1. 主动转型，正确定位 进入大学后，首先应从高考成功后的喜悦中清醒过来，冷静地面对现实，认真地思考怎样迈出大学生活的第一步，做好战胜多种困难的准备，尽早使自己适应大学学习生活。其次，应破除唯我独尊、唯我独优的优越性。在大学这个群英荟萃高手如林的地方，不要过分沉迷于以往的荣誉，要认清形势，正确定位，自强不息，再创辉煌。

2. 明确学习目的，端正学习态度 有了明确的学习目的，就有了学习的动力。学习态度端正了，就有了适应大学学习生活的前提。

3. 合理安排时间，提高时间利用率 大学生活丰富多彩，包括上课、自习、锻炼、社团活动和社会实践等，必须学会有效地利用时间，增强时间观念，加强对时间的控制，才能更快地适应大学的学习生活。

4. 培养良好的心理素质 心理素质状况与学习状况是相互联系、相互制约的。因此注重培养良好的心理素质，不仅可以使大学生较快适应新的环境和新的学习，还有助于将来取得事业成就。

5. 树立正确的学习观，掌握有效的学习方法 相比于以往的学习，大学学习发生了根本的变化。作为大学生应明确自己的使命，树立正确的学习观，并结合自己的专业根据自己的实际情况形成一套行之有效的学习方法。

第二节 影响学习的因素

学习是一种心理和实践活动，学习者的身心因素及学习动机、学习对象、学习过程、学习方法、学习环境及学习条件等都与学习本身相关联，了解影响学习的相关因素，对于提高学习效率具有十分重要的意义。

一、学习者的个性因素

学习本身是一项艰苦的劳动，与学习者的性格特征、思维特征和智力特征等密切相关。每个学习者都会有一项主要的知觉力和一项次要的知觉力，有的人偏重于从观察中学到知识和技能，有的人喜欢聆听别人的教诲，有的人善于在实践中学习提高。

二、学习者的生理因素

1. 营养与学习 具有良好的营养，才能拥有健康的身体和充沛的体力，才能保证脑细胞的正常物质供应，确保高的学习效率。“八分饱”是学习注意力最高、思维活动最活跃的生理状况，饥饿会使大脑无法集中思考，过饱会使头脑发胀、身体变得迟缓。

2. 运动与学习 运动与健康密切相关，也与头脑灵活运用有关。学习者要经常参加体育锻炼，在学习的间歇期随时随地运动，如伸展四肢、伸懒腰、打哈欠、改变姿势等，也可站立学习，边散步边思考。

3. 休息与学习 睡眠不足、疲劳、倦怠会造成身体和头脑运作不良，过度的学习紧张和学习压力也会使身心受到伤害，对学习有害而无益。“会学习者”都会休息，如睡眠有规律、时间恰到好处，学习时保持舒服的姿势使肌肉尽量放松，学习累了时便躺下休息片刻、来回走动、出去散步或去做其他有乐趣的事情，劳逸结合。

三、学习者的心理因素

1. 学习动机 学习动机是发动、维持个体学习活动并使之朝向一定目标的内部动力机制。想具有稳定、牢固的学习动机，首先必须树立为振兴中华、为人类服务而学习的远大理想，以此严格要求自己，并产生强大的学习推动力；其次要确立学习的近期、中期和远期目标，并全力去实现目标，给自己增加学习的压力；另外要明确学习的目的和意义，既要了解所学知识的实际用途，也要了解知识对陶冶情操、丰富精神生活的实际意义，学习要做到心中有数、有的放矢。

2. 自信心 自信心是学会学习的前提。增强自信心首先要善于发现自己的优势和长处，做到以己之长，补己之短；其次，在遇到失败或挫折时，正确分析其原因，不要怕失败，更不应心甘情愿地充当失败者，应时常鼓励自己；再者，善于从胜利的喜悦中激发自信心，允许一点骄傲，但绝不能自满。

3. 好奇心 好奇心是学习的内在动机之一。保持好奇心、发展求知欲就是要养成爱思考的习惯，遇事多问“为什么”，追根求源，善于质疑，留心观察，保持对事物敏锐的感受，不唯书、不迷信权威，使“好奇”这个学习的催化剂真正发挥事半功倍的效果。

4. 兴趣 兴趣是人们积极探索客观事物的一种认识倾向，能极大地提高大脑皮质的兴奋状态。研究发现，对感兴趣的学习和工作，人们能长期坚持，丝毫不感到疲劳和厌倦，并能激发学习和工作的热情，使身心的潜能发挥到最佳。所以，保持对学习的浓厚兴趣，养成探索知识、追求真理的特殊爱好，这是维持学习最佳心理状态的关键。

5. 毅力 毅力是人的一种自我控制能力、一种抵抗外界干扰的能力、一种与困难作斗争的能力，是所有科学家获得成功的秘诀。心理学、人才学研究发现，毅力产生于人们对远大理想和目标的不懈追求，是在与各种诱惑、困难作斗争中发展起来的。学习是一项长期而艰苦的脑力劳动，需要持之以恒、坚持不懈，靠的是顽强的毅力。

6. 注意力 研究发现学习效果并不在于对同一内容重复次数的多少，关键在于学习者是否能全神贯注地学习，能否在学习的过程中高度集中注意力。只有高度集中注意力，才能实现高效率的学习。

7. 心情愉快 要保持高的学习效率，就必须维持良性情绪和愉快的心境。“会学习者”常能在愉快的心境下学习；在情绪低落时常能通过回忆愉快的往事等来唤起愉快的情绪，也能主动地排除不必要的忧虑；在情绪非常强烈的激情状态下会有效地控制激情和驾驭过度的欢乐或忧伤。

四、学习者的人际因素

1. 良好的师生关系 学生学习发生过程中首当其冲的人际关系就是学生与教师的关系。“会学习者”一定是善于“利用”教师的人，学会向教师学习是走向学习成功的捷径。向

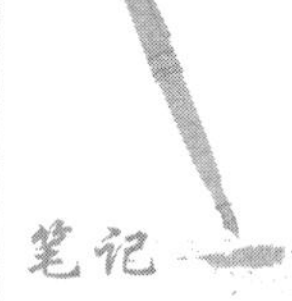

教师学习，必须与教师建立相互信任、相互了解、相互提高的朋友关系，真诚地希望教师提高对你的学习期望，期盼教师对你严格要求，及时找老师帮助你解决学习和生活中的问题和困难；同时要了解教师的教学风格，尽快适应教师的教学方法，学会尊敬教师，尊重教师的劳动，只有赢得教师的信任，才能让教师教给你一切，使你顺利地走向成功。

2. 志同道合的同学关系　作为年龄相仿、朝夕相处、知识能力相近的学友，彼此间更容易进行思想、学习和生活的交流。聪明的学习者都善于与同窗学友进行讨论、争论和辩论，相互交流学习经验，彼此相互鼓励，共同学习，共同提高。通过与同学沟通，你会借别人的智慧增长自己的才干，吸取别人的经验教训不断完善自己。同时也会增进同学间的友谊，学会如何与人相处，培养团队合作精神。

3. 博采他人之长　人各有所长，学会向周围的人学习是终生学习的基本要求。会学习者喜欢认真聆听他人发表不同意见，善于在平时观察别人的为人处世，乐于与不同文化层次的人交往，心中总有学习的楷模和榜样。通过与前辈、朋友、亲属、同事的长期交流与沟通，你会利用他们的经验、综合他们的见解、学习他们的长处等来不断完善和发展自己。

五、学习者的学习方法

1. 学习计划　学习计划是学习策略的具体化。通过制定学习计划，学习者可以明确学习的目的，组织学习任务，增强设计能力，从而养成良好的学习习惯。有了学习计划，学习活动就可以目标明确地有序进行，检查和总结也就有了标准和依据。所以，恩格斯说："没有计划的学习简直是荒唐"。学习计划反映的目标是理想，是一种可能性。学习计划可以是学期计划、学年计划，也可以是日计划，周计划，月计划或近期计划，还可对实现某一项目标单独制定学习计划。制定计划以后，学习者应认真地按照学习计划安排自己的学习，力争使学习计划得到完成。在学习过程中，要学会自我督促、检查和评价，不断总结学习的经验教训，及时调整学习计划。

2. 学习方法　学习方法是决定学习效率的根本要素。科学的学习方法会使学习者在短时间内掌握、理解知识和技能的本质和要领，陈旧、落后、死板、机械的学习方法则让学习者长期在知识、技能以外徘徊。学习方法一般分为理性学习方法和感性学习方法两种，前者经过教育心理学家的科学实验而不断总结和归纳，适用于所有学习者；后者多是经过学习者自己的学习实践所感悟，常被学习者本人所拥有。高明的学习者除掌握几种科学的学习方法外，还具有自己独特的学习方法，而且会针对不同的学习内容加以灵活运用。

六、学习辅助工具

1. 教材　教材是知识的载体，是学生学习的基本资料。学生在学校学习期间，主要从教材中获取科学知识和专业技能，并应用这些知识和技能来分析和解决问题。教材质量的高低直接与学生的学习效果相关。但随着科学技术的日新月异，教材内容也不能完全反映科学技术的最新进展，有时甚至会局限学生的知识视野，束缚学生的创造力。教材品种、类型的多样化已成为教学改革和教材建设的主要方向。由于应试教育的影响，教育中的功利主义思想必然使学生的学习受到教材的束缚，以教材为中心的学习在学生中普遍存在，死啃教材、死记教材、死搬教材的现象相当严重。所以，如何从教材中解脱出来已成为创新学习的重要研究课题之一。

2. 课外读物　课外读物是学习爱好者的最佳精神食粮。课外读物有助于拓宽学习者的知识面，为学习者存储更多的文化科技信息，这既是现代科学交叉发展趋势的需要，也是精神文明建设的迫切要求。博览群书，会使你的思想更加广阔，文化素养更加提高。一个成功者一定是个喜爱藏书者、爱读书者和广泛获取信息者，多一点知识相当于多了一份营

笔记

养，多了一份能量。

3. 教具　挂图、标本、模型、课件等能使抽象、复杂的学习内容直观化、形象化。教师在教学过程中，常利用各种教具辅助教学，帮助学生理解和掌握教学内容的重点和难点。会学习的学生，在学习教材知识的同时，要善于利用教具，掌握重点，领悟实质，把握规律，增强记忆的长久性。

4. 音像设备、网络　现代社会是一个信息社会、网络社会，这给学习者拓宽了获取更多信息的渠道，也丰富了学习的内容，同时也给传统学习提出了严峻的挑战。电视、广播的普及，既丰富了人们的精神生活，也给学习者提供了直观、快速获取信息的便利方式。“会学习者”常能利用音像器材和音像制品反复学习，不断提高学习效率。随着计算机的广泛应用，通过计算机网络可在知识的海洋中遨游，也可以应用计算机模拟学习，延伸了大脑的功能。“会学习者”常通过上网搜索、检索、全面、快速获取各类知识和专题信息，并通过聚类、整理、分析和总结这些知识信息，提高学习的广度、深度和效率。

七、学习环境

学习就是人的神经系统不断接受环境的变化而获得新的行为习惯（经验）的过程。没有学习和记忆，就不能认识和预见环境的变化，没有环境的配合，学习也无法顺利进行。影响学习的环境因素通常包括社会环境、校园文化环境、学习场所环境等方面，这些都会对学习产生正面或负面的影响。如在尊重知识、尊重人才、尊重创造、重视科技教育的社会环境下，学习者的学习动力会显著增强；具有优良校风、学风、教风的学校能够培养高质量的优秀人才；在适宜的光、色、温湿度以及优雅、安静的学习场所学习，学习效率也会提高。

八、学习发生的时间

学习讲究时间的选择和调节，目的是提高学习效率。研究和经验发现，清晨、上午是记忆的良好时间，起床后 2～3 小时是大脑功能较发达的时段；白天学习 1 小时可以等于晚上学习 1.5 小时；背诵性课程在课前要预习，理解性课程在课后应复习；通宵达旦地学习并不明智；利用紧急时间记忆也许会产生意想不到的效果；休息片刻后再学习的效果会很明显等。

第三节　医学检验专业教学主要环节

医学检验专业的教学环节包括理论教学、实验教学、见习、毕业实习和毕业论文等，每一个环节其教学目的、教学内容、教学场所、教学方法、教学手段和教学评价方法都有所不同。

一、理论教学

理论教学是大学教育最主要的环节，是传授知识的主要教学模式。它是一种在教师主导下，系统地传授理论知识的教学形式。通过系统的传授知识，保证学生循序渐进的学习和掌握各学科的系统科学知识。理论教学往往采取“一对多”和“面对面”的形式，一般以大班授课模式进行。

理论教学方法有讲授式教学法（lecture-based learning，LBL）、问题式教学法（problem-based learning，PBL）、案例式教学法（case-based learning，CBL）及翻转课堂教学法（flipped classroom or inverted classroom）等。讲授式教学法是传统的教学方法，从我国大学课堂教学方法运用状况来看，讲授式教学法仍然是教师运用的主要教学方式，医学检验专业也不例外。

讲授式教学法是以教师为主体、以讲课为主导、采取大班全程灌输式的教学法。LBL 的结构是“讲 - 听 - 记 - 练”，其特点是教师灌输知识学生被动机械地接受知识。LBL 教学法重视教师和教科书的作用，其优点是重视系统知识的学习、知识容量大，其缺点包括各科知识相对独立、缺乏横向联系、学生学习缺乏主动性等。

问题式教学法是以问题为中心、以学生为主体、以小组讨论为形式、以教师为主导的教学方法。PBL 实施教学时采用问题引导 - 学生自学 - 小组讨论 - 教师总结的程序。这种教学法即是以某一个问题为中心组成一个综合体，学生通过提出贯穿其间的各种问题并解决问题的方式，学习隐含在各种问题背后的科学知识。学生为解决问题需要查阅课外资料，归纳、整理所学的知识，因此 LBL 教学法可以促进学生不断地思考，有利于培养学生的自主学习能力。但 LBL 教学法也有不足，如所学知识缺乏系统性和连贯性、查阅准备资料会加重学生学习负担等。

二、实验教学

实验教学是教学环节中的一个重要组成部分，是理论联系实际的桥梁。实验教学的目的不仅要验证和巩固课堂的理论知识，而且要培养学生运用所学知识观察问题、分析问题和解决问题的能力，即在培养学生实践能力的同时也要培养学生的基本创新技能。实验教学环节主要在学校设置的专业实验室进行，以小班模式进行教学，另外还包括去医院、独立实验室或公司等的参观见习等。

实验教学内容主要围绕各门课程的基础知识和相关课程文献进行，以验证和巩固课堂理论知识的验证性实验为主。各学校还根据各自的条件开设综合性实验和设计性实验。

综合性实验的目的是培养学生综合分析问题、解决问题的能力。综合性实验要求实验涉及本课程的综合知识或相关课程的知识。综合性实验是基于学生已有理论知识和实验技能，有机联系和整合相关专业知识，充分利用各学科之间知识衔接，发挥各学科之间的协同作用。

设计性试验的目的是培养学生科研思维和创新能力。设计性试验的实施过程是教师给定实验目的、要求和实验条件，学生自己设计实验方案、选择实验器材、拟订实验程序、实施实验操作、观察实验现象，并对最终结果进行分析处理。

三、见　　习

见习即通过所见学习，以看为主，操作为辅，见习时间一般不长。见习的目的是让学习者对所将要学习的事物有一个初步了解，增加一些感性认识，为今后理论知识的学习打基础。见习也可帮助理解学习中碰到的一些问题。

医学检验专业的见习一般安排在大四之前的几个寒暑假，一般由学生自己联系见习单位。从认识专业的角度去医院检验科、独立实验室、体外诊断公司等见习，目的是了解医学检验在整个诊疗过程中的地位和作用；了解实验室构成、日常工作流程、检验项目开展情况；了解体外诊断试剂的研发生产销售环节；进行简单的操作练习。通过见习，了解医学检验专业的行业动态，更加明确本专业的行业定位和学科内涵，也进一步明确本专业的课程设置目的和学习目标，将学习内容和今后的职业有机联系起来。从认识科学研究的角度可以去大学或科研机构的实验室见习，了解科研前沿动态、科研实验室的运行情况以及科研人员的工作状态，为今后从事科学研究、创新创业奠定基础。

四、毕业实习与毕业论文

（一）毕业实习

实习是通过亲自操作进一步熟悉本专业所学知识，是大学教育非常重要的环节。毕业实习是在比较系统地学完专业的所有理论与实验课程后，正式开始职业生涯之前的一个培训阶段。通过毕业实习，把所学的知识运用于实际操作中，进而熟悉和熟练掌握本专业技能，以达到岗位技能的要求。

医学检验专业的毕业实习一般安排在大学阶段的最后一年，也有院校将毕业实习时间提前。实习单位以学校安排与自行联系相结合，学生可根据今后的职业规划选择实习单位。实习单位以各级医院检验科为主，也可选择临床独立实验室或体外诊断公司。医学检验实习需要完成包括检验科各个小组如临床检验、临床生化、临床微生物、临床免疫等的轮转实习，另外还参与输血科和血液内科细胞室的轮转实习。

医学检验毕业实习的目的是为了提高对医学检验在临床疾病诊疗中重要性的认识；参与检验科或独立实验室日常工作，培养独立工作的能力，熟悉先进的检验技术和自动化仪器设备；学习与临床医护人员、患者及家属的交流沟通技巧，提高综合素质。

（二）毕业论文

毕业论文是高等教育培养人才的重要实践环节，也是评价人才培养质量的一个重要指标。毕业论文是培养学生实践能力、创新能力和创业精神的重要环节，是培养学生科研能力和临床思维能力的重要途径，是综合训练学生运用所学知识分析问题、解决问题能力的有效途径，为今后研究生阶段甚至职业生涯中的科学研究工作奠定基础。

高等医学院校的临床医学专业一般不要求学生撰写毕业论文。但是对医学检验专业已具备科研训练资源的院校，建议在第四学年课程计划中单独安排不少于 24 周的毕业论文的实验研究和论文撰写；尚不具备科研训练资源的院校，可以采取专业课程毕业考试或综述等形式。

在毕业论文的实验研究和论文撰写过程中，学生一方面应听从老师的安排，一方面也应充分发挥主观能动性，独立思考，大胆创新。通过毕业论文的撰写，学生应熟悉科研选题、文献查阅、实验设计、实验操作、数据收集与统计分析的方法，熟悉毕业论文书写规范与格式，熟悉毕业论文答辩过程，从而培养初步的科研能力。

五、学业成绩考核与评价

学生的学业成绩考核是教学过程中非常重要的环节，对学生、教师和教学管理人员都具有重要意义。对学生来说，学业成绩考核的内容和方式对学生的学习具有明确的导向作用，学业成绩考核可以督促学生努力学习，发现学习上的问题，及时补救；对教师来说，学生的学业成绩在一定程度上体现了教师的教学效果，反映了教师的教学水平，可以帮助教师发现教学中存在的问题。学生的学业成绩考核也是教学管理人员了解教学情况，实施教学管理的重要手段。

（一）学业成绩考核的分类

1. 按考核要求分为考试和考查　考试是对学生主要学业成绩评价的主要考核形式，通常把对学生的考核统称为考试，按照考核要求可分为考试和考查。一般必修课程采用考试进行考核，选修课程采用考查进行考核。成绩评定一般采用百分制或五级制记分。选修课的内容并不是不重要，主要从考虑减轻学生的学习负担的角度出发，在成绩评定上常采取二级制记分。

2. 按考核内容分为课程考试和毕业考试　课程考试是对一门课程的内容进行考核，通常在课程结束时进行。大学阶段，一门课程一般在一个学期内结束，因此一门课程通常只有一次课程考试。但有的课程，如英语跨多个学期或学年，需要在每个学期结束时进行一次考试。课程考试的成绩是学生毕业和获得学位的重要依据。毕业考试是对一个专业学习过的多门课程内容进行的考核，一般在毕业前夕进行。毕业考试也对毕业和学位产生影响。

3. 按考核时间分为平时考试和期末考试　平时考试是在教学过程中进行的考核，包括学生学习态度、出勤、课堂提问、PBL 教学讨论参与度、网上网下的平时作业、单元或模块考试等，平时考试属于形成性考核，对教与学具有诊断和反馈作用。期末考试是在学期或学年结束时的考核，属于总结性考核。平时成绩和期末考试成绩各按一定比例，计算出学生的最终课程考核成绩。

（二）学业成绩考核的方式

大学学习专业性很强，根据专业特点，各专业有其相应的考核方式。医学检验专业的考核方式大致有以下几种。

1. 笔试　笔试可分为固定应答型和自由应答型两种。对于固定应答型试题，学生要在试题提供的备选答案中选择答案或限定的条件下回答试题，类型包括单选题、多选题、是非题和填空题等。自由应答型试题包括简答题、论述题和限制性论述题。简答题受到一定范围和字数的限制。论述题和限制性论述题均可自由发挥，但后者将大的问题分解为多个相互关联的相对较小的问题，限制了回答问题的范围，提高了客观性。

2. 形态学考试　人体血液和体液标本中含有各种各样的有形成分，如血细胞、肿瘤细胞、细菌和寄生虫等，这些有形成分对于疾病的诊断、鉴别诊断以及预后判断等具有重要临床意义，因此在医学检验学习中，有形成分形态辨认是重要的学习和考核内容。形态学考试一般是在规定时间内完成对某一个形态的识别，考试可以在显微镜、显微互动系统、电脑屏幕、投影系统以及网络上进行。

3. 实验操作考试　医学检验是一门实践性很强的学科，故实验操作考试在学业成绩考核中占有重要地位。实验操作考试主要在教学实验室或检验科进行。实验考试常采用多站式"一对一"的方式进行考核，学生依次进入各个考试站点，每个站点一个老师，老师可以面对面观察学生的操作细节，及时指出和纠正学生存在的问题，使学生明白自己的不足之处，同时也有利于教师掌握学生学习情况，总结今后的教学重点和难点。在检验科实习时，有入科考试、小组考试、出科考试等，通过考试检查学生的临床检验操作技能掌握情况。

（三）考核成绩评定

1. 绝对评分法　以专业培养目标或课程教学目标为评分依据。学生的成绩是根据其对上述目标达到的数量和质量来衡量。目前绝对评分法主要采用百分制，我国习惯以 60 分为及格线。选修课一般采用二级制，即及格与不及格。

2. 学分制评分法　目前，许多医学院校采用学分制教学计划，这种教学计划的学生成绩评定是用学分和绩点来表示学生学习的数量和质量。学分是依据学时计算的学习数量，在采用百分制的考试中，成绩满 60 分即获得该课程学分，因此学分并不能反映学习质量。只有把学分和成绩结合起来，运用一定的计算公式，求得学习的总成绩或平均成绩，才能反映学生学习的数量和质量。由于不同学分的课程成绩是不等值的，所以计算时要考虑其权重系数，这就是与学分结合起来的绩点制。平均学分绩点是衡量学生学习质量的重要指标，是学生毕业和学位授予的依据，也是申请国外读研的重要指标。

第四节　医学检验大学生的学习

一、大学学习与医学检验专业学习特点

（一）大学生身心发展的特征

大学生处在青年期，是体力和智力发展的"黄金时期"，也是人生最宝贵、最重要的时期之一。大学生必须全面了解自身的身心发展特征，并采取与身心特征相适应的、有效的学

习策略，使自己在学习上的各种优势得到充分发挥。

1. 大学生生理发展特征　大学生生理发展涉及运动、循环、神经等各个系统，各个系统的日趋成熟，为其学习奠定了生理和物质上的基础，表现为学习的耐受力、推理力、想象力、调节力等更强，尤其是充沛的精力为大学生艰苦的学习提供了有利条件。

2. 大学生认知发展特点

（1）大学生观察发展的特点：大学生的观察由于伴有积极的思维活动，所获得的知觉映象比一般知觉映象更鲜明、更精细、更概括和更完整，具有明确的目的性、较高的自主性、较强的敏感性和系统性、相对的深刻性和稳定性等特点。

（2）大学生思维发展的特点：①由形式逻辑思维向辩证逻辑思维过渡。大学生的思维更加接近理性思考，表现出能够较好地应用对立统一的观点和全面的、发展的观点去观察、分析和解决各种学习、生活和社会中的问题。②常规性思维和创造性思维并行发展。由于大学生学习知识和经验的方式主要靠教师的传授和指导，因而其思维活动基本上属于常规性思维。但为了适应科学知识急剧增长和知识更新快节奏的需要，大学生的创造性思维也会得到一定的发展。③对思维的认知、评价和调节能力较强。大学生能够清晰地意识到自己的认知活动过程及其活动方式，并能判断所采取的思维方式是否有效和思维的结果是否正确，同时能够根据具体的学习内容选择更加适宜、科学的思维方式。

（3）大学生记忆发展特点：①逻辑记忆能力显著提高。由于大学生所学课程门类繁多，教学内容较抽象、深奥，学习质量的标准较高，决定了大学生必须充分理解所学内容的目的、意义和实质；同时，对所学内容在分析、综合的基础上进行科学记忆，将所学的新知识经过思维的参与和加工，按合理的逻辑结构系统地、完整地储存起来。②记忆品质全面提高。由于大学生处于记忆能力发展的黄金时期，记忆的准确性、敏捷性、持久性和精确性等记忆品质全面发展，因而大学生的记忆速度快、容量大、精确、完整和持久。③记忆方法更加科学。由于大学生各种认知能力的提高和知识经验的积累，加上学习记忆的亲身实践，一些科学、实用、有效的记忆方法被大学生领会和掌握，并得到灵活应用。

3. 大学生自我意识发展特点

（1）大学生自我认识的发展特点：①自我认识具有主动性和自觉性。大学生除了关心学习外，对自己是什么样的人、为什么会是这样的人以及可能和应该成为什么样的人等问题也非常关心。大学生会主动地把自己和别人进行比较来认识自己、评价自己、发现自己。同时，他们会自觉地用优秀人物的品质要求自己，并努力将社会期望内化为个性品质。②自我评价能力得到增强。大学生能对生理自我、心理自我和社会自我进行较正确的评价，但认识水平仍然较低，会出现“高估自我”或“低估自我”。③自我概念丰富、完整、概括和稳定。大学生能够对自己内心深处的情感体验、需求动机、意志特征、理想、思想、身体和外表进行深入的分析，重视自己的智力才能、意志品质、气质性格、社交能力、学习和运动成绩。

（2）大学生自我情感体验的发展特点：①自我情感体验具有丰富性和波动性。大学生的自我情感体验一般不够稳定，如在成功之后容易产生积极、肯定的情感体验，易产生骄傲自满，忘乎所以；而在失败或挫折以后容易产生消极、否定的情感体验，易导致悲观失望，自暴自弃。②自我情感体验具有敏感性和情境性。大学生比较关心自己在别人心目中的形象，在乎别人对自己的看法。③自尊与自卑感并存。大学生常把自尊感放在其他情感之上，且对表扬或批评特别敏感，反应特别强烈。

（3）大学生自我调控的发展特点：①自我设计愿望强烈。通常情况下，大学生会按自己的想法设计未来，眼光高而长远，即使不符合实际也要坚持而不放弃。②独立意识的反抗倾向强烈。随着大学生生理、心理和社会成熟水平的提高，总是强烈地期望摆脱依赖性和

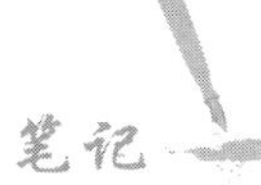

幼稚性，充分发展和满足自己的独立性。为了证明自己的独立，大学生常常有意识或故意地做一些成人或社会所不期望的事情，表现出强烈的反叛倾向。

4. 大学生人际交往的特点

(1) 交往愿望较迫切：随着大学生与社会更加频繁的接触，大学生的交际愿望越来越迫切。他们希望与更多的同学交朋友，愿意走出校园与社会接触，结识各种层面的人。也愿意更加大胆地、理性地与异性接触。

(2) 交际内容丰富：广泛的兴趣、丰富的情感、充沛的精力和活跃的思想，使得大学生对社会上的各种现象产生兴趣，他们希望自己见多识广，希望自己更加成熟，希望自己与社会相适应，成为社会的重要成员。因此，大学生交际内容十分丰富，涉及政治、经济、文化等各个方面。

(3) 交际观念自主：大学生在与他人或社会交往的过程中，往往采取自己独特的交际方式，十分重视自己的意见和主张，不愿接受别人的交际技巧；在交际过程中，常常以自我为中心，喜欢表现自己，敢于发表自己的见解，希望能够引起交际对方的注意，这一点在男生中表现得更为突出。

（二）大学学习特点

高等教育的性质决定了大学学习具有更加鲜明的特点，掌握大学学习的特点对于更好地制订学习策略和采取正确、有效的学习方法具有非常重要的意义。大学学习的特点可以归纳为以下五点：

1. 学习的全面性　我国高等教育的基本任务是培养德、智、体、美全面发展的，知识、能力、素质、个性协调发展的社会主义建设者和接班人。因此，决定了大学学习的内容更加全面，要求大学生必须学习和掌握自然科学、社会科学、信息科学知识和与专业相关的基础理论、基本知识和基本技能；掌握和应用所学知识分析和解决与专业、社会相关联的各种问题；掌握终身学习、创新学习、成功学习的各种原理、方法和技巧；学会生存，学会关心，学会发展，学会合作，学会沟通等。

2. 学习的专业性　高等教育的最终任务是培养各类高级专门人才。虽然高等教育具有基础性和专业性双重属性，但专业性特点更为突出。鉴于此特点，大学学习的主要策略应该紧紧围绕专业和与专业相关联的知识、技能、态度的要求组织学习内容，有目的地选择学习对象，有重点地投入学习精力，不能主次颠倒和盲目地学习。现代科学发展的重要趋势就是文、理、工、医等多学科交叉、融合和渗透，专业知识和技能的学习尽管十分重要，但基础学科、边缘学科、新兴学科，尤其社会人文学科对激活和增强专业知识、技能具有强大的作用，也有利于大学生的全面素质教育，有利于大学生今后的工作和成才。

3. 学习的自主性　大学学习需要的是自主和自觉，这是由高校的性质，高等教育的规律及大学灵活的管理制度所决定的。大学生离开了父母，大学教师也不会过多监督大学生的具体学习，只是在某些方面给予指导，所以，在学习时间的安排、学习内容的选择、学习策略的制订和学习方法的应用等方面全靠大学生自己决定。

4. 学习的实践性　大学学习的专业性特点以及大学的课程特点等决定了大学学习具有十分明显的实践性，表现在：实践性教学环节占有较大比重；学习理论知识是为实践服务，知识必须转化为能力，并内化成素质；实践的目的是为了巩固和加深理解理论知识，并从实践中学习知识、掌握技能和培养素质；实践能力是大学生学习效果评价最核心的指标。大学学习离开了实践，就成为不完整的学习，甚至是偏离了学习的目的和方向。

5. 学习的探究性　随着科学技术的飞速发展，知识经济日渐端倪，继承式教育已被创新教育所取代，要求大学生必须学会探究，学会创新，探索是学习的真谛。大学生在人才、知识、信息密集的高等学校学习，由于受到教师的影响，探求真理、追求创新的意识特别强烈，乐于钻研，喜欢标新立异，喜欢参加活动，向往发明创造。另一方面，高等教育教学过程中，特别强调对学生创新意识、创新思维、创新能力和创新精神的培养和训练，教师不再是单纯传授知识、技能，而是有目的地启发和激励学生积极思考，并在实践性教学环节有意识地增加科研设计内容，在课外有计划组织学生参加科研活动以培养大学生的科研能力。

（三）医学检验学习特点

医学检验学习涉及多专业、多学科，需将基础医学与临床医学联系起来，其具有医药卫生职业特有的神圣性、经验性、艰苦性、风险性和人格化等特点，这些特点决定了医学检验学习除具有大学学习的普遍特点外，还具有其自身的特点。

1. 在学习的目标上更加注重培养职业道德素质　医学职业道德素质的培养贯穿于医学检验学习的全过程。在基础教学阶段，医学检验学生要有意识地培养严谨求实的科学态度和不怕苦、累、脏的献身精神。其培养主要通过实验课养成科学、严谨、认真和细心的习惯，通过实验报告的撰写养成实事求是的品质，并学会与老师、教学辅助人员以及同学合作。在临床教学阶段，则主要是培养医学检验学生的职业道德，时刻牢记为患者服务的思想，减轻患者的身心痛苦和经济负担。如采集患者血液样本时，态度要和蔼，语言要亲切，重视患者情绪的安抚；接受患者咨询时，要耐心，要换位思考等。

2. 在学习的内容上更加注重拓宽知识面和训练实践技能　医学检验作为医学的一部分，在基础科学的理论上发展形成，这就要求医学检验学生不仅要具有广博的自然科学基础知识，而且必须熟练掌握基础医学、临床医学和医学检验的知识，同时还应具备与社会、经济、法律、伦理、管理等社会科学相关联的知识。由此可见，医学检验学生所应具备的知识面较其他学科的大学生更加宽泛，从而表现为所学课程数目多、教材信息量大、总学时偏高和学习负担较重等。

医学检验是一门实践性很强的学科，这决定了医学检验学习特别注重实践技能的训练。医学检验专业实践学习的学时一般多于其他医学及医学相关专业，而且理论与实践的结合特别紧密。学习理论的目的主要是为医学检验实践服务，实践环节的学习除验证和加深对医学检验理论知识的理解外，更重要的是训练学生的动手操作能力、对实验现象的观察能力、对常规医学检验仪器的使用能力、对实验结果的分析处理能力、实验技能的综合能力以及初步的科研能力。

3. 在学习方法上更加注重对知识的理解记忆和对经验的积累　医学检验学习的特点是内容多而杂，知识点零散，逻辑性不强，不便于记忆，如各种生理和病理状态下，血液及体液中有形成分质和量的改变、各种生化指标的改变、寄生虫和微生物的形态特征等；同时，一个检测项目通常有多种检测方法和多种检测仪器，每种检测方法和仪器的检测原理、方法、性能不同，具有各自的优缺点等，这些知识不能单纯死记硬背，而是需要在理解、分析比较的基础上才能更好地掌握。

医学检验学习同样特别强调经验的积累，经验的多与少、正确与否在很大程度上来源于自己长期工作实践。尤其是形态学的学习，实践机会越多，看得越多，比较得越多，积累的经验也就越多，这一点在实习环节中显得尤为重要。由于在校学习时，临床标本有限，所以医学检验学生尤其要珍惜见习和实习机会，虚心向带教老师学习，不断积累自己的经验。

4. 在学习对象上主要以有生命的动物和人为主　医学检验的主要任务是促进人类健康。而在校学习期间，很多实验是在动物身上完成；高年级后，还将在同学之间进行标本采集和检测；进入临床实习后，就需要在患者身上进行相关的操作练习。这就要求医学检验学生在学习过程中，不管是进行动物实验，还是采集临床标本检测，都必须具有同情心，认真对待和珍惜每一次实验和实习机会，细心观察，积极思考，总结经验，提高技能。

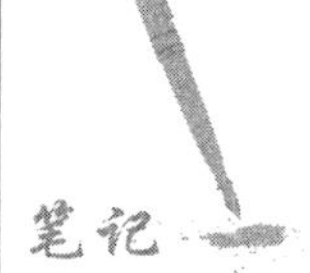

二、医学检验专业学习应遵循的原则

学习的原则是学习规律的反映，医学检验学生在学习的过程中应遵循基本的原则。学习的原则有许多项，以下原则要求医学检验学生必须遵循，并加以灵活应用。

（一）理论与实践相结合的原则

医学检验专业的特殊性决定了医学检验学生在学习的过程中必须将理论知识与实践相结合。在学习医学检验理论时，要结合医学检验实验、实习等加深对理论知识的理解，并使用形象、直观的电子类教材和医学检验图谱类书籍，方能取得较好的学习效果。在进行医学检验实验、实习的学习时，除注重培养医学检验实践技能外，还应将医学检验实践中各种现象、体会自觉地与医学检验理论知识进行比较、分析和总结。只有将理论与实践密切结合，才能更好地促进医学检验的学习。

（二）循序渐进的原则

医学检验理论知识和实践技能的学习是一项日积月累、逐渐深入的认知过程，特别强调学习中的循序渐进。如果组织胚胎学、生理学、基础生物化学、基础免疫学和病原生物学等基础课程学习不好，在临床血液学检验、临床免疫学检验、临床生物化学检验、临床微生物学检验等学习时会遇到很大的困难。所以医学检验学生在学习时必须重视每一门课程和教学环节的学习，不能只重视专业课而忽视基础课程的学习，也不能完全受兴趣、爱好等非智力因素的制约，而放松不感兴趣、不喜爱的知识的学习，从而出现偏科现象。

（三）部分和整体相结合的原则

医学检验课程体系一般分为课程学习模式和系统学习模式两种。前者类似“积木式”的课程体系，即每门课程只涉及医学的部分专题内容，注重知识的专一性和横断性；后者则围绕某一疾病或与健康有关的某一问题，进行系统地、综合性地阐述，注重知识的系统性和连贯性。医学检验学生学习时要充分发挥以上两种学习模式的优点，牢固树立医学的整体观，自觉地消除课程之间、学科之间和专业之间的严格界限，将基础课程的学习与专业课程的学习融为一体，相互融合、渗透。

（四）教师指导和自主学习相结合的原则

医学检验学习具有内容广、难度大等特点，教师不可能在较短的时间内传授所有的相关知识，只能向学生讲授教学内容中的重点和难点，教给学生获取知识、掌握知识和分析问题的基本方法。学习的主体是学生，教师只是一位导演和辅导者。因此，医学检验学习应遵循教师指导与学生自主学习相结合的原则，即要求学生具有更高的学习自觉性，能够在教师的指导下，充分利用课内、课外各种学习活动，独立、自主地学习。学生要学会自己制订学习计划、自主安排学习时间、自主选择学习内容等；积极认真地思考问题，积极主动地与教师、同学等沟通交流。

三、医学检验大学生的学习观

21 世纪将是科学技术，特别是生命科学迅速发展的时代，随着生命的奥妙不断被揭示，将会有更多更新的技术应用于临床医学和医学检验，所以医学检验学生必须具备正确的学习观，才能适应医学检验的发展。所谓学习观，就是对学习的看法，是从事学习活动的指导思想。一个人的学习观涉及他学什么和怎样学的问题。医学检验学生要树立包括全面学习观、创造学习观、自主学习观和终身学习观等在内的学习观。

1. 全面学习观 是指学习者应以浓厚且广泛的学习兴趣尽可能地进行多方面、多层次的学习，积极拓展知识面，丰富知识结构，使自己成为一个适应能力强的复合型人才。作为一名医学检验学生，不仅要学习已有的检验专业知识，还要了解医学检验的发展前沿；不仅要学习医学基础知识，还要学习医学专业知识；不仅要学习科学研究的方法，还要培养科学研究思路。

2. 创造学习观 是指学习者在学习过程中应具有创新意识，运用多元思维，理解掌握知识、革新知识和发展知识。发展创造性思维，产生前所未有的新异观念、行为及成果是教育及人类学习的最终目的。医学检验学生在掌握本专业已有知识基础上，发现新的可筛查、诊断和监测疾病的检测项目，或者改进现有的检测方法，是检验学习的终极目标。

3. 自主学习观 是指学习者要把自己当成学习活动的主人，掌握学习主动权，从而积极、主动且创造性地进行学习。自主学习观的要义是学习主体对学习客体主动探索、不断创新，从而不断发现客体新质、不断改进已有认识和经验，建构自己认知结构的过程。由于医学领域的复杂性、医学检验的交叉性和教学时间的有限性，使教师在课堂上不可能将书本上所有的知识点都传授，只是选择关键的、有代表性的知识进行讲解，学生应该逐渐养成自主学习的观点和能力。

4. 终身学习观 是指学习者应着眼于自身发展的需要，培养不断学习、不断接受新信息的方法，学会学习，并且树立活到老、学到老的意识和信念。对于在校的学生来讲，除了学好书本知识外，更重要的是以终身学习观为指导，认识到学习并非是在校学习阶段一劳永逸的事，应掌握并能灵活运用适当的学习方法，为终身学习打下坚实基础。医学检验与医学其他领域一样，在不停地进步，不断有新的理论和技术出现，在校学的知识，很可能在工作后就已经不适用，这就需要学生具有终身学习的观点。

四、医学检验大学生的学习方法

为了尽快适应医学检验教学的特点，大学一年级的学生应紧紧围绕培养目标制定出个人的学习方案。应熟悉和了解本专业课程设置情况，列出主要课程和一般课程，保证主要课程学深学透，选修课程要有所侧重，因人而异，不要人选亦选，以防选修课程太多太杂、主次颠倒。同时应根据各门课程的特点选择最佳的学习方法，逐步提高自学能力和分析问题、解决问题的能力。

（一）理论课学习方法

1. 课前要主动预习 通过课前预习，了解将要学习的内容及其重点和难点，为课堂上听讲和寻求教师的指导做好充分的准备；也可通过预习对已学的相关知识进行回忆、比较和分析，借以加深理解和巩固所学过的知识，并将它们有机地联系组成新的知识体系。对于教师将采取讨论式教学法、问题式教学法等教学的内容，其课前预习的要求更高，学生必须自学与学习内容相关的知识，并且要带着问题学习，掌握知识要点，为在课堂上的发言、讨论做好充分的准备。

2. 课堂上要认真听讲、积极思考 课堂学习是理论学习的关键环节。通过课堂学习，培养科学思维，准确地理解科学的概念、原理和原则等。医学检验学生在课堂学习中，必须全神贯注，在教师的启发下积极思考，使自己的思维尽可能地活跃；必要时将知识的关键点、难点或疑点记录下来，而不必将教师所讲内容全部照抄下来。在问题式、讨论式的教学中，要踊跃发言，多向教师提问，积极和同学讨论。下课后及时向教师提出自己的不懂之处，以寻求教师的指导。

3. 课后要勤奋自学 课后自学是加深理解所学知识的根本环节。通过自学或复习，达到完全掌握学习内容的目的。课后自学要讲究学习方法，先对学习的内容进行自测，评价自己对知识的掌握程度；然后，精读教材内容，上网查阅有关文献资料，根据自己的思维方式将学习内容进行整理，进而抓住知识的要点，并为知识的理解和记忆做好准备；再者，要经常性地、反复地复习，与他人进行学习交流、讨论，直到自己完全掌握所学的知识为止。

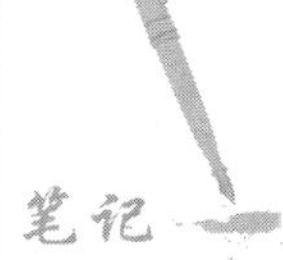

会学习的医学检验学生，还会将掌握的知识与以前所学的知识或以后将要学习的知识联系起来，使自己的知识逐渐系统化。

医学检验仪器的学习是医学检验学生学习的重点内容，然而由于临床检验仪器门类很多，因此检验仪器的学习也是医学检验学生学习的难点内容。医学检验仪器学习的要点包括：了解这些仪器的厂家、型号、档次和特点，掌握仪器主要构成部件、检测原理、检测参数、操作程序、仪器的调试和校准方法、比对、质量控制程序、故障排除、维护、保养和基本维修等。

医学检验的内涵是检验项目。目前已用于临床的检验项目成百上千，随着科学技术的发展，未来的检验项目将不断增加，因此检验项目的学习是医学检验学生学习的核心内容。检验项目的学习要点包括：各个检测项目的背景知识（该项目涉及的生理、生化、病理等知识）、检测方法及方法学评价、检测原理、实验用品要求（试剂、器材及标本）、简要操作程序、质量控制、参考区间和临床意义等。

（二）实验课学习方法

实验课的学习在医学检验学习中占据相当重要的地位。通过实验课学习，熟悉医学检验项目的实验操作，进一步加深相关理论知识的理解，培养科学研究能力。

1. 课前要预习 实验课学习前要了解实验的目的、意义，复习与实验课相关的理论知识和基本实验技能，预习实验讲义，了解实验课的基本内容和实验方法，准备学习用具等。

2. 课堂上要多观察、勤动手、勤动脑 在动手实验前，需认真倾听教师的讲授，仔细观察教师的示范操作；动手操作时，严格按照实验步骤进行实验，手工操作需要自觉地反复练习，如血涂片制备等；遇到问题勤思考，尽可能自己解决，必要时请求教师帮助；及时真实地做好实验记录，而不是事后才写“回忆录”；做完实验后，按实验要求拆除实验装置，并将所用过的仪器设备归还原处；要树立实事求是的科学态度，科学地分析实验结果，及时写出真实的实验报告；要养成爱护公共财物的习惯，自觉培养与他人合作精神。

（三）实习环节学习方法

医学检验实习环节的学习对于培养合格检验人才具有十分重要的意义。医学检验学生通过实习，加深理解和应用医学检验的理论知识，提高实践技能，进一步了解专业特点和职业工作规范，提高综合实践能力和社会适应能力，培养职业道德观念等。

1. 要把职业道德的培养放在首位 在临床实习中，医学检验学生直接面对临床标本，通过采集患者标本、检测标本、向临床医生和患者提供必要的咨询等加深对所学知识的掌握。这就要求学生必须树立全心全意为患者服务的思想，视患者为自己的亲人，想患者之所想，急患者之所急，痛患者之所痛，解决患者之所需；对患者要有同情心，学会关心患者，不能为了自己的学习而有损于患者的身心健康；要积极主动地为患者服务，学会与患者沟通，用自己高尚的医德、美心的言语、亲切的举止赢得患者对你的信任。

2. 要自己管住自己，在实习中努力做到眼勤、口勤、手勤、腿勤 医学检验学生实习主要靠自觉，这就要求明确实习的真正目的和意义，端正实习态度，切实重视实习环节的学习，学会自律。首先要眼勤，多看、多观察，学习和领会临床教师规范、准确的操作手法；其次要口勤，多向教师提出问题，经常性地与患者和临床医生沟通，全面了解有关疾病的基本情况；再者要手勤，及时做好各种记录，积极主动地承担检验科教师助手的各项工作，争取各种动手机会；最后要腿勤，不要怕吃苦，在空余时间去临床科室了解患者，帮助教师、护士等做其他事情，赢得检验医生、护士、患者的信任，从他们身上学到许多书本上没有的知识。会学习的医学检验学生，常会创造一切条件和机会接触更多的患者，争取更多的动手机会，操作的机会越多，学到知识和技能也就越多。

3. 要将临床实践与医学检验理论紧密结合 医学检验学生在实习过程中的所学有时

会与书本理论知识不尽一致，有时甚至超出书本。为了提高实习效果，要求学生必须将临床实践与理论的学习结合起来，针对临床中遇见的各种问题，全面复习与疾病或问题相关的各种理论知识，将理论与实践进行比较、分析、归纳和总结。同时，要重视检验与临床的沟通，全面提高分析问题、解决问题的能力。

（四）医学知识记忆技巧和方法

英国哲学家培根说，“知识只不过是记忆”。意思说，知识能否掌握，最终靠记忆，如果没有好的记忆，学了就忘，最后也不能获得知识。学习记忆的方法有许多种，采取何种记忆方法要根据记忆的材料而定，不同的人也有自己的记忆习惯和记忆方法，以下几种记忆法，可供医学检验学生学习时灵活选用。

1. 理解记忆法 就是在积极思考和进行思维加工的基础上深刻理解记忆材料的记忆方法。对医学检验中的概念、生理或病理生理机制、化学物质的反应过程、药物的作用机制等复杂的、抽象的、记忆难度较大的科学理论知识，宜采取理解记忆法。在记忆此材料时，应该先理解其基本含义，借助已有的知识经验，通过思维进行分析综合，把握材料各部分的特点和内在的逻辑联系，使之纳入已有的知识结构。理解的程度越高，知识的记忆就越全面、牢固、精确和迅速有效。如果对此类材料进行机械记忆、死记硬背，既不能准确地掌握和应用该理论知识，也会很快遗忘。

2. 归纳记忆法 就是对学习材料进行提炼、概括，抓住关键进行记忆，包括概括记忆法（指用几个字或几句短语对一段内容、一个章节的内容进行高度概括）、提纲记忆法（指通过分析总结，把学习材料归纳成提纲的形式进行记忆）两种基本形式。概括记忆法包括主题概括、内容概括、图标概括等记忆技巧。

（1）主题概括：就是把内容的主题提炼出来，概括地记住全部内容，如在段落前冠上小标题或归纳成更加简练的几句话等。

（2）内容概括：就是对看似零散的内容，通过选取关键性的字句进行记忆，达到化多为少、浓缩记忆的目的。如记忆某种标本检测方法，可以将其概括为：①标本采集（包括患者准备、抗凝剂 / 防腐剂准备、样本采集方法等）。②标本检测（检测原理、操作步骤、方法学评价、质量控制）。③结果分析（参考区间、临床意义）。这种方法基本上适用于几乎所有的检验项目。

（3）图表概括：就是用表格、示意图或箭头等符号将复杂、难记的内容直观化、形象化。如三大营养物质代谢等机制可用示意图。

3. 形象记忆法 就是把抽象的记忆材料形象化。医学中的许多知识具有形象的代名词，如将人体的免疫细胞称作“人体卫队”，其中巨噬细胞、T 淋巴细胞、B 淋巴细胞为“情报系统成员”，浆细胞为“导弹”的制造者和发射者，K 细胞、单核细胞、中性粒细胞则为“职业杀手”；“人体卫队”与病毒“和平共处”时的患者叫做“病毒携带者”等。通过应用通俗、易懂的形象比喻，可以记住许多医学知识。

4. 自测记忆法 就是通过测试记忆效果来加强记忆。知识的测试过程实质上是思考、判断、信息表达的过程，通过做习题、试题可以检验和巩固记忆。在记忆医学知识时，可以多做各种考试题或自己编制测试题，以达到加深理解和永久记忆的目的。

五、医学检验学生创新思维训练

创新是一个国家发展的动力，是民族强大的基础。创新是在创新思维指导下的一种具体实践。创新思维也称创造性思维，是人们创造性地解决问题与发明创造过程中特有的思维活动，是一切具有崭新内容的思维方式的总和，是能够产生前所未有的思维成果的特定范畴。它是人类思维的最高级形式。

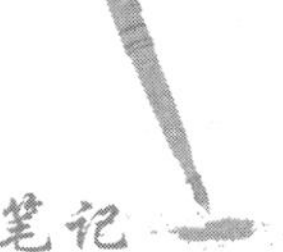

（一）创新思维的特征

创新思维是个体在先天条件与后天学习实践活动相互作用的过程中形成的，它的过程极为复杂，形式也多种多样，主要有以下特征：

1. 独特性　是具有创造能力的人最重要、最有价值的思维特色。有了独特性，个体在看问题时，就不会人云亦云，而是独立思考，在见解、思路、方法上都有创意，表现为与众不同、别具一格、独辟蹊径、独具匠心。

2. 求异性　"新"者"异"也，创新思维是一种求新求异性思维，是采用已有知识和经验作为基础，以获得新思维成果为目的，是突破传统思维模式、超越习惯性思维的产物，因此，求异（新）性的先决条件是敢于在科学的基础上对传统的东西进行否决与怀疑，敢于挑毛病、寻疵点，使原有之物得到修正、调整和补充。

3. 广阔性　既要看到事物的整体，又要看到事物的各个细节；既要看到正面，又要看到反面；思维向四面八方辐射出去，能纵横延伸、妙思泉涌、创意无限。

4. 敏捷性　创新思维必须具有敏捷思维，需行动迅速、捷足先登，发现别人觉察不到的问题，提出别人想不到的构思，拿出别人做不到的成果。

5. 偶然性　所谓"长期苦探索，偶然喜得之"，由于创造性思维通常都要经过"准备 - 酝酿 - 顿悟 - 验证"这样一个过程，因而具有偶然性，而偶然的背后隐含着必然，突发的基础是积累。

6. 跳跃性　创新思维过程中最精彩的一段是一些偶然因素诱发的灵感或顿悟，一种导致成功的判断和结论随之产生，其起点与终点不一定在一条光滑连接的曲线上，因而这种思维具有跳跃性。

7. 综合性　知识是创新思维的必备基础，见多识广的人才有可能站得高、看得远；综合各种知识能力强的人才有可能产生新的联想，提出独特的见解。创造是灵活运用各种知识、综合多种思维方法的一门高超技术。

8. 联动性　创造性思维是一种联动思维，它善于由此及彼、由里及外，由一类事物联系到另一类事物，从一种思路延伸到多种思路，由正向到逆向，从纵向到横向，引起一系列连锁反应，这意味着创新思维具有灵活性、多变性、流畅性，可产生奇特的效果。

（二）医学检验学生创新思维训练

古往今来，不论是伟大的科学家，还是杰出的政治家、思想家，他们的成功都离不开创新思维，因此创新思维是成功者的品质。但创新思维不是天才的专利，每个人都拥有某些天赋的特质、潜在的能力与成功的希望，每个人都拥有创新思维的能力和空间，关键是如何认知、发掘和培养训练自己的创新思维。创新思维的培养不仅要求更新观念，树立强烈的创新意识，还要求熟练掌握科学的思维方法，并加以灵活运用及反复训练。

1. 树立创新意识　创新意识是创新思维的基础，没有创新意识，就不可能有创新思维产生。一个缺乏创新意识的人，对旧的思想、观念和事物习以为常，看不到旧事物的缺陷，不能捕捉新事物的萌芽。有了创新意识，才能从平凡的事物中发现奇特的现象；有了创新意识，才能多角度审视问题，才能想出新的解决问题的办法和见解。

2. 培养敏锐的洞察力　深入细致地观察事物是创新思维的起点，通过观察，触发联想，提出问题，然后进行深入广泛的思考，设想出种种解决问题的办法。医学检验学生在学习过程中，要善于观察，如果出现异常的实验现象，不能轻易否定，而应追踪其原因，也许从中会有新的发现。

3. 设问训练　通过设问，向大脑发出必须思考的对象、范围和任务，使思维的方向更明确，提高思维的针对性和有效性。医学检验思维的导向就是发现与医学检验相关的各类问题，分析问题产生的原因，探寻解决问题的有效途径和具体办法。医学检验学生在学习过程中，需要保持强烈的好奇心，不能被动地接受知识，而是要善于独立思考，敢于提出新问题，要经常向自己或向他人发出“是什么（what）”、“为什么（why）”、“怎么办（how）”等疑问。如在学习检验仪器的工作原理时，要思考“为什么采用这种原理？这种原理有何优缺点？能否采用其他的原理进行检测？”等问题。

4. 逆向思维训练 逆向思维也叫反向思维、倒转思维，是运用反常规性的、反方向性的或反程序性的思考方式去解决问题的思维过程，也就是常说的反其道而行之。人们在认识事物的过程中，实际上是同时与其正反两个方面打交道，只不过日常生活中人们往往养成一种习惯性思维方式，即只看其中的一方面而忽略另一方面。如果逆转一下既有思路，从反面想问题，便能得出一些创新性的设想。逆向思维有利于摆脱思维定势，克服思维的惰性与呆板性，促使大脑开窍，思维活跃。医学检验学生在学习过程中，要学会“反向思维”训练，遇到任何新的知识，要善于从反方面进行分析，使思维更加宽泛广阔，提高思维能力的准确性。

5. 求异思维训练 求异思维是从一个思考对象出发，沿着各种不同方向寻找两个或更多可能解决问题的方案的思维。求异思维是创新思维中最基本、最普遍的方式方法，是人类创新思维的原动力。求异思维要求不迷信权威和书本，不受传统思维的束缚。医学检验学生在学习过程中要学会求异思维，如可经常向自己提出“能否用另一种检测方法代替这种方法？”等问题，供自己进行深入思考。并通过比较分析，权衡多种方法的优缺点，既对原方法进行了重新审视，又有可能有创新发现。每一个微小的改进，都包含着创新的种子。

6. 联想思维训练 联想思维是通过由此及彼、触类旁通、举一反三的思维活动，推出新事物、新特征的思维方法。联想包括性质上或形式上相似的事物之间所形成的联想、时间或空间上接近的事物之间形成的联想、具有相反特征或相互对立的事物之间形成的联想、把看起来无关联的事务强制地相互联系等方式。比如20世纪50年代，美国科学家库尔特设计了一种可计数不导电粒子的仪器，后来联想到血细胞也是不良导体，也可以用同样的原理进行计数，因而发明了世界上第一台血细胞计数仪。

医学检验学生在学习中，应该重视创新思维的培养，努力践行创新思维，不失时机的寻找创新机会，为检验医学的学科发展贡献力量。

本章小结

大学一年级的第一学期，属于大学生学习的适应阶段。不同的学生，适应阶段的时间长短不同。本章首先介绍了大学教育与中学教育中教师授课和学生学习方面的区别，使大学新生认识到这些区别的存在，从而采取相应的措施以尽快适应大学阶段的学习。为提高学习效率，详细介绍了影响大学生学习效率的主要因素，学生可根据自己的情况制定符合自身生理心理特点的学习方法。

本章还介绍了医学检验专业的教学环节，包括理论教学、实验教学、见习、毕业实习和毕业论文等，每一个环节其教学目的、教学内容、教学场所、教学方法、教学手段等都有所不同。同时还介绍了大学阶段学业成绩考核与评价方法，包括考试与考查、百分制评分法和学分绩点的异同。学生了解这些教学环节及成绩考评方法有助于尽早制定学习计划。

从生理心理等方面分析了大学生的身心发展特征，总结了大学学习的普遍特点以及医学检验这个专业的学习特点，提出理论与实践相结合、循序渐进、部分与整体相结合、教师指导和学生自主学习相结合的学习原则，指导学生建立正确的学习观和学习方法。创新思维是社会发展的源泉，是学科发展的原动力，本章还简单介绍了医学检验学生创新思维的训练方法。

（胥文春）

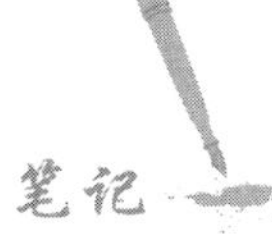

第五章

医学检验人才的知识、能力与素质

通过本章学习，你将能回答下列问题：

1. 医学检验人才需要掌握哪些方面的知识？
2. 医学检验人才需注重培养的能力有哪几种？
3. 医学检验人才应具备哪些素质？
4. 与其他专业相比，医学检验人才知识、能力与素质的培养有哪些特殊性？
5. 医学检验专业学生在学校如何培养自己科研、创新能力？

第一节　医学检验人才知识结构

知识是人们对客观事物认识的总和，是人类智能活动的结果，又是智能的基础。医学检验是现代科学实验技术与生物医学渗透结合的一门多学科交叉的医学应用技术学科，它涉及临床医学、基础医学、医学物理学、化学、生物学、管理学、经济学、经营学等多学科知识。医学检验人才应掌握人文社会科学知识、自然科学知识、基础医学知识、临床医学知识和医学检验专业知识。

一、人文社会科学知识

人文社会科学在本质上是关于人与社会的科学。政治、经济理论以及艺术、文化方面的人文知识有助于医学检验人才形成健康的理念、精神、情感和价值观，塑造积极发展、乐观向上的性格。广博的人文知识、高尚的人文精神、良好的人文修养有利于医学检验人才素质的提高，有利于医学检验人才对专业知识和技能的掌握，有利于医学检验人才创新精神的培养，有利于医学检验的社会化。医学检验人才教育阶段加强人文精神的培养有助于在未来工作中形成科学研究的正确价值取向，正确处理好人与科技的关系。掌握人文社会科学知识是适应医学检验学科发展、医学检验模式转变和医学检验服务的要求。

一般来说，医学检验人才应掌握的人文社会科学知识包括以下内容：

（一）思想德育教育

包括马克思主义原理概论、中国近现代史纲要、思想道德修养与法律基础、思想政治教育是素质教育的基础等。

（二）医学与人文社会科学交叉的学科知识

医学除具有科学技术的一般属性以外，比其他任何科学都更强调人文关怀，要求医学工作者具有完善的人性修养。新形势下医学检验人才的培养离不开医学与人文交叉学科的教育。医学检验人才需学习的医学人文课程包括医学心理学、医学伦理学、大学生心理健康教育、医学社会学、医学行为学、社会医学、医学美学、医学人际关系、医学哲学等。

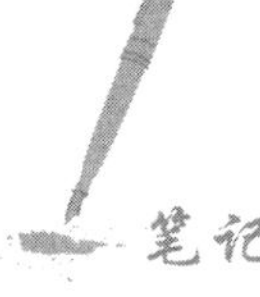

（三）科学方法教育知识

包括自然辩证法、医学文献检索、科研方法设计、现代科技概论、科技论文写作、临床思维方法、医学研究方法等。将人文教育、科学方法论教育以及医学检验人才教育结合起来，可以提高医学检验人才的创新能力，转变学生的思维方式，扩展知识面。

（四）文化修养知识

包括中国传统文化、中外音乐欣赏、人际交往与口才艺术、大学语文、中外名著欣赏、美学概论、中外美术鉴赏、书法艺术等。文化素养所涉及的是人自身如何处理与自然、社会、他人的关系以及人自身的理性、情感、意志等社会属性方面的问题，它涉及人文精神和人文知识两个方面。人文知识是基础，人文精神是核心。文化素质和人文素质是相辅相成的，一般来说，文化修养较深的人，人文素质相对较高。任何人才在从事专业工作时，知识的运用和技能的发挥与其个人的文化修养、职业道德、心理素质、身体素质等非专业素养有密切关系。

二、自然科学知识

自然科学知识是研究无机自然界和包括人的生物属性在内的有机自然界中各门科学知识的总称，包括数学、物理学、化学、医学、生命科学和信息科学等知识。自然科学知识属于医学教育中的普通基础课程，是医学检验人才必须拥有的多元化知识结构的重要基础组成部分。广博的自然科学知识能为专业知识的掌握和能力的培养奠定坚实的基础。由于科学技术的发展，几乎整个自然科学学科都和医学直接或间接地发生联系。学好自然科学知识，为医学检验人才今后学习医学基础知识和医学检验专业知识打下基础，并能用于指导未来的医学和科研实践。例如：随着科技的发展及大型仪器设备的应用，医学检验工作不再是单纯的手工操作，与仪器使用与维护相关的信息科学、物理学、化学等自然科学知识已成为医学检验人才完成本职工作的基础知识。

三、基础医学与临床医学知识

随着学科的发展和医学模式的转变，医学检验的工作理念从以标本为中心、以检验结果为目的，向着以患者为中心、以疾病诊断和治疗为目的转化。因此，在新形势下医学检验人才的知识结构面临着重大转变：在扎实学好基础医学、临床医学等理论知识及相关新技术、新进展的基础上，与医学检验知识融会贯通，从单纯检验技术型人才向多学科复合型人才发展，以便在常规医学检验工作之余，为临床疾病的诊断提供合理优化的新项目或项目组合，并从实验室角度参与临床病例讨论、提供临床咨询服务。

（一）基础医学知识

医学检验技术广泛应用各基础医学学科的理论、方法和技术，是建立在众多基础医学学科之上的应用学科，因此在医学检验人才培养过程中必须重视和加强基础医学教育。基础医学是研究人体正常结构和功能，各种因素对机体的影响以及疾病的发生、发展与转归规律的学科群。随着社会进步和科学技术的发展，基础医学也不断得到发展，主要包括组织胚胎学、系统解剖学、分子生物学、生理学、病理学、微生物学、寄生虫学、病理生理学、药理学等。

（二）临床医学知识

临床医学以疾病为研究和诊治对象，其根据疾病的特性，诊断和治疗的技术、手段再作相应的分科，具体包括诊断学、内科学、外科学、妇产科学、儿科学、皮肤性病学等学科。医学检验的重要任务之一就是在现代医学理论的指引下，为临床医疗提供多方面、多层次的实验室信息，因此学生在临床医学知识课程的学习中，应着重于临床医学知识与医学检验技术知识的联系，为检验医师在未来工作中进行检验与临床的联系与沟通工作做好知识储备。

四、医学检验专业知识

对于医学检验人才，医学检验专业知识是其知识结构中最重要的部分。医学检验的专业知识包括专业的核心知识和专业拓展知识。专业核心知识是医学检验各亚学科的技术知识，直接反映目前工作岗位的直接需求，体现专业的针对性，主要包括医学检验专业各门专业课程；专业拓展知识是适应医学检验学科不断发展和检验外延不断拓宽的新技术、新知识。医学检验技术是一门应用性学科，操作技术性强、新技术不断涌现是其突出特点。因此，医学检验人才在学习检验专业知识时，应注重理论学习与临床实践相结合及专业知识的拓展。

实验操作是医学检验专业知识的重要组成部分，是医学检验人才全面掌握理论知识、锤炼科学思维，培养动手能力和创新意识的重要环节。在实验学习中，医学检验人才应注意加强实践动手能力，特别是基础形态学检验、常用检验仪器使用及维护、实验室质量控制等核心专业技术知识。近年来，分子生物学技术、自动化与信息技术、生物传感器技术、标记免疫分析技术和流式细胞技术等为医学检验技术的发展提供了有力的技术支持，而这些新技术的涌现也要求检验人才所掌握的专业知识更为丰富和前沿，才能满足临床对医学检验的需求。

第二节　医学检验人才能力结构

能力是在实践活动中一个人获取信息、认识事物和处理问题的本领，它使人们通过知识运用达到能动地改造客观世界和主观世界的目的，具体地说，是一个人运用知识来完成一定活动的本领和技巧。所谓能力结构，是指把各种能力集合作为一个系统整体考虑时，所呈现出的系统结构属性。一般认为，人的认识能力是由若干基本能力构成，这些基本能力包括观察力、想象力、记忆能力、思维能力和操作能力等。知识是能力的基础，可提高人的能力，但不能代替能力。知识是前人对社会、自然及经验的总结，是静态的，可通过传授而掌握。能力是人的素质的外在表现，体现在掌握知识及解决问题的活动中。所以，人们只有通过实践和活动来培养并获得各种能力。医学检验人才主要包括以下几方面能力。

一、实践能力

医学检验专业是一门综合性、操作性和应用性很强的学科，动手操作能力是最重要的实践能力，是医学检验人才能力结构中的基本要素，它是建立在扎实深入的理论知识和熟练精湛的操作技能基础之上，是对医学检验学生的特殊要求。现代医院的检验工作已基本实现自动化或部分自动化，但手工操作仍然在临床实验室检查工作中发挥着不可替代的作用，很多检验项目仍需手工方法去完成或验证。因此，医学检验人才实践能力可细分为手工基本操作能力和仪器操作能力。动手操作能力的培养主要集中在专业实验课、和实习期间。

同时，医学检验人才要具有一定的主动开展新技术、新方法、新项目的能力，促进临床学科的发展。

二、临床实验室管理能力

管理是一种普遍的社会活动，其产生已有久远的历史。根据国际标准化组织的定义，管理是“指挥和控制组织的协调活动”。管理的核心在于对现实资源的有效整合。临床实验室管理就是对实验室的人力、财力和物力进行有效的整合以达到尽可能满足医疗服务要求的创造性活动。

临床实验室管理能力是医学检验人才必须具备的一项基本能力。出色的医学检验人才未来将在实验室一定程度上扮演着管理者的角色。实验室管理者需对实验室整体及其成员的工作进行筹划、决策、组织和控制，在实验室管理和技术活动中起着决定性作用。对于实验室管理者而言，最主要的能力是组织和指挥能力，因为管理者面对着大量的组织、指挥和协调工作，而不是纯粹的技术、业务工作。设计每一个检验项目的工作流程，组织实验所需的资金和设备等资源，努力满足患者和医院管理层的需求都是实验室管理者必须掌握的。

管理者在管理活动中发挥有效的作用就必须具备一定的权利和能力，成功的实验室管理活动也必须具备以下五个要素：实验室期望达到的目标；管理者具有指导团队达到目标的权利；实现目标必须的人力、设备和资金等资源；各类人员为达到实验室目标需承担的责任；完善的管理体系和要求。

成功的实验室必须拥有具备领导和管理才能的专业人员作为带头人。在踏入工作岗位成为一名实验室管理者前，医学检验人才应该努力学习并提升自己的实验室管理能力。

社会已全面步入信息时代，计算机和通讯技术的发展为信息交流、分析和管理提供了高效的工具和手段。作为一名合格的医学检验人才，必须顺应时代发展的要求，掌握现代信息管理能力。其中包括主动检索获取信息的能力，加工、处理、分析信息的能力和评判、利用信息的能力。当今大多先进实验室都已采用或者准备采用实验室信息管理系统，能够更为高效、快速、准确、方便地进行实验室人员、标本、患者历史信息、患者病历信息等的管理。实验室信息管理系统规范了实验室标本从检测前到检测后的操作流程，记录各环节信息，快速而准确地溯源追踪标本，查询相关标本信息，对于急查及特殊患者标本可做出快速反应，极大提高了工作效率。在科研方面，众多的参考资料、第一手采集信息都需要医学检验人才充分利用计算机通讯技术进行有效管理。新时代医学检验人才，必须具备信息管理能力，高效进行临床及科研工作。

三、临床沟通能力

对于医学检验人才，临床沟通能力主要是利用自身掌握的专业知识和技能，与临床医护人员（包括医师、护士及护工）积极开展多种形式的交流与学习，为临床提供检验项目选择指导，并根据患者病情对实验结果进行解释，以帮助临床医生合理使用检验报告，从而实现医院效率及患者利益的最大化。

医学检验人才临床沟通能力的培养主要通过以下几个方面：①医学检验人才参与临床医疗工作（包括临床轮转、查房和会诊等），成为检验与临床的交流使者。参与临床医疗工作，可以向临床介绍检验项目临床意义和质量控制方法等，帮助临床医师正确选择检验项目，合理分析检验结果及护士正确采集标本；同时，医学检验人才带回临床的意见和建议，有助于发现自己没有意识到的一些工作疏忽或不足，进一步改善服务质量。②建立检验咨询门诊，直接服务于患者和临床：成立医学检验咨询门诊，由医学检验人才解答来自临床医护人员及广大患者有关医学检验各种问题，更为科学有效地提供服务。这可开辟一个新颖有效的检验与临床交流联系的固定渠道。③举办质量管理学术活动，多种形式与临床交流：有必要成立专门的小组，以多种形式加强与临床的交流，如举办涵盖学术讲座、实地检查、竞争评比等多种形式的活动，宣传临床实验室管理的要求和措施。④利用医院信息管理系统，加强检验与临床的沟通：大多数医院都建立了医院信息管理，可充分利用这一现代化平台，宣传检验科。向临床医护人员介绍新的检验项目和标本采集的有关知识，征求临床对检验科的建议和意见。⑤编写相关手册，方便临床学习与参考：临床医生较少关注检验相关新知识，医学检验人才可分类编写相关手册供临床医护人员的参考，通过检验与临床通力合作达到检验结果的质量保证。

四、分析问题和解决问题能力

掌握知识的根本目的是为了解决学习、生活和工作中遇到的各种问题。人类的实践活动归根结底就是不断解决问题的活动。解决问题的能力是从所有职业活动的工作能力中抽象出来，具有普遍适应性和可迁移性的一种核心技能。它是指能够准确把握事物发生问题的关键，有效利用现有资源，提出解决问题的意见或方法，并付诸行动，进行调整和改进，使问题得到解决的能力。它也是找到实现工作目标的途径和方法，从而克服工作障碍达到工作目标的能力，是非常重要的综合职业能力。人体非常复杂，各项指标对于疾病诊疗具有特异性与敏感性，在正常人与患者体内的分布及表达量也有其规律性。在临床科研及工作中，医学检验人才需要不断发现并解决这些医学问题，以促进人类健康事业的发展。分析问题就是分析问题构成的要素、问题的性质、问题产生的环境及状态、解决问题的具体方法和手段、对实践操作结果的预计和评估等。分析问题的能力实质上是一种认知能力，这种能力是融合多种专业知识经过转化形成的。相对于分析能力而言，解决问题的能力是一种再造性活动能力，是经过反复练习，熟练掌握的一种技能。

面对浩瀚无边的医学知识，医学检验人才在学习中可能会有很多困惑，这些都需要冷静分析，找到问题关键所在，想出有效的解决方案。在工作中，医学检验人才更是难免会碰到一些特殊甚至“不可思议”的问题，比如血型结果与大多数符合的遗传规律冲突等。有些情况的出现并非来源于人为的差错，它只是受限于医学发展或最新医学研究进展尚未推广而带来的困惑。面对类似的问题，医学检验人才必须具备很强的分析问题和解决问题能力，对检查报告进行合理的解释，并对临床医师和患者在疾病的诊疗方面提出科学、有效的建议。

对于进入大学阶段的医学检验学生，一般都已初步具备这种能力，但尚不够系统和完善。建议通过以下方法来提高分析问题和解决问题的能力：第一，事物都有其运动的一般规律和特殊规律，只有掌握其一般规律，才能对事物有总体的了解，并能找到特殊问题的特殊规律。所以，医学检验学生应学好理论知识及哲学理论，夯实基础。第二，课堂上，应随着老师的讲解积极开动脑筋。每位教师对本学科都做过较深入的研究，讲授过程中都明显带有个人对这门学科的认识程度。仔细听讲，就能发现每个老师都有一套自己对问题的分析与解决方式。这些在自己所从事的学科里已有不同程度建树的教师，其独特的分析问题与解决问题的方式会对学生有所借鉴，有所启迪。第三，实验课和实习过程中认真锻炼自己这方面能力，多动手动脑，独立面对问题。第四，多参加一些有益活动，多掌握知识。在碰到新问题时，这些经历往往可以激发灵感，触类旁通，更可以锻炼自己分析问题与解决问题的能力。

五、自主学习能力

自主学习能力既是一种能力，又是一种个人品质。自主学习能力强调以学生为中心的理念，突出学生的主体地位。自主学习者能够对自己的学习做出独立的选择和决策，能够对自己的学习做出有效的自我管理和自我调控。学习的自立性、自为性和自律性是学习自主性的三个方面的体现。医学生的自主学习能力，是医学生通过自主的学习研究与实践而获得知识的能力，包括选择学习资料能力、选择和储存信息能力、记忆和提取信息能力、消化和使用信息能力等。

知识经济时代对人的学习能力提出了前所未有的要求。国际医学教育组织（IIME）制定的“全球医学教育最基本要求”的标准中，要求未来的医务工作者必须具备“发展独立，自我引导学习的能力，以便在整个职业生涯中更好地获得新知识和技能；自我调整的能力，认识到不断进行自我完善的重要性和个人知识、能力的局限性，包括个人医学知识的不足等”。拥有知识更新和不断学习的能力，比拥有丰富的经验和知识更重要。自主学习能力是形成其他能力的基础，是个人发展中不断获得新知识的重要途径，也是衡量一个人可持续发展的重要因素。

医学科学技术的发展呈现出三种特点：发展速度快，转化周期短；各学科相互渗透，边缘学科、交叉学科不断出现；自然科学与人文社会科学综合化越来越明显。而对于医务工作者，自主学习、终生学习的能力更是必不可少的一种能力。医务工作是一种终身学习的职业，自主学习能力是终身学习的有力保障。医学知识不断更新，在临床工作和科学研究中，都要求医学检验人才经常学习最新的医学知识，掌握最前沿的医学技能，在自学实践中努力培养自主学习能力。

六、科研、创新能力

创新能力是人类特有的能力，是人类发展的不竭动力，是认识与实践能力的总和，是智能培养的最高目标。哈佛大学一位校长曾说：“有无创造性是一流人才和三流人才的分水岭”。科研思维、创新能力是新时代医学检验人才必备的重要素质。医学检验教育的目标是培养高素质的医学检验人才。一名真正合格的医学检验人才不仅要具备良好的职业素养、扎实的医学基础知识、娴熟的医学检验技能，同时还应有较高的科研水平。

创新能力是指在各种实践活动中，在已有知识的基础上，发现新的问题、提出新的理论、开拓新的领域，并创造性地解决问题的能力。医学检验人才如果仅满足于掌握已有的知识和技能，而缺乏科研创新的热情和能力，在未来工作中很难有大的作为。科研能力是运用已有知识和科学方法去探索新知识、解决新问题的过程中所形成的各种品质和能力。科研能力是一种综合的能力。首先，需要掌握一定的现代信息技术，学会应用数据库和数据源检索、收集、分析和提取医学相关的文献资料；其次，需要具备一定的实验能力，如实验设计、实验操作、实验数据统计等，并定期进行实验总结；最后，根据实验结果进行分析讨论，撰写相关学术论文。科研能力的培养一方面可锻炼学生的创新能力，另一方面也促使他们积累医学知识、应用医学知识，不断提高临床工作中解决各种问题的能力。

丹皮尔说过“科学给人以确实性，也给人以力量”。只依靠实践而不依靠科学的人，就像行船人不用舵与罗盘一样。临床实践正是需要科研的支撑，方能不断进步，服务于人民。医学的发展一直以来都有赖于医学科研的探索和创新，科学研究是医学检验学生成长为优秀人才的必由之路。临床和科研有着内在的联系，优秀的检验人才在工作中会更为细心而敏锐地观察出现的现象，会更积极主动地去思考并提出问题，产生科研选题思路。一个思维严谨、操作仔细的医学检验人才能够更好的管理临床获得的第一手资料，在临床中也能有的放矢，把握现象后面的本质，思考并解决临床出现的各类问题。

创新能力是一种综合性能力，首先要有打破固有认知的勇气和意识，并通过培养自身的创新思维和创新技能，不断将想法付诸实践。年轻的医学检验学生具有充沛的精力和无限的热情，对事物有着强烈的好奇心，同时有扎实的理论知识基础和学习能力，具有极大的创新潜力，加上创新素质和创新能力的培养，潜力将会得到巨大的发挥。

在校期间，医学检验学生应当明确自己的目标，在理论上打下扎实的基础，培养和保持强烈的求知欲和进取心、独立思考能力及发散的思维方式，通过参加课外科研活动，尽早尽快亲身参与到科学研究中，训练科研思维、激发创新精神。通过查阅文献、实验设计、标书撰写、课题申报、实验研究、数据处理和论文答辩等科研工作基本程序的训练，培养对科研的兴趣和思维，为未来的科研创新工作打下基础。

七、团队协作能力

在知识经济迅猛发展的时代，古时人们崇尚的个人“单打”式发展策略，早已被兼容与合作、鼓励合作与交换的“网络”式发展策略所取代。随着各学科的不断分化和综合，其交叉性和渗透性的特点日益突出，各种知识领域之间的界限也日益模糊，彼此交错。一个人的知识和能力远不能满足完成复杂工作的需求。一个项目的完成，一些问题的解决需要团队协作来完成。个人的价值不仅在团队整个合作和交流之中得到体现，也在这种交流合作中得到提升。

团队协作能力是团队精神的核心和具体体现。所谓团队精神，简单来说就是大局意识、协作精神和服务精神的集中体现。所谓团队协作能力，是指建立在团队的基础之上，发挥团队精神、互补互助以达到团队最大工作效率的能力。

医院有众多科室，各科室有其主要任务，同时彼此之间也少不了各种合作。医学检验人才要与临床医生、护士经常进行沟通。临床医生可以学习检验新项目的开展及其应用价值、检验结果的准确解释等，医学检验人才也可了解临床医生的需求，并进一步对本科室工作进行改进。检验与临床通力合作能够取得更好的效果，更好地发挥各自的作用，提升服务水平。随着医学检验的发展，不同医院检验实验室之间的交流合作更为密切，第三方实验室也与各医院进行着合作，彼此促进工作效率，提升工作水平。

医学检验人才应当从自身出发，认识到团队协作的力量，将传统个人意识转变为团队意识。同时，积极参加各种小组学习，团队实践活动，彼此促进、相互监督、通力合作、提升自我，培养团队协作能力。

第三节　医学检验人才素质结构

素质教育是一种以提高受教育者诸方面素质为目标的教育模式。素质教育中的素质，指的是人在先天基础上通过后天环境影响和教育训练所获得的内在、相对稳定并长期发挥作用的身心特征及其基本品质结构，通常又称为素养。素质教育的着眼点是从整体上提高人的综合素质，以增强学生对未来社会的适应能力。医学检验人才素质主要包括：

一、思想道德素质

思想是思维活动的结果，医学检验人才兼具现代社会成员与医务人员的双重身份。这就要求医学检验人才必须树立正确的世界观、人生观和价值观，热爱医学事业，必须坚持“实事求是”、“与时俱进”，只有科学地使用辩证唯物主义方法论，以求真务实的科学精神、科学态度和科学方法，来指导和开展检验工作，在工作中诚实守信，严于律己，认真对待每一份标本，不怕苦、不怕累，才能为临床诊断、治疗和预后提供准确且有价值的实验结果。把促进人类健康和为社会服务作为自己人生价值的取向。

道德是一种社会意识形态，它通过社会舆论、传统习俗和人们的内心信念来维系，是对人们的行为进行善恶评价的心理意识、原则规范和行为活动的总和，医学检验人才的道德主要是指职业道德。医学检验靠检测数据和结果为临床提供资料，医学检验人才的技术水平和医德修养直接影响着检验质量的提高，如果医学检验人才素质低，工作缺乏责任心，就会导致检验数据不准确、资料虚假。人命关天，马虎不得。因此，医学检验人才须用脚踏实地的科学精神对待学习与工作，任何投机取巧、弄虚作假都是检验工作的不道德行为。医学检验人才要有敬业精神和全心全意为患者服务的思想，要有高尚的医德医风以及救死扶伤的人道主义精神。

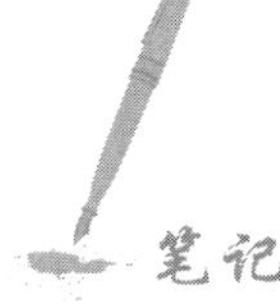

二、人文素质

人文素质教育是全面素质教育的重要组成部分，也是目前高等医学教育中比较薄弱的环节。要在大学校园内努力打造人文精神的氛围，无论传授什么知识、培养什么能力，都要把“做人”的教育放在首位。人要全面发展，医学检验人才不仅要学会应付各种挑战的本领，培养自我生存与自我发展的能力，还要明白最首要的是学会做人，重视人文素质教育，就是为了让医学检验人才明白，学会做人是根本。

新时代医学检验人才应该认识到，人文素质不再是纯粹的个人修养问题，它关系到医学检验人才提供给患者的医疗服务质量问题。所以加强医学检验人才人文素质教育，是新时代对医学检验人才的要求。强调人文科学素质，绝不意味着自然科学和专业教育不重要，恰恰相反，人文科学和人文教育更有利于促进自然科学和专业教育的发展。医学检验人才要有合理的知识结构，要将人文科学和自然科学有机统一，任何一方面的淡化和失落，必然导致素质教育的负效应。

西方文艺复兴时期所倡导的人文科学，包括语言、历史、哲学、艺术、建筑等学科，至今仍有它的现实价值和普遍意义。应用人文科学知识，特别是人文科学精神对医学检验实践及现实生活做出哲学的、历史的、美学的、科学的认识并以此规范医学检验人才的行为，以引导医学检验人才发展健全个性，追求完美人格。无论哪一个学科都是从人出发、以人为本、为人服务，促进社会进步和人的全面发展，这些也是培养医学检验人才必须牢牢把握和贯彻始终的人文精神。

三、业务素质

随着国家综合国力的提升，医学科学技术日新月异，医学检验与传统的化验已经大不相同，检验工作主要借助专用仪器和专门技术开展业务工作。仪器的操作需要有先进的专业知识，尤其是新的仪器设备不断更新，新的检验方法、检验项目不断出现，检验结果往往对临床治疗具有指导作用，并已成为医学诊断的重要辅助手段。这更要求医学检验人才有高度的责任意识，不断更新的专业知识。医学检验人才需不断提高专业业务素质，勇于克服安于现状、不思进取的思想，不断学习新理论、新技术、新思维，以提高专业理论、技术水平和实践能力。

应试教育着重强调分数，忽视业务素质和能力的培养，造成相当部分学生“高分低能”、“读死书、死读书”，学生动手能力与操作能力差，使所培养学生的业务素质与相应医疗岗位工作需求不相适应。医学检验专业是医学领域中实践性很强的专业，这一特点要求在教学过程中对学生实践能力，即检验技术和操作能力的培养要求更严更高。熟练的操作技能是医学检验人才将来立足于社会的根本，是推动人才培养可持续发展的基石，必须高度重视。

业务素质的培养还体现在对医学检验人才科研创新能力的提升上。鼓励学生积极参加第二课堂活动，鼓励学生进入学校创新教育基地学习，训练科研思维、激发创新精神和培养动手能力。培养其对科研的兴趣和思考，对当代医学检验人才的素质培养也是极其重要的。

四、身心素质

身心素质是身体素质和心理素质的总称。身体素质是具有健康的体格，全面发展的体魄，适度的身体灵活性、耐力、适应力，良好的卫生习惯和生活规律。心理是精神的具体反映，它主要集中在心态问题上。身体素质与心理素质是相辅相成的。参加体育锻炼，能增强体质、促进健康、愉悦身心、调节情绪、减轻心理压力，有较好身体素质的人通常会用积极的态度对待一切事物，而好的心理素质能从另一方面使人获得健康的体魄。

笔记

(一)身体素质

身体素质是人们从事一切活动的基础。好的身体素质是适应未来社会激烈竞争和紧张生活所不可缺少的，也是未来医学检验人才生存发展的前提条件，医学检验人才虽然没有持续十几个小时的外科手术，但强健的体魄和充沛的精力，有助于医学检验人才胜任本职工作。

(二)心理素质

大学生是正在成长的青年，极易随周围环境的变化而变化，面对以后学业、就业，甚至情感的压力与挫折，需要大学生能以积极向上的情感与信念，正确面对成功与挫折。研究表明，一个人能否成功，绝大多数取决于心理素质，良好的心理素质是取胜的重要条件。心理素质好的大学生适应能力强、精神状态好、学习兴趣浓厚、成绩稳定，心理素质差的大学生思路堵塞，学习、工作效率低，阻碍发展潜力。

医学检验人才所应具有的良好的心理素质应当是热情、自信，习惯于接受挑战，容易适应环境变化，有较强的意志力和承受挫折的能力，有个性、有主见，具有良好的人格、稳定的情绪和和谐的人际关系等。

本 章 小 结

随着医学的发展和高科技的应用，医学检验专业已成为医疗卫生事业必不可少且极为重要的组成部分，这也对医学检验人才的综合能力素质提出了更高的要求。新的发展时期及现代医学模式理论指导下，高素质的医学检验人才应具备相应的知识、能力和素质，才能更好地适应医疗卫生事业的发展，更好地为社会服务。在知识结构方面，医学检验人才应掌握人文社会科学知识、自然科学知识、基础医学知识、临床医学知识和医学检验专业知识，并将其应用于今后的临床工作中。在能力结构方面，医学检验人才应具备实践能力、实验室管理能力、临床沟通能力以及属于认知能力的分析问题和解决问题的能力、自主学习能力、创新能力等。在素质方面，应具备思想道德素质、人文素质、业务素质和身心素质。

(郑　磊)

笔记

第六章 医学检验毕业生职业岗位

通过本章学习，你将能回答下列问题：

1. 临床实验室主要任务是什么？临床实验室人员职称分哪几级？
2. 医院实验室按专业分哪几个科室（组）？实验室人员按管理层次分哪几类？
3. 医学检验专业毕业生就业方向及岗位有哪些？
4. 何谓独立临床实验室？独立临床实验室有哪些岗位？
5. 体外诊断企业可以为医学检验专业毕业生提供哪些就业岗位？
6. 参加国家、省或市公务员考试要考哪些科目，每个科目考查哪些内容？

医学检验专业是培养具有基础知识扎实、操作技能熟练，具有终身学习能力和有较大自我发展潜力；能够胜任医疗卫生机构临床实验室及其他医学实验室工作的高素质实用型医学检验人才，因此，医学检验专业学生毕业后就业范围广、岗位多，有较好的职业发展前景，医学检验专业学生毕业后就业的岗位主要有如下。

第一节　非独立临床实验室

医疗卫生机构非独立临床实验室是指设立在医疗卫生机构内不具有独立法人资格的临床实验室。

一、医院检验科

医院检验科在医院独立设置，又称检验中心或实验诊断中心等，是医院内提供检验信息最主要的部门，是检验人员、设备、设施最集中的部门，反映医院医学检验水平。

（一）检验科主要工作

医院检验科的主要工作包括临床检验和临床咨询，同时还有教学和科研工作等。

1. 临床检验　是检验科最基本的工作，检验科人员利用各种检查手段和方法，对人体的各种标本进行检查，提供及时、可靠、经济的检验结果，为人体健康评估、疾病筛查、诊断与鉴别诊断、制定治疗方案与疗效观察、预后估计等提供客观依据。

2. 临床咨询　检验科为临床提供咨询服务，包括对检验项目和方法的选择提供建议；对检验结果进行解释和评价；参与临床病例讨论；临床咨询服务还包括在患者准备、样品采集与运送等环节中的注意事项与问题处理等。检验科的临床咨询服务能力是衡量实验室水平的一个重要指标，因此，检验科必须加强检验医师的培养。

3. 教学与科研　检验科是医学生尤其是医学检验专业学生见习、实习以及医学检验人员进修、培训的重要基地。检验科尤其是教学医院的检验科有培养医学人才的责任和义务，

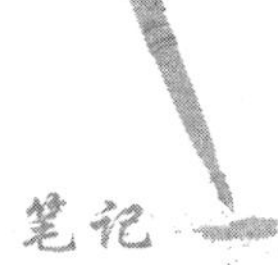

应充分利用自身的资源和优势，为社会培养医学人才。

检验科具有得天独厚的条件，是科学研究的重要阵地。要加强对检验数据的储存、分析和管理，建立医学检验数据库，为医学科研提供数据。医学检验人员要做一个有心人，对临床检验工作中出现的少见或罕见微生物、寄生虫虫卵及细胞等进行深入探究和探讨。加强医学检验与临床医学的结合，开展诊断性试验研究与评价，根据临床需要改良、开发新的检验仪器、技术、方法、检验指标和试剂盒等，促进医学与检验技术水平的提高和发展。同时，检验科要制定科研管理的规章制度，加强科研队伍建设和管理，注重学科建设和学科带头人培养，提高检验科的学术水平。

（二）检验科人员

1. 检验科人员分类

（1）按管理层次分：职能型结构类型的检验科，将人员分为实验室管理人员、专业组组长和检验技术人员三个层次，具体如下：

1）实验室管理人员：由检验科负责人（检验科主任）、技术负责人、质量负责人、安全负责人组成。①检验科负责人：是指有能力、有职权对检验科正常运行进行全面管理的负责人。大型医院检验科一般设主任1名，副主任1～3名。主要职责是制定实验室规则与各项规章制度，制订科室的发展规划、目标与工作计划；对工作进行决策、授权；与相关部门的沟通和协调；对日常工作的组织与管理等。检验科负责人应具备相应的资质及职称，二级以上医疗机构检验科负责人还应通过省级以上卫生计生行政部门相关机构组织的培训。②技术负责人：是一名或多名在检验科的专业领域知识与技术经验丰富的专业人员。主要职责是对检验科的运作和技术发展进行指导和管理。其工作还包括检验科主要检测仪器的监管、试剂管理、新检验项目的开展等。③质量负责人：是协助检验科主任建立质量管理体系的人员。负责起草相关质量管理文件，监督各专业组按照质量管理体系有效运行；定期实施内部审核，对影响质量的各种因素提出处理或改进意见；对员工进行培训；并对质控员或质控小组进行指导等。④安全负责人：负责检验科安全，防止因职业暴露而引起实验室感染，防止医疗废弃物对环境的污染；参与对检验科生物安全防护级别的评估；组织安全教育；协助检验科主任建立安全管理制度与安全操作规程，并督促执行；对个人防护用品、消毒、灭菌及防火设备的配备及使用情况进行检查；对菌株、毒株的保管、使用处理及对医疗废弃物的处理进行监管；对职业暴露进行应急处理等。

2）专业组长：各专业组是检验科完成日常工作的基本单位，专业组长由检验科主任任命。其具体的职能包括本专业组日常管理工作（含行政管理）；组织专业组成员的业务学习与培训；监督和指导本专业组工作人员能按操作规程操作，保证在规定时间内完成检验任务等。

3）检验技术人员：主要从事各种检验技术操作，提供快速、准确的检验结果。主要职责是按操作规程操作，保证在规定时间内完成检验任务，并遵守检验科相关规章制度。

（2）按专业结构或工作性质分：主要有检验技师、检验医师、信息及生物医学工程技术人员、护士和工勤人员等，见表6-1，检验科人员的知识结构、专业结构分布一定要合理。

2. 检验科人员职称　我国医学检验技术人员职称分初级、中级和高级三个级别，其中初级职称分为技士和技师，高级职称又分为副主任技师和主任技师；职称的专业技术岗位分13个等级，具体分级及晋升要求见表6-2。

3. 检验科专业技术人员的资质　《医疗机构临床实验室管理办法》第十四条指出："实验室专业技术人员应当具备相应的资格，进行专业培训并执证上岗"。实验室专业技术人员主要指进行各种检验技术操作，向临床提供检验信息或对检验结果进行咨询服务的人员，即通常称检验技术人员。"具备相应资格"，即应具备与医学检验专业相应职称、相应学历及业务能力。

笔记

表 6-1　检验科人员按专业或工作性质分类及主要工作

分类	主要工作
技师系列	检验科从事检验工作的主体，主要职责是完成日常检验任务，保证结果准确、可靠、快速，解决检验工作中遇到的技术问题
医师系列	将医学检验与临床医学相结合，除参加部分检验工作外，主要与临床医护人员沟通，参与临床病例讨论、会诊，对检验项目的选择以及检验结果的解释提供咨询和建议，加强分析前、分析后质量管理，在日常检验工作中，还负责诊断性报告的签发等
管理系列	承担检验科管理工作，可以专职或兼职
工勤人员	承担标本的接收、检验报告单发送，检验器材的洗刷、消毒等工作
其他系列	在规模较大的检验科，还会设置信息管理人员，医疗设备管理人员等，负责实验室信息管理、仪器设备的保养、维护与维修；具有教学、科研任务的检验科，还设置教学系列（教授、副教授、讲师等）和科研系列（研究员、副研究员等）

表 6-2　临床实验室实验技术人员职称分级及某省职称晋升要求

职称级别	职称名称	对应岗位级别	晋升资格基本要求
初级	技士	第 13 级	取得医学检验专业中专或专科学历，从事本专业技术工作满 1 年；工作期间单位考评合格；参加全国统一专业课考试，成绩合格
	技师	第 12～11 级	取得医学检验专业中专学历，受聘担任医学检验技士职务满 5 年或取得医学检验专业专科学历，从事本专业技术工作满 3 年或取得医学检验专业本科学历或硕士学位，从事本专业技术工作满 1 年；工作期间单位考评合格；参加全国统一专业课考试成绩合格
中级	主管技师	第 10～8 级	取得医学检验专业中专学历，受聘担任医学检验技师职务满 7 年或取得医学检验专业专科学历，受聘担任医学检验技师职务满 6 年或取得医学检验专业本科学历，受聘担任医学检验技师职务满 4 年或取得医学检验专业硕士学位，受聘担任医学检验技师职务满 2 年或取得医学检验专业博士学位；工作期间单位考评合格；参加全国统一专业课考试成绩合格
高级	副主任技师	第 7～5 级	获得主管检验技师资格 4～5 年；工作期间单位考评合格；专业课、职称英语、计算机考试合格；科研、论文符合要求，经过所在省（市）专业评审委员会评审通过获得副主任检验技师资格 4～5 年；工作期间单位考评合格；专业课和（或）专业实践能力、职称英语及计算机考试合格；科研、论文、答辩符合要求，经过所在省（市）专业评审委员会评审通过
	主任技师	第 4～1 级	获得副主任检验技师资格 4～5 年；工作期间单位考评合格；专业课和（或）专业实践能力、职称英语及计算机考试合格；科研、论文、答辩符合要求，经过所在省（市）专业评审委员会评审通过

注：不同省（市）晋升要求和条件不完全一样；学历教育均为全日制

目前，无论是医学检验专业毕业生还是其他专业毕业生，毕业后在临床实验室从事临床检验工作 1 年后，医院考评合格，并参加人事部、卫生计生委组织的《全国卫生专业技术资格考试》，成绩合格，获得专业技术资格证书后才有资格签发检验报告。

进行特殊项目检查，如进行聚合酶链式反应（polymerase chain reaction，PCR）检测的人员必须进行培训后持证上岗。

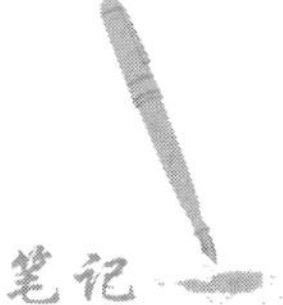

（三）检验科部门组成

不同医院，检验科部门设置不同，有的医院检验科根据其服务对象不同一般分为急诊检验室、门诊检验室和住院部检验室。但比较规范的是按专业设置，如临床体液学检验室、临床血液学检验室、临床生物化学检验室、临床免疫学检验室、临床微生物学检验室等（表6-3），另外，医院检验科还设有标本前处理室（进行标本接收和分发工作）、行政办公区（主要有主任办公室、图书资料室、会议室或教室等）、后勤功能区（主要有值班室、更衣室、试剂存贮室、仪器维修室、消毒室和洗涤室）等。

表6-3 住院部检验室各专业检验室组成及主要工作

实验室名称	主要工作	备注
临床体液学检验室	主要进行体腔液、分泌物及排泄物等标本常规检查	标本及检查项目杂；手工操作多；检验人员要具有扎实的细胞、寄生虫虫卵和微生物形态学基本功
临床血液学检验室	主要进行血细胞分析、血凝分析、骨髓细胞学检查、溶血及血液流变学检查等	检验人员要具有扎实的血细胞和骨髓细胞形态学基本功
临床生物化学检验室	主要进行血液和体液中的糖及代谢物、蛋白质、血脂及脂蛋白、酶、血清非蛋白含氮化合物（尿素、尿酸等）、胆红素、胆汁酸、无机离子、血气、激素、治疗药物浓度及心血管疾病标志物检查等	标本及检查项目多；仪器多、自动化程度高
临床免疫学检验室	主要进行免疫功能检测、肿瘤标志物检测、感染性疾病免疫检测、自身抗体及过敏原测定等	标本及检查项目多；仪器种类多；HIV抗体实验室管理要求高
临床微生物学检验室	主要进行各种标本中的细菌、真菌等病原微生物检查及药敏试验等	标本检测周期长，环节多，无菌要求高
临床分子生物学检验室	主要进行核酸定性、定量测定及基因检测等	未来发展趋势

检验科各专业实验室分布主要有分隔式和开放式两种模式，随着标本输送、识别、分配自动化及检测仪器的发展，尤其是自动化流水线和前处理系统的应用，医学检验各专业检验的概念在临床实验室的分区相对淡化，如可将生化分析仪、免疫分析仪和血凝分析仪等不同检测功能模块相关仪器组合在一起，组成检验流水线。目前，大多数中、小型医院检验科还是按专业分成相对独立的各个专业实验室，大型医院检验科住院部检验室一般以两者结合为主。

二、医院输血科临床实验室

输血治疗在抢救患者生命中起着非常重要的作用。为了科学、安全、有效地管理和使用血液及各种血液成分，医疗机构应根据有关规定和临床用血需求设置输血科或血库。原则上三级医院应设置独立输血科，二级及有条件的一级医院设置血库，归属检验科管理，用血量小的医疗机构应当安排专（兼）职人员负责临床用血工作。

输血科或血库最基本的功能是保证临床血液制品的供应和用血安全，一方面做好与血站的信息沟通，及时掌握血液的供应信息；另一方面根据血液供应预报信息，及时调整血液库存的数量，并按照供应情况分血型对需要输血治疗的患者进行合理安排。

输血科或血库技术人员主要有技师系列和临床医师系列，技师系列人员主要来自医学检验专业的人员，其工作职责是：①血液预订、入库、贮存、发放工作。②负责输血相关免疫血液学检测：如血型鉴定、抗体筛查、交叉配血试验及特殊血清学检测等。③参与自体输血等血液保护和输血治疗等新技术。临床医师主要职责是参与特殊输血治疗病例的会诊、输血方案的制定，为临床合理用血提供咨询与指导等。

三、医院其他临床科室所属临床实验室

国内较大型医院尤其是大学附属医院可能设置有特殊临床实验室或临床各科所属临床实验室，如生殖实验室、内分泌实验室、传染病实验室等，主要任务是从事某些特殊临床检验或科研实验，从而促进专科的发展与医疗水平的提高这些实验室的技术人员主要来自医学检验专业的人员。

医院设置除检验科以外的临床实验室，虽然对某些专科疾病的诊疗与研究起了非常重要的作用，但也存在仪器设备重复购置、占用医院用房面积太多等问题，造成人力、物力及资源浪费，尤其是不利于临床实验室质量管理。

四、采供血机构临床实验室

采供血机构是指采集、储存血液，并向临床或血液制品生产单位供血的医疗卫生机构，分为血站和单采血浆站。其中血站是指不以营利为目的，采集、提供临床用血的公益性卫生机构，血站分为一般血站和特殊血站。其中一般血站分为血液中心、中心血站（血站）和中心血库。特殊血站主要为脐带血造血干细胞库；单采血浆站是指采集供应血液制品生产用原料血浆的单位。

血液中心是所在省、自治区、直辖市采供血工作的业务、教学和科研中心，负责直辖市、省会所在市和自治区首府所在地的采供血工作，一般设在直辖市或省会城市；中心血站应当设置在设区的市级人民政府所在地，负责所在区的采供血工作，同一行政区域内不得重复设置血液中心、中心血站。在血液中心或中心血站难以覆盖的县（市），可以根据实际需要设置一所中心血库，负责所在县（市）的采供血工作；在没有血站和中心血库的地区，经卫生行政部门批准，医院输血科（血库）可以采血，供本医院临床使用。

无论是血液中心、中心血站还是中心血库，主要职责是按照省级人民政府卫生行政部门的要求，在规定范围内开展无偿献血者招募、血液的采集与制备、临床用血供应以及医疗用血的业务指导等工作。

不同类型血站主要业务科室划分存在差异，但一般包括：①血源组织与管理科：主要负责献血者教育、动员和招募。②血液采集科：主要负责献血者初筛、血液采集与运送。③实验室：对采集的血液进行严格的检查。④血液成分制备科：主要负责红细胞、血小板、血浆等血液成分制备。⑤单采成分血制备科：主要通过血细胞分离机采集红细胞、血小板、血浆等成分血。⑥血液成分存贮与发放科：主要负责对检验合格的血液成分的保存及发放。⑦质量控制管理科：主要负责上述各科室的质量控制和管理。

血站临床实验室是采供血机构的重要组成部门之一，其主要工作是对献血员在献血前和对采集的血液标本进行严格的检查，检查的项目包括：① ABO 血型和 RhD 抗原鉴定。②血红蛋白测定。③ ALT 测定。④有关病毒标志物检测：包括乙型肝炎病毒标志物、丙型肝炎病毒标志物、HIV 等病毒标志物测定。⑤梅毒螺旋体抗体检测等。各级血站实验室担负着对所供血液的安全与合格严格把关的重要职责，要加强检验的质量管理，确保提供的血液安全可靠。

采供血机构各科室都需要医学检验人员，每年采供血机构都招聘大量医学检验专业毕业生，有志到血站工作的学生要重点加强临床输血学检验、临床输血学、血液制品学等课程学习。

五、疾病预防控制中心临床实验室

疾病控制中心一词来自美国主管国家疾病预防控制的业务机构，现更名为疾病控制与预防中心（center for disease control and prevention，CDC 或 CDCP）。目前，我国已建立中国疾病预防控制中心，并且在省、自治区和市县设立了相应的机构。

疾病预防控制中心是实施疾病预防控制、公共卫生技术管理和服务的事业单位，但国家、省及市等各级疾病预防控制中心的职责和工作重点不尽相同。例如中国疾病预防控制中心是在国家卫生和计划生育委员会领导下，发挥技术管理及技术服务职能，围绕国家疾病预防控制这一重要任务，加强对疾病预防控制策略与措施的研究，做好各类疾病预防控制工作规划的组织实施；开展职业安全、健康相关产品安全、放射卫生、环境卫生、妇女儿童保健等各项公共卫生业务管理和相关科学研究工作，加强对全国疾病预防控制和公共卫生服务的技术指导、培训和质量控制，在防病、应急、公共卫生等方面发挥国家级中心的作用。

各级疾病预防控制中心与检验有相关的业务一般有人体健康检查、理化检验（包括水、食品、药品、保健品、化妆品等）、病原生物学检验、毒理检验等。其中从事特殊行业工作人员健康检查一般在健康检查实验室进行，健康检查实验室属于临床实验室，主要是一些对身体健康有特殊要求行业的人群在从事这些行业前或已从事这些行业工作的人群定期进行健康检查。如从事饮食、餐馆服务业的人群在准入前要进行肝功能、乙肝表面抗原等项目的检查。

医学检验专业毕业的学生可以到疾病预防控制中心与检验有相关的岗位从事与检验有关的技术工作。

（龚道元）

第二节　独立临床实验室

随着医学与专业的发展，独立临床实验室作为提供医学检验的第三方检验机构应运而生，并凭借其特有的专业化、规模化、集约化、规范化运作模式在我国当前医疗市场中发挥重要的作用。

一、国内外独立临床实验室的起源和发展

（一）国外独立临床实验室的起源和发展

1. 国外独立临床实验室的起源　20 世纪 50～60 年代，美国等发达国家为了“合理利用资源减少医疗开支”，减轻国民负担，引入市场机制，加剧行业竞争，最终导致医学检验行业中以集约化为核心竞争力的独立临床实验室产生。

2. 国外独立临床实验室的现状　在发达国家，众多的私人医师和小型诊所是独立临床实验室出现和繁荣的基础，美国的独立临床实验室占到了整体市场份额的 38%，其中做得较好的独立临床实验室有 Quest Diagnostics、Lab Corp 等。Quest Diagnostics（奎斯特诊断）公司成立于 1967 年，到目前已发展成为全球最大的独立临床实验室。Quest 在美国拥有 31 个区域性大型诊断中心，155 家快速反应实验室，超过 2100 个患者服务中心，检验项目达 4000 多项，每年检验标本超过 1 亿份，年收益达 100 多亿。

在日本，独立临床实验室在检验市场中已占据 67% 的市场份额，最著名是 SRL 和 BML。SRL 是日本最大的独立临床实验室，成立于 1970 年，目前可提供 5000 多项临床检测项目，拥有一个中心实验室以及 140 多家快速反应实验室，160 个分支机构负责标本的收集。

3. 国外独立临床实验室的发展　国外独立实验室的发展重点体现在以下几个方面：①以

客户为导向：与医院进行资源的整合，真正地做到对患者的一站式服务。②以质量为导向：从美国病理学会认可计划（College of American Pathologists- Laboratory Accreditation Program，CAP-LAP）的实验室到ISO15189等一系列的标准化质量管理体系，完善实验室质量控制。③以信息化为导向：患者检验数据的挖掘将会越来越多地被提上议程，对于独立实验室来讲，伴随着数据的挖掘，更加系统性信息化建设将会逐步开展。④以个性化和专业化为导向：未来的临床实验室将开展更多针对健康、亚健康以及患者的个性化医疗。未来的学科发展分类也将更加精细化、专业化。

（二）国内独立临床实验室的起源及发展

1. 我国独立临床实验室的产生　全国各级医院约2万家，几乎每家医院都设置有临床实验室，但软件和硬件水平参差不齐。大医院有较好的现代化检测设备，而很多中小型医院和基层社区医院设备较为简陋，人才、技术力量相对薄弱，有时甚至无法检测临床所需要的检验项目。另一方面，随着医学技术的高速发展，新方法、新技术不断出现，但部分检验项目对于设备、环境、人员和技术的要求高，投入大，每一家医院均引进同类设备、开设同类检验项目易造成资源闲置，既不经济，也不现实。基于上述原因，国内的独立临床实验室应运而生。

2. 我国独立临床实验室的发展现状　由于国内医疗市场相对封闭，医学检验市场仍是公立医院实验室占绝对主导地位。独立临床实验室在我国起步晚，规模小，数量也不多，形成一定规模的独立临床实验室是在20世纪90年代中后期，如迪安诊断等。

3. 国内独立临床实验室的未来发展方向　随着我国卫生健康服务水平的不断提升和医疗体制改革的不断深入，国内的独立临床实验室也将会向规模化、专业化、标准化、自动化、信息化、检验项目国际化和个性化发展。

二、独立临床实验室在医疗卫生工作中的作用

独立临床实验室是各级医疗机构的有益补充，在国内医疗卫生工作中的作用是多方面的，具体如下：

1. 促进卫生资源的优化配置　独立临床实验室为农村和城市社区医疗提供检验服务，将检验标本送到专业的实验室检验，使一些基层无法开展的检验项目得以临床应用，实现了检验设备、技术、人才等卫生资源的优化配置，提高设备利用率，避免了重复投资，能节省医院成本，节约了社会资源。

2. 方便患者诊治　患者可就近在当地中小医院和基层社区医院享受高质量的检验技术服务，及时得到诊断和治疗，避免了长途奔波和转院之苦，降低了重复检测费用和医疗成本。同时也有利于缓解大医院患者拥堵的局面，为实现“小病在社区，大病在医院”的目标起到一定的推动作用，保证了基层社区医疗的发展。

3. 协助医师临床诊疗　独立临床实验室众多的检验项目弥补了中小医院和基层社区医院检验项目的不足，同时也是对大型医院检验项目的有益补充，使医师在诊治患者时有更多的检测项目可供选择，有助于缩小不同级别医院诊疗水平的差距。提升农村社区医疗服务、提高诊疗水平的有效途径，能起到与医院、患者、社会多方共赢的效果。

独立实验室检验标本主要是各级医院、诊所或门诊等采集，可能存在患者准备、容器及抗凝剂选择、标本采集等不符合要求或受到污染等现象，另外标本采集需要经过一定的时间和途径送到临床实验室，如果运送时间过长，运送温度等条件不合要求，运送过程中出现颠簸等情况，分析前质量控制将难得到保障，影响检验结果。因此，独立临床实验室一定要加强规范管理，保障检验结果质量，同时控制独立临床实验室有序发展。

临床独立实验室以人体各种标本临床检验为主，但业务不断扩展，涉及范围较广，如临

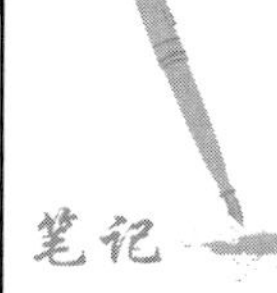

床病理检验、食品卫生检验、药品检验、科研服务及新药临床试验等多个与检验有关领域。提供的岗位包括实验室检验技术工作，市场推广及营销，标本的收集及运送等工作岗位。

（江新泉）

第三节 体外诊断产品公司

一、公司的分类

由于目前在人体体内直接检测化学物质或致病因子还存在着较大的困难，故多采用离体检测的方式。体外诊断（in vitro diagnosis，IVD）是指在人体之外，通过对人体样本（血液、体液、组织等）进行检测而获取临床诊断信息，进而判断疾病或机体功能的过程和服务。

进行体外诊断时需要检验仪器设备、试剂（盒）、校准品、控制品、耗材等相关产品，我们习惯上把生产和销售与体外诊断相关的医学检验仪器设备、试剂（盒）、耗材等的公司或企业笼统称为 IVD 产品企业，俗称体外诊断产品公司或 IVD 公司。将 IVD 产品企业分为生产型企业和代理性公司。前者主要有自己生产的体外诊断相关产品，后者不进行具体的 IVD 相关产品的生产，依靠代理和销售其他公司的 IVD 相关产品而存在。有的公司兼有既销售自己公司生产的产品同时也代理销售其他公司生产的 IVD 产品。

从 IVD 公司的起源和大股东的组成上可以分为国外公司和国内公司两大类。国外公司即外企，控股股东为境外法人或机构，通常是国外大公司的子公司或代理型机构。国内公司的控股股东为国内法人或机构。按企业性质分为生产型、销售型和生产销售型企业。国外公司生产型企业往往有较大的规模，而国内代理型公司一般来说规模较小，有较少量的员工就可以开展业务。从国内 IVD 公司的总体数量上而言，国内代理型的公司占有绝对优势。根据 IVD 产品的类别进行分类，与医学检验联系比较紧密的公司有医学检验仪器设备公司、诊断试剂公司和医学检验耗材公司等。

（一）医学检验仪器设备公司

医学检验仪器设备是指在检验过程中能给出检验结果或可供检验人员在检验过程中长期使用，并在检验过程中基本保持原有实物形态和功能的仪器设备，不包括计算机系统的硬件、软件以及中间件。医学检验仪器设备主要分两类：临床实验室基础设备和临床实验室专用设备，与医学检验密切相关的主要仪器设备见表 6-4。

表 6-4 与医学检验密切相关的主要仪器设备

类别	常见的仪器设备
临床实验室基础设备	离心机、温控设备（普通冰箱、低温冰箱、电热恒温培养箱、电热恒温水浴锅等），各类显微镜，各类分光光度计，吸样设备（如微量移液枪等），高压蒸汽灭菌器，微量震荡器、纯水机、分析天平，烤箱、pH 计、温度计、湿度计、比密计等
血液检验仪器	血细胞分析仪、红细胞沉降率测定仪、凝血分析仪、自动血型分析仪、血小板凝集分析仪、血流变分析仪、血液黏度计等
尿液检验仪器	尿干化学分析仪、尿有形成分分析仪、尿液分析工作站等
粪便分析系统	粪便沉渣分析仪、粪便检验工作站
生化检验仪器	自动生化分析仪、干化学分析仪、电解质分析仪、血气分析仪、自动电泳仪、糖化血红蛋白分析仪等
免疫检验仪器	酶标仪、化学发光分析仪、免疫比浊分析仪、时间分辨荧光分析仪、流式细胞分析仪等
微生物检验仪器	自动血培养系统、自动微生物鉴定与药敏分析仪、结核杆菌分析仪等
分子生物学检验仪器	PCR 扩增仪、核酸杂交仪、全自动 PCR 分析仪、测序仪、生物芯片阅读仪等

生产和销售仪器设备产品的公司均可称为医学检验仪器设备公司。有些生产型的企业自己只负责相关仪器设备的生产，把产品委托给其他代理性公司进行销售。而代理性的公司根据经营区域的不同可分为总代理和区域经销商，如全国总代理、华东片区总代理、某省代理、甚至某地级市代理

（二）体外诊断试剂公司

在我国，体外诊断试剂是指可单独使用或与仪器、器具、设备或系统组合使用，在疾病的预防、诊断、治疗监测、预后观察、健康状态评价以及遗传性疾病的预测过程中，用于对人体样本（各种体液、细胞、组织样本等）进行体外检测的试剂、试剂盒、校准品（物）、质控品（物）等。体外诊断试剂有不同的分类方法，按医院检验科专业可分为临床血液学检验试剂、临床体液检验试剂、临床化学检验试剂、免疫学检验试剂、微生物学检验试剂、分子生物学检验试剂等。

目前，临床实验室大多数项目的检测都使用体外诊断试剂公司生产和销售的试剂盒，试剂盒（reagent kit）是指用于检验项目测定的所有配套试剂的组合，包括测定所必需的全部试剂及使用说明书等。试剂盒具有稳定性高、抗干扰能力强、保存时间长、测量准确、使用方便、易于标准化和自动化等特点。

临床诊断试剂盒根据物理性状分为：液体型、粉剂型、片剂型；根据组合分为：单一试剂、双试剂、多试剂等。随着临床自动分析仪器的普及使用，商品化的诊断试剂盒不断涌现，选择符合实验室分析要求的试剂盒是提高实验室检测质量的关键。试剂盒应符合卫计委颁布的WS/T124—1999《临床化学体外诊断试剂盒质量检验总则》要求，检定内容包括：外观、说明书、包装、标志、运输及贮存、质量检验。质量检验性能评价指标包括：试剂盒的线性范围、精密度、准确性、标本空白吸光度，试剂空白吸光度变化，稳定性等。

我们把销售以上体外诊断试剂或试剂盒的公司统称为体外诊断试剂公司。

（三）医学检验耗材公司

医院检验科常用的消耗品（耗材）种类很多，为了保证检验质量和生物安全，目前，医院检验科一般推广使用一次性耗材。医院检验科耗材一般分为玻璃器材和一次性塑料材料等，其中玻璃材料主要有：①容器类玻璃器材：主要用于物质的反应容器、贮存容器，如试管、烧杯、烧瓶、试剂瓶等。②量器类玻璃器材：主要用于度量液体的体积，如量筒、移液管、吸量管、容量瓶等。③其他玻璃器材：如玻片、培养皿等。一次性塑料制品主要有注射器和真空采血系统、塑料吸管、样品杯、培养皿、吸样头等。

我们把生产与销售以上耗材或器皿的公司俗称为医学检验耗材公司。

二、公司的主要岗位

目前，医院检验科大部分检验项目都是依靠各种医学检验仪器进行检测，所用试剂和耗材都是由相关IVD企业生产或销售。因此，医学检验仪器、体外诊断试剂及耗材的生产、销售及售后服务等多个环节岗位都需要一定数量的医学检验毕业生。对医学检验专业的学生来说，就业岗位主要有：

1. IVD产品研发或生产 主要从事IVD产品研发或生产，从事IVD产品研发人员需要较强的创新精神和能力，把握IVD行业的发展趋势，具有扎实的检验仪器设备、试剂（盒）和耗材等产品研发所具备的知识，能够对公司原有产品进行技术上的改良更新，或者直接研发新的产品并投放到市场上。

2. IVD产品推广 主要负责对IVD公司产品的优势和特点进行宣讲和推广，必要时对使用者进行技术培训和操作示范。从事此岗位的人员不但熟知自己公司产品的性能与价格，还要熟知同行公司相关产品的性能和价格。推广人员针对不同的客户需求，采用不同

的宣传策略。

3. IVD产品营销　从行政级别来划分，可划分为销售人员、区域经理和总经理等。销售人员是销售一线人员，直接负责向医院或其他医学相关机构销售仪器设备或试剂。区域经理通常负责某一区域整体的销售任务，一般不负责具体医院的销售工作，但在关键时刻起到协调和决策作用。销售总经理全面负责公司销售管理工作，包括销售队伍的管理和制定营销策略等。

4. 检验仪器设备安装、培训　行政级别上通常分为主管和普通员工，主管主要是负责本公司相关业务的协调。普通员工需要工作在第一线，直接到医院进行仪器安装、调试或培训与示范等。通常需要经过一系列的培训，对该公司的各型仪器的构造、安装、使用及维护等方面都能够较熟练地掌握。

除了以上岗位外，还有产品维护及售后服务、IVD公司派驻医院检验科从事临床检验工作等岗位。到IVD公司工作尤其是从事IVD产品营销工作具有较大的发展空间和发展机遇，销售机遇与挑战并存，要求综合素质较高，具有良好的沟通能力与技巧，诚信可靠、具有吃苦耐劳、持之以恒的精神。

（孙晓春）

第四节　其他职业岗位

一、医院病理科

欧美等国家的医院将解剖病理检验和临床病理检验设置为病理科，我国医院则分别设置为病理科和检验科。目前，我国只有极少数医院病理科归属于检验科，多数医院单独设置病理科。

我国医院病理科主要工作职责是对患者的活检和手术切除组织、脱落细胞和穿刺细胞等进行检查，以确定疾病的类型和性质，为诊断、治疗、预后判断以及查明死亡原因等提供十分重要的依据。病理科工作人员主要分为病理医师和技术人员。病理科医师主要工作有：①组织病理学和细胞病理学的检查与诊断。②尸体解剖。③院内疑难病例会诊及死亡病例讨论。④院外病理会诊等。病理科技术人员主要工作有：①病理标本制片和染色。②仪器的使用和维护、试剂的使用和保管、病理片和标本蜡块的归档和保管。③协助医师进行病理检验、科学研究和开展新技术（如分子病理检验）等。

医学检验专业毕业生可以到医院病理科从事技术人员工作。需要指出的是，获得检验医师资格证书，并经过规范化专业培训者，可从事病理学的的检查与诊断等工作。

二、公　务　员

1. 公务员定义和分类　公务员，全称为国家公务员，是指在各级政府机关中，行使国家行政职权，执行国家公务的人员。公务员依法履行公职、纳入国家行政编制、由国家财政负担工资福利。公务员职位按职位的性质、特点和管理需要，划分为综合管理类、专业技术类和行政执法类等类别。国务院根据中华人民共和国公务员法，对于具有职位特殊性，需要单独管理的，可增设其他职位类别。

国家根据公务员职位类别设置公务员职务序列。公务员职务分为领导职务和非领导职务。领导职务层次分为：国家级正职、国家级副职、省部级正职、省部级副职、厅局级正职、厅局级副职、县处级正职、县处级副职、乡科级正职、乡科级副职。非领导职务层次在厅局级及以下层次设置。

2. 公务员考试报考条件　公务员考试可分为国家公务员考试和地方公务员考试，国家公务员考试是指：中央、国家机关以及中央国家行政机关派驻机构、垂直管理系统所属机构录用公务员而组织进行的全国性考试。地方的公务员考试是指：地方各级党政机关、社团录用公务员而组织进行的地方性考试。国家和地方公务员考试单独进行，不存在什么从属关系。

公务员考试报考条件主要有：①具有中华人民共和国国籍，拥护中华人民共和国宪法。②遵纪守法，具有良好的品行。③年龄18周岁以上、35周岁以下，全日制毕业的硕士研究生和博士研究生年龄可放宽到40周岁以下。④具有大专或大专以上文化程度。⑤具有正常履行职责的身体条件和符合职位要求的工作能力。⑥具有拟任职位所要求的其他资格条件。⑦法律、法规规定的其他条件。

3. 考试科目及考试时间　公务员考试包括笔试（公共科目、专业科目）和面试。公共科目为《行政职业能力测验》和《申论》。《行政职业能力》考查与公务员职业密切相关的基本素质和能力要素，主要包括言语理解与表达、数量关系、判断推理、常识应用、资料分析等内容。《申论》考查从事机关工作必须具备的基本能力的考试科目，主要包括阅读理解能力、综合分析能力、提出和解决问题能力、文字表达能力等。一些有专业技能要求的公务员岗位，需要进行专业科目笔试。公务员面试是一种经过组织者精心设计，在特定场景下，以考官对考生的面对面交谈与观察为主要手段，由表及里测评考生的知识、能力、道德等有关素质的一种考试。最常用的是结构化面试和无领导小组讨论两种形式。

国家公务员招考的报名时间一般在每年10月下旬，考试时间则固定在11月下旬。地方公务员考试时间差异很大，每年招考时间会有一些变动，一些省份一年还有春季、秋季两次考试。政府还会组织一些大学毕业生到边远地区和基层的考试（如村官考试），此外，有些部门还会单独招考。

4. 公务员考试相关网站和考试参考书　国家和地方都有公务员考试相关网站。例如国家公务员考试网，该网站上有考试政策、招考公告、招考指导、考试大纲、在线题库、学习视频、考试教材及复习参考书等内容。

5. 报考公务员是大学毕业生一种就业选择　公务员考试不受次数限制，只要符合报考条件，并且考试时间上不冲突，均可参加。因此，报考公务员是大学毕业生一种就业选择。一直以来，我国公务员报考人数多，录取人数少，竞争比较激烈。但是医学检验专业毕业生报考各级卫生和计划生育委员会、食品药品监管局、检验检疫局、公安局（法医）、海关等有专业限制的公务员较有优势。

有志于毕业后从事公务员工作的同学，需要有针对性地加强学习，提高综合素质，并提前做好备考工作。

三、自由择业与创业

国家提倡大众创业、万众创新，并给予一些优惠政策支持大学生创业、创新。因此，学有一技之长的大学毕业生可以自由择业与创业。毕业后有志于自由择业与创业的同学，在大学期间需要做好相关方面的准备。

自由择业与创业是海阔凭鱼跃，天高任鸟飞，机会与风险并存，是实现人生价值的一种有效途径。医学检验专业毕业生自由择业与创业，需要根据自己的兴趣、性格和专业基础等情况做出决定，例如可在医药、保健品、医疗仪器和检验试剂行业中择业与创业。

时间如流水，大学时光稍纵即逝。同学们应该充分利用时间，独立思考，刻苦学习，不断提高自己的综合能力，做一个有能力、有担当、有良知的大学生，毕业后成为合格的社会公民和合格的专业人才。

本章小结

医学检验专业毕业生主要职业岗位是临床实验室工作人员。我国临床实验室分为医疗机构临床实验室和独立实验室，其中医疗机构临床实验室可分为检验科、输血科、其他临床科室实验室等。临床实验室工作人员主要有检验技师和检验医师。检验科按专业分为临床体液学实验室、临床血液学实验室、临床生物化学实验室、临床免疫学实验室、临床微生物学实验室、临床分子生物学实验室等。医学检验仪器设备及体外诊断产品公司可为医学检验专业毕业生提供营销、技术支持和产品研究等职业岗位。其他的职业岗位及职业发展方向主要包括医院病理科技术人员、公务员、自由择业与创业等。总之，医学检验专业毕业生有多种职业岗位与职业发展方向，需要根据实际情况与自己爱好进行规划，加强学习，努力提高自己的综合能力，做一个有能力、有担当、有良知的大学生，毕业后成为合格的社会公民和合格的专业人才。

（林发全）

笔记

第七章 医学检验硕士研究生应考指导

通过本章学习，你将能回答下列问题：

1. 推免研究生有哪些条件？
2. 全国硕士研究生复试分数线分A线、B线，哪些省属于B线？
3. 何谓研究生调剂，哪些情况可以调剂，调剂时应该注意哪些问题？
4. 关于研究生的网站有哪些？
5. 如何提高医学检验研究生初试和面试的成功率？

第一节 概 述

我国医学检验硕士研究生教育始于1986年，博士研究生教育始于1990年，到2016年为止，已有近70所院校招收硕士研究生，近30所院校招收博士研究生。

一、硕士研究生分类

研究生教育属于国民教育序列中的高等教育，又分为硕士研究生和博士研究生两个层次。目前我国硕士研究生种类比较复杂，可以从以下角度划分。

1. 按其学习方式 分为全日制硕士生和非全日制硕士生两种。前者指在高等学校和科研机构进行全日制学习的研究生；后者指在学习期间仍在原工作岗位承担一定工作任务的研究生。

2. 按录取类别 硕士生录取类别分为非定向就业和定向就业两种。参加单独考试的考生，只能被录取为回原单位的定向就业硕士研究生。定向就业的硕士研究生均须在被录取前与招生单位、用人单位分别签订定向就业合同，定向就业硕士研究生毕业后回定向单位就业。非定向就业硕士研究生毕业时采取毕业研究生与用人单位“双向选择”的方式，落实就业去向。招生单位及所在地省级毕业生就业主管部门负责办理相关手续。

3. 按培养目标和培养方式 分为学术型和专业学位研究生两种类型。两种类型在教学方法、教学内容、授予学位的标准和要求等方面均有所不同。

4. 按考试方式 研究生入学考试分初试和复试两个阶段进行。初试分为全国统一考试、联合考试、单独考试以及推荐免试。全国统一考试中部分考试科目由教育部统一组织命题。联合考试是教育部批准的特定学科（类别）、专业（领域）的部分考试科目由全国统一（或联合）命题的考试。单独考试是经教育部批准的部分招生单位，为符合特定报名条件的在职人员单独组织命题而进行的考试。

推荐免试是指部分普通高校应届本科毕业生不必经过全国硕士研究生入学统一考试的初试，直接进入复试。推荐是指普通高等学校按规定对本校优秀应届本科毕业生进行遴选，确认其免初试资格并向招生单位推荐，招生单位对具有免初试资格的考生进行的复试和录取。开展推荐工作的高等学校应具备以下条件：①教学质量优秀。②具有经国务院学位委员会批准的博士学位授予权；或具有经国务院学位委员会批准的硕士学位授予权，且独立招收硕士研究生连续15年(体育、艺术院校连续6年)以上。③招生工作秩序良好。④办学行为规范。高等学校认为本校达到推免生工作的要求，可以向学校所在地省级研究生招生主管部门提出进行推免生工作的申请。省级主管部门核实并遴选后转报教育部，教育部组织推免生工作专家委员会评议后，向社会公示。公示后无异议的，由教育部通知并公布获得推免生工作资格的高等学校名单。

教育部按照以下原则确定高等学校推免生名额：①教育部批准设立研究生院的高等学校一般按应届本科毕业生数的15%左右确定。②未设立研究生院的“211工程”建设高等学校一般按应届本科毕业生数的5%左右确定。③其他高等学校一般按应届本科毕业生数的2%确定，其中初次开展推荐工作的高等学校，前3年每年一般按应届本科毕业生数的1%确定。④对国家发展急需的专业适当增加推免生名额。⑤教育部可根据研究生教育改革与发展的形势，对上述比例做适当调整。

二、为什么报考研究生

对许多选择了考研的同学来说，考研的理由有很多，归纳起来无外乎以下几种情况：

(一)获得继续深造的机会，提高自己的专业、学术水平，为今后事业奠定良好的基础

大学本科阶段学习课程大多比较基础和广泛，属于对某专业领域的入门教育或启蒙教育。研究生教育是以培养高级专门人才为目标，进入研究生阶段后，学生在某一领域或某一专业方向继续深入学习，掌握高新的专业知识和技术，从而对该专业方向有更清晰、更准确、更深刻地认识和理解并具备进一步进行学术研究和技术开发的能力；同时研究生教育，重点培养学生的科研思维和科学研究能力，在学习期间有专门的导师指导，学生可以直接学习导师的科研思维与科研方法，参与科研设计与科学实验，参与撰写课题标书、论文书写等，快速提高自己的科研能力以及专业和学术水平。

另外，硕士研究生毕业后可以继续读博或出国深造，甚至从事博士后研究。医学检验专业研究生毕业后出国深造或工作的机会更大(因国外需要大量的实验系列的高级人才)，这些都为今后事业发展奠定了良好的基础。

(二)满足兴趣，追逐梦想

“兴趣是最好的导师”，因为兴趣，所以专注；因为专注，所以专业；因为专业，所以高能；因为高能，所以高就。我们在阅读诺贝尔奖得主的故事时，感受最深的就是他们对专业的挚爱与痴情。只有热爱自己的专业，才能做出非凡的成绩。报考研究生可以选择自己感兴趣的专业及方向，可以有几年时间专心在自己感兴趣的专业方向或领域学习、探索和研究，充分施展自己的才华，追逐自己的兴趣，实现自己的梦想；另外，报考时，你完全可以选择自己感兴趣的指导老师，跟随在此专业方向或领域有所建树的导师，名师出高徒，浓厚的学习兴趣基础上有名师的点拨，一定学有所成。

(三)提高自己的自信心，丰富自己的人生阅历

众所周知，高校是学习资源、高层次人才资源相当丰富的地方。读研可以使得自身适应不同的环境，结识更多的良师益友，学到更多的专业知识，提高专业技能和学术水平，使你在从事的专业领域得心应手和因取得辉煌成就而更加自信。同时，考研的过程是勇于挑战自我，磨炼意志，克服重重困难的成长历程，是人生难得的财富与阅历。

笔记

第二节 硕士研究生报名、考试与录取

一、研究生报名与填报志愿

(一) 报名条件

研究生报考条件主要有：身体健康状况符合国家和招生单位规定的体检要求。同时，考生必须符合下列学历条件之一：①国家承认学历的应届本科毕业生（毕业当年9月1日前须取得国家承认的本科毕业证书。含普通高校、成人高校、普通高校举办的成人高等学历教育应届本科毕业生以及自学考试和网络教育届时可毕业本科生）。②获得国家承认的高职高专毕业学历后满2年（从毕业后到录取当年9月1日，下同）或2年以上，达到与大学本科毕业生同等学力，且符合招生单位根据本单位的培养目标对考生提出的具体业务要求的人员。③国家承认学历的本科结业生，按本科毕业生同等学历身份报考。具体学历要求见各院校研究生招生简章。

(二) 填报志愿

1. 报名时间与程序 每年全国硕士研究生填报志愿一般在9月中旬到11月上旬，考生进入全国硕士研究生招生考试网上报名平台进行报名，报名一般分为网上咨询、预报名、正式报名、现场确认和打印准考证等过程。

2. 报考硕士研究生学校、专业与方向 如何选择学校、专业和导师，至关重要。在报考阶段，考生平时应多途径（比如教师介绍，大学网站等）了解国内外各大学及医学检验系（学院）的基本情况和动态，报考前针对性的查阅各个大学网站，了解硕士研究生招生简章、招生计划以及专业导师等情况，并根据自己的兴趣、水平以及以往研究生录取情况和社会评价等，理性地选择适合自己的学校、专业和导师，从而提高录取的成功率。

正式填报志愿一般可报考1个学校1个相关专业。医学检验专业毕业生报考比较对口的一级学科及专业的研究生主要有：①一级学科为临床医学，专业有临床检验诊断学。4年制医学检验专业毕业生只能报考学术型研究生，毕业后可授予医学或理学硕士学位。②一级学科为医学技术，专业有医学检验技术：2011年，教育部印发了《学位授予和人才培养学科目录（2011）》，医学作为一个学科门类，下设基础医学、临床医学、医学技术等11个一级学科，适用于硕士、博士的学位授予、招生和培养等工作，毕业后授予理学硕士学位。但国家对一级学科硕士点、博士点的申请和授予需要一定的条件和程序，到目前为止对国家有关部门还没有批准医学技术一级学科硕士点和博士点的授予权。③一级学科为基础医学：专业有免疫学、病原生物学、病理学与生理学等专业，毕业后授予医学硕士学位。④一级学科为生物学：专业有生物化学与分子生物学、微生物学、细胞生物学、遗传学等专业，毕业后授予理学硕士学位。⑤其他：根据各校招生简章条件容许可以报考的其他专业如英语、经济类、管理学、教育学等。

二、研究生初试

医学类研究生初试考英语、政治和综合三科，每门考试时间为3小时，考试时间在每年12月。

英语、政治考试全国统一试卷，其中英语总分为100分，考试题型有阅读理解（60%）、英语写作（30%）和英语应用（10%）等；政治总分100分，考试范围包括马克思主义基本原理概论（24%）、毛泽东思想和中国特色社会主义理论体系概论（30%）、中国近现代史纲要（14%）、思想道德修养与法律基础（16%）、形势与政策以及当代世界经济与政治（16%）。考试题型主要有单项选择题（16%）、多项选择题（34%）、分析题（50%）等。

综合总分 300 分，综合考试因报考学校或专业不同而不同。如：①报考临床检验诊断学专业：综合主要有全国统一命题西医综合、全国医科院校（独立设置）研究生院联盟组织命题的西医综合简称“联考西医综合”或自主命题等。其中全国统一命题西医综合，考试范围包括生理学（20%）、病理学（15%）、生物化学（15%）、内科学（30%）、外科学（20%）；考试题型主要有 A 型选择题（120 题，195 分）、B 型选择题（30 题，45 分）、X 选择题（30 题，60 分）。联考西医综合考试范围及所占比重为：生理学（25%）、生物化学（25%）、病理学（20%）、诊断学（25%）及外科总论（5%），考试题型主要有 A 型选择题（120 题，共 195 分）、B 型选择题（30 题，每题 1.5 分，共 45 分）及 X 型选择题（30 题，每题 2 分，共 60 分）。自主命题综合考试范围、比重及题型报考学校各自决定。②报考医学检验技术专业：到目前为止，全国还未启动医学检验技术专业硕士的招生工作。③报考一级学科为生物学，二级学科为生物化学与分子生物学、微生物学、细胞生物学、遗传学、生理学、病理生理学等专业：综合一般由学校自主命题，考试科目也不一样，在生物学、分子生物学、生物化学、细胞生物学、遗传学、免疫学等课程中选考 2～3 门不等。④报考一级学科为基础医学，二级学科为免疫学、病原生物学、病理学与生理学等专业：综合为西医综合，全国统一命题。

三、研究生调剂与复试

（一）复试分数线

大约每年 2～3 月份陆续公布初试成绩，3 月份公布复试分数线，分数线划分有 2 种：①全国线：又分一类（A 类）地区线和 B 类地区线，其中 A 类线包括总最低分数线，综合最低分数线，英语和政治单科最低分数线；二类（B 类）地区一般指内蒙古、广西、海南、贵州、云南、西藏、甘肃、青海、宁夏、新疆等地区，②学校自主划线：30 多所“985”或“211 工程”重点大学自己确定分数线。

（二）调剂与复试

学校某专业或某导师研究生初试上线人数小于招生计划人数，则该专业或导师可以接受报考其他学校或本校相同或相关专业上线考试的复试和录取，但考生要在规定的时间内在网上填报调剂志愿。调剂志愿学校同意后，第一志愿招生单位将负责把其全部材料及时转至调剂志愿单位，这个过程即称为考研调剂，但本校不同专业或导师的调剂不需要在网上填报调剂志愿。调剂志愿填报时间一般在 3 月中旬到 4 月下旬。

复试是初试成绩达到国家、学校要求，考生在规定的时间内到报考学校参加学校和专业组织考试。复试一般包括综合面试、英语测试、专业或 / 专业基础考试，有的学校进行操作技能考试等。复试时间一般在 3 月中旬到 4 月。研究生调剂和复试程序见图 7-1。

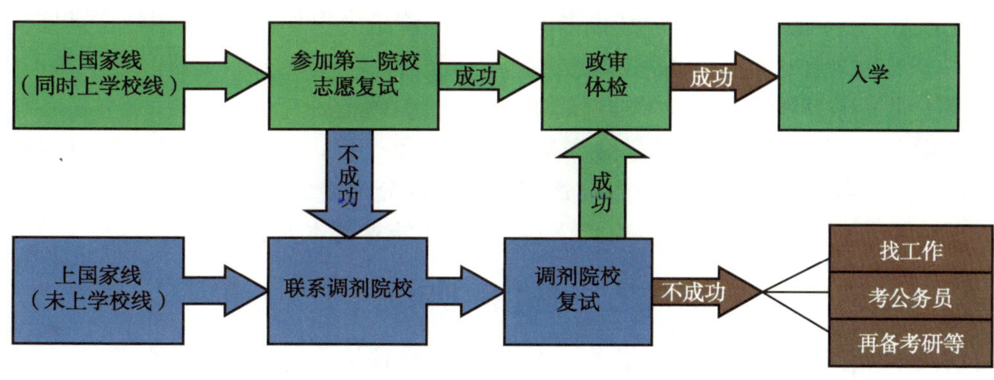

图 7-1　研究生调剂和复试程序

调剂、复试时需注意：

1. 一般学校某专业上线人数小于招生人数才可以有调剂计划。因此，填报的调剂志愿必须是招生单位设置缺额的专业。初试科目与调入专业初试科目相同或相近，其中统考科目原则上应相同；调入专业需与第一志愿报考专业相同或相近。因此，与本专业相关的专业也可以纳入考虑填报调剂志愿的范围，如医学检验专业可以调剂到基础医学（免疫学、病原生物学、病理学与生理学等）、生物学（生物化学与分子生物学、微生物学、细胞生物学、遗传学）等相关专业。调剂计划考试可到中国研究生招生信息网或每个学校研究生招生网上或与各学校招生办联系获取有关信息。

2. 参加调剂的考生，见于以下几种情况　①由于招生计划的限制，报考志愿学校的专业上线人数多，有些考生虽然达到分数线，但由于分数相对较低，不能被参加复试。②考生报考的是A类地区的学校，但初试总分数没有达到A类地区分数线而达到了B类地区的分数线，或者总分达到了A类地区，某一单科成绩没有达到A类地区分数线而达到了B类地区分数线。③参加了复试，被通知没有录取的可能。对于以上考生，需要尽早在中国研究生招生信息网浏览哪些院校、哪些专业可以接收调剂，考生可在规定的时间内在网上填报调剂志愿。

四、研究生政审

复试成绩和体检都合格以后，报考学校会向拟录取的考生原所在的院校或单位发送政审通知书，同时还会调取你的档案，这就是政审。政审是为了保证入学新生政治素质进行的思想政治审查。思想政治审查内容包括考生的政治态度、思想表现、工作学习态度、职业道德、遵纪守法等方面。政审工作可采取“派人外调”或“函调”的方式。函调的证明信需考生本人档案所在单位政治工作（或人事）部门签署意见并加盖印章。如果没有违法乱纪等严重的政治错误，政审一般都会合格。

五、研究生录取

学校根据考试的初试成绩、复试成绩、政审、体检等方面而确定是否被录取（复试后是否录取，学校尤其是导师有比较大的自主权），其中体检工作由招生单位在复试阶段组织进行。政审体检合格，录取通知书一般在6月底或7月初发送给考生本人。

推荐免试是部分有资格的高等学校按教育部规定推荐本校优秀应届本科毕业生，确认其免初试资格，由招生单位进行复试的选拔方式。

六、研究生学习学费、奖学金与助学金

很多同学有顾虑，读了4年大学，花了家里不少钱，如再读3年研究生，除了自己的生活及零花钱外，每年还得交比本科高很多的学费，经济压力很大，心里很纠结。其实同学们有所不知，不错，现在读硕士研究生要交学费，不同学校、不同专业硕士研究生学费不同，国际规定硕士研究生每年学费一般不要超过8000元。但硕士研究生入学后，有各种各样的助学金和奖学金，虽然不同学校，助学金和奖学金项目不一样，金额也相差比较大（具体情况同学们可以进入各个学校研究生招生网查阅），但大部分学校大多数研究生在校期间所获得的助学金和奖学金的总额不仅可以支付学费，而且还能支付本人基本的生活费。

七、高职高专毕业生报考研究生有关政策

目前，高职高专毕业的学生想报考硕士研究生，建议毕业后参加成人高考，取得成人本科学历和学士学位证，然后参加硕士研究生考试。当然也有少部分学校不招收第一学历不

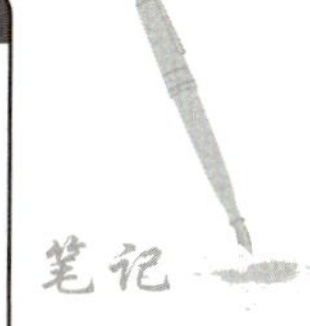

是全日制本科学历的人员。另外，也有少部分学校少部分专业可以直接招收专科学历的人员，但须达到相关条件：如高职高专毕业后参加工作 2 年；通过英语四级考试；在国家核心期刊上以第一作者发表一篇以上与所报考专业相关的学术论文；若研究生初试成绩合格，须加试两门本科主干课，成绩合格方有复试机会等，不同学校对以上条件要求不一样。

第三节 硕士研究生考试学习与应考指导

一、研究生考试学习指导

医学检验专业学制为 4 年，其中在校学习 3 年，课程多，时间紧，学习任务十分繁重，要想取得较好的考研成绩，尤其是想要考上理想的大学，必须从大一开始，确立自己的目标，制定研究生考试学习计划，利用一切可以利用的业余时间，持之以恒，坚持 4 年，才能取得成功。

（一）制定学习计划

学习计划是实现目标的蓝图，制定计划可以督促自己的行为，养成良好的学习习惯，提高学习效率，减少时间浪费。根据自己的实际情况制定学习计划，制定计划时，要注意以下几点：

1. 计划要全面 研究生考试学习计划包括大学 4 年、每个学期、每个月、每周甚至每天的学习计划等。内容除了英语、政治、综合科目的学习计划外，还包括锻炼身体、娱乐休息以及培养自己综合素质和能力等计划。

2. 计划要长远计划和短期安排相结合 有长远计划，却没有短期安排，目标是很难达到的，所以两者缺一不可。长远计划是明确学习目标和整体安排；短期学习计划，就应该尽量具体化，把较大的任务分配到每学期、每周、每天去完成。

3. 计划应从自己实际情况出发，因地制宜，因人而异。

4. 计划应及时反馈与调整 每一个计划执行结束或执行到一定阶段，应总结效果，查漏补缺，重新修订与调整计划。你可以以日记形式记录每天的学习进度，便于回顾改进。

（二）落实学习计划

计划制定后落实最关键，否则是一纸空文。落实学习计划应注意以下几个方面：

1. 充分利用时间，合理安排时间 医学检验专业课程多、内容多，课时少，学习任务十分繁重。因此，每天抓住上课时间，集中精力，争取课堂消化书本知识与技能，充分利用星期六（日）、节假日尤其是暑假和寒假的时间学习。

2. 克服困难，持之以恒 大学期间，你也可能会遇到各种挫折和困惑等，因此，静心学习、坚持学习需要较大的意志与毅力。很多同学对考研的准备三天打鱼、两天晒网，没有真正按计划持之以恒，坚持到最后。

天才是百分之一的灵感加百分之九十九的汗水造就，机遇永远垂青于有准备的头脑。恒心、意志和毅力是考研成功的关键。“锲而舍之，朽木不折；锲而不舍，金石可镂”、“心欲专，凿可穿”。希望同学们从大一开始，制定好考研计划，克服一切诱惑和困难，勤奋钻研，持之以恒，成功一定属于你。

（三）英语、政治、综合考试科目学习指导

1. 考研不仅要总分上线，单科也要上线，所以每一门都不能轻视。对大部分尤其是普通院校的学生来说，感觉最难的是英语，因此，英语学习是考研重点。政治考试所包含的内容多，涉及内容跨度时间比较长，考试题型难度较大（多选题和论述分析题等），政治想考高分也不容易。综合科目与专业相关，考试内容繁多，总分为 300 分，是考生提高总分的关键一科。

2. 为了更好地帮助同学们复习，就学习方法提出以下建议：①认真研究研究生各科考试大纲、考试范围、考试题型，考试真题，制定出对应的学习计划和策略。有计划定期地做研究生考试真题、模拟试题等，并进行成绩分析，及时调整学习计划。②英语准备：英语是语言运用工具，听说读写能力非一日之功，靠侥幸和突击不可能明显提高成绩，必须天天坚持，日积月累方见成效。③政治准备：大学期间开设了不少与政治考试有关的课程，如马克思主义基本原理、思想道德修养与法律等，应对照考研大纲，把握课堂学好学透。关注考试前 3 个月到 1 年内国内外尤其是国内时事政治以及国内政治、经济及社会改革的动向；政治考试需要记忆和应用的知识点较多，考前通过多途径获取复习资料以及参加考研政治辅导班是必要的，辅导班指导老师帮助你理清思路，系统复习，抓住重点，强化记忆，同时指导老师对论述分析题的出题方向与答题方法提供思路，能帮助你在短时间内起到事半功倍的效果。④综合科目准备：综合科目一般以选择题为主，知识覆盖面广，因此，看书是根本，无捷径可走，复习时应系统、全面，不放过任何“死角”。购买有价值的学习指导，在系统看书基础上配合历年真题和模拟试题练习，尤其是考前半年要多做考题，查漏补缺，加深印象。

总之，从大一到大三，学生应充分利用时间，有计划地为研究生考试做好充分的准备，尤其是英语和综合非一日之功。研究生考试的前半年，以政治复习为主，英语和综合科目在系统分析基础上以做真题和模拟试题为主，反复训练，查漏补缺，掌握应试技巧。

（四）正确处理好毕业实习与研究生考试复习关系

毕业实习是在校教育的延续、补充和发展，是理论联系实际，积累临床工作经验，培养服务意识及提高沟通交往能力的必要过程。也是顺利毕业成功步入社会的必经之路，希望同学们高度重视毕业实习的学习机会。研究生考试一般在 1 月份，而考前半年恰好是毕业实习时间，以往很多同学在校期间没有好好利用时间复习，导致考前紧张准备，由于时间仓促，不得不经常请假来复习准备，结果不但考试成绩不理想，还影响了毕业实习。因此，把握在校三年光阴很重要。另外白天认真实习，利用晚上及节假日时间认真复习；最后在学校和实习医院许可的情况下，考前 1～3 周可请假集中复习。

二、研究生应考指导

（一）研究生初试应考指导

研究生入学初试成绩通过才有机会参加复试，因此，研究生入学初试考试非常重要，考试成绩如何，除了考前准备充分外，与考试状态和应试技巧密切相关。研究生在初试应考时应该注意以下几个方面：①考前熟悉考场及交通状况。确保按时到达考场。②考试前几天适当放松睡眠充足、保障营养，使自己以最佳的身心状态应考。③带齐考试所需的各种证件与考试文具。④考试时按要求准确填涂写各种信息。⑤时间把握得当。⑥交卷前再次确认自己填写的个人信息是否正确。

（二）研究生复试应考指导

不同学校，复试科目和内容不同。不管自己考试情况怎样，初试完后，就要开始准备复试的相关科目。必须了解复试科目甚至每个科目的大致内容、复试方法及每科所占比重等；并尽可能与导师保持沟通和联系；最好比复试时间提前 1～2 天到复试学校，熟悉情况，做好复试准备工作。

1. 综合面试　综合面试常见问题包括个人情况介绍、英语口语对话、专业问题和社会时事热点等。大多数院校都重视考生的综合素质，如：表达能力，沟通交流能力、处理问题的思维方式等，所以个人综合素质的培养不容忽视。综合面试需注意：①复试前准备自我介绍的英文材料，时间控制在 3～5 分钟以内。自我介绍应抓住重点，表达清晰流利。②复试前充分熟悉导师的研究领域、方向和研究成果，了解该领域、专业方向的动态和进展等。

③仪表方面：仪表庄重、衣着整洁、得体大方。④礼仪方面：姿态自信大方（如站姿与坐姿）文明有礼、谦虚诚实、语言得体、表达清楚。⑤回答专业类问题时，始终保持谦虚、谨慎的心态，切忌胡言乱语，夸大其词，当遇到难以回答的问题时，不要不懂装懂，可回答自己了解的相关知识，然后委婉表达自己不甚了解。⑥非专业类问题一般都富有生活气息。老师主要从侧面考查学生是怎样的人，所以言谈举止非常重要。

2. 英语测试　英语测试主要是英语笔试，有的学校考查英语听力和口语。英语笔试一般给你一篇与专业有关的英文文献，在规定时间内翻译成中文和 / 或中译英（有的学校可以查阅字典）。英语听力和口语部分，各学校各有不同。少部分学校制定了非常详细的标准和流程。不管怎样，大家都要认真准备这几个问题：一是自我介绍；二是做好用英语回答专业问题的准备，平时注重对专业词汇的积累。

3. 专业基础和专业课　不同学校，考试科目和内容不同，一般会在招生简章提及。如果学校提供了考试科目和参考书，同学们在初试结束后一定要尽快开始复习。不要考虑自己的分数高低，如果等分数公布后，时间是不够的，因为有的学校公布分数后一周就进行复试工作。如果学校没有给考试范围，尽量找到这个专业的在读研究生，询问考试的大概内容，做到有备无患。复习准备时，一定要注意导师的研究方向的信息和进展。

附：考研网站

1. 丁香园　http://www.dxy.cn/
2. 医学考研网　http://medkaoyan.net/
3. 中国研究生招生信息网
4. 中国在职研究生招生信息网

本章小结

研究生又分为硕士研究生和博士研究生两个层次，大学毕业后继续读硕士研究生，可以专注自己的兴趣，提高自己的专业、学术水平，为今后事业奠定良好的基础。

医学检验专业毕业生报考的相关对口的一级学科或专业主要有、临床检验诊断学、医学检验技术、基础医学：专业有免疫学、病原生物学、等。

硕士研究生初试考英语、政治及综合三个科目；复试分数线有全国线 A 线、B 线和学校自主划线三种。复试包括综合面试、英语、专业或专业基础考试以及操作技能考试等。达到分数线，但并不能被安排复试或复试后不能被录取或考生报考的是 A 类地区的学校，但初试分数没有达到 A 类地区分数而达到了 B 类地区学校分数的考生，可以参加调剂。

（傅琼瑶）

笔记

第八章 医学检验人员职业道德

通过本章学习，你将能回答下列问题：

1. 医德基本原则包括哪几方面内容？
2. 在医德基本范畴中，医务人员有哪些权利和义务？
3. 医德修养的含义？医学生应通过哪些途径提高自己的医德修养？
4. 高等医药院校学生行为规范有哪些？
5. 医学生的道德规范具体内容有哪些？
6. 职业道德的含义？医学检验人员应具备怎样的职业道德？
7. 医学检验人员职业素养？
8. 医学检验人员如何提高自己的职业素养？

第一节 医德概述

医学作为一种特殊学科，面对的是有思想、有感情的人。医务人员担负着维护和保障人类健康的使命，而人的健康和生命又是世界万物中最宝贵的。因此，医务人员在职业活动中，不仅在医疗技术上要逐渐达到精良，而且面对患者还需要有亲切的语言、和蔼的态度、高度的责任感和高尚的医学道德情操，只有这样才能使自己成为德才兼备的医学人才，担负起“救死扶伤，治病救人”的光荣使命，成为受人民群众爱戴的医务工作者。

医学生作为未来医学事业的接班人，他们的医德好坏和医术水平高低，直接关系到患者的生命与健康质量。因此，医学生在校学习期间不仅要努力学习各种专业知识和掌握专业技能，不断提高自己的水平，更要注意提高个人医德修养，不断提高自己的医德水准。

一、医德的概念

医学道德简称“医德”，是医务人员在医疗职业活动中，用以调整医生与患者之间、医务人员之间，以及医务人员与社会之间关系的行为规范总和。

医德作为一种职业道德，它一方面与整个社会道德思想体系有密切的联系，受到整个社会道德体系的约束；另一方面又凌驾于特殊的职业基础之上，在其漫长的发展过程中形成自己鲜明的职业特点。医务人员要有优良的医德医风，必须接受医学道德教育和进行自我道德修养的培养。

二、医德基本原则

（一）医德基本原则含义

医学职业道德是从事医学职业的人们在医疗卫生保健工作中应遵循的行为准则和规范

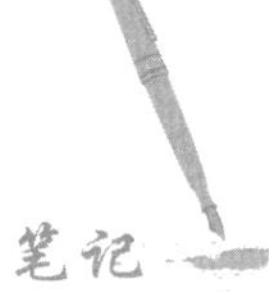

的总和。医德基本原则简称医德原则，是医学领域中调整人与人，尤其是医务人员与患者、个人与集体和社会关系所应遵循的最基本的医德准则和根本要求，它是调整各种医疗关系的根本指导原则，统领着医德一切规范和范畴，贯穿医德发展过程的始终，也是衡量医务人员的个人行为和道德品质最基本的标准。医德基本原则是医德体系的精髓，它体现着医德的实质和方向，具有非常重要的意义。

（二）医德基本原则内容

我国的传统医德基本原则集中表现为“怀志救济，普同一等”。1941 年 5 月，毛泽东同志提出“救死扶伤，实行革命的人道主义”的医德原则。20 世纪 80 年代中期，医学伦理学专家提出了“防病治病，救死扶伤，实行革命的人道主义，全心全意为人民身心健康服务”的医德原则。

目前，比较完整的医德基本原则的内容，主要包含三个要素，即医德价值目标、医德手段和医德基本要求。

1. 医德价值目标　医德价值的目标是全心全意为人民健康服务。这一价值目标也是医德的根本宗旨和最高要求，这是由我国医疗卫生事业的社会主义性质所决定的。

2. 医德手段　救死扶伤，防病治病是医务工作者为人民健康服务唯一的职业道德手段，也是社会主义医疗卫生事业的根本任务。因此，医务工作者有必要热爱医疗卫生事业，刻苦学习医学理论，提高医技水平，对工作一丝不苟，对技术精益求精，任何漠视医学知识技能的观念和行为都是错误的，任何见死不救、无端拒绝救治患者、只治不防或重治轻防的行为都是和医德基本原则相背离的。

3. 医德基本要求　医德的基本要求是实行社会主义医学人道主义。医学人道主义是全世界医务工作者的职业公德，它体现着医务工作者对被防治者给予尊重、同情、关心和救助的高尚医德精神。社会主义医学人道主义的内容是：关心、爱护和尊重患者，维护、保障广大人民群众的健康，谴责和反对不人道的行为，铲除一切不人道的根源。

三、医德基本范畴

（一）医德基本范畴的含义

医德基本范畴是人们对医学道德现象的总结和概括，是医学领域中医德现象和关系的基本概念，是反映最重要、最本质和最普遍的医德关系的概念。学习和理解医德范畴不仅能够帮助医务工作者认识和理解复杂的医德关系和医德现象，还有利于医务工作者自觉地践行医德基本原则和医德规范的基本要求。

（二）医德基本范畴内容

1. 权利和义务

（1）权利与义务的关系：权利和义务是对立统一的范畴。要享受权利，就一定要尽相应的义务。同样，只有履行了自己的义务，才有权享受到相应的权利。在医疗行业中，伦理学要求医务工作者无条件地履行义务，法律对医务工作者也存在着强制缔约义务。

（2）患者的权利：据《中华人民共和国宪法》第 45 条，《中华人民共和国民法通则》第 95 条等有关的法规规定，患者的权利包括以下几方面：

1）人格和尊严得到尊重的权利：人格和尊严得到尊重的权利是医学人道主义重要的内容，既是基本人权的内容，也是患者作为公民的一项最基本权利。

2）享有必要的和相应的医疗和护理的权利：每个患者都有权利享受到必要的、合理的诊治与护理。医务工作者应对每一个患者一视同仁，不能因患者地位的高低、收入的多少等而抱以不同的态度。

3）对疾病认识的权利即获得个人病情信息的权利：医务工作者在不损害患者正当利益

及不影响治疗效果的首要前提下，应向患者提供相关疾病的信息。如果由于医疗特殊原因而不能告诉患者本人，则应告知患者的家属或代理人。

4）对诊疗及个体实验知情同意的权利：患者对医生的诊治方法（包括人体实验）有权利知道其成功率或可能发生的并发症及危险。每一种诊疗方法，只有经患者同意并签署知情同意书后方可实施。

5）享有保守个人秘密的权利或诊疗秘密被保守的权利：患者对自己的隐私有权要求医务工作者给予保密，医务工作者不得将患者的隐私当成笑料，或随意泄露给他人。泄露别人隐私，既不道德，又违背法律。

6）享有因病免除一定社会责任和义务的权利：患者生病，住院并获得医疗机构的证明后，有权利根据病情的轻重程度，暂时或长期地免除相应社会责任和义务。

7）诉讼权和赔偿权：患者及其家属有权对医生诊疗结果提出质疑，向卫生行政部门及法律部门提请诉讼。

此外，患者还有自由选择医疗方式的权利，自主决定的权利，获得卫生教育的权利等。

（3）医务工作者的权利：医务工作者的权利是指医护人员为维护患者的健康，保护患者医疗权利的实现，独立行使医疗行为的权利。医务工作者的权利包括以下几个方面：

1）维护和保证患者身心健康、保证患者医疗权利实现的权利：维护和保证患者的身心健康，是医务工作者的天职，也是医务工作者的权利。

2）在保证患者恢复健康或有利于病情缓解的情况下，有医疗自主权：在临床诊疗活动中，根据患者的病情严重程度，医务工作者决定手术治疗或者是保守治疗，门诊治疗或是住院治疗，服用哪种药物治疗等，都是医务工作者的特有权利。患者及其家属、单位领导乃至整个社会都应尊重医生根据科学判断做出的诊疗决策。

3）为了维护患者和社会利益，医务工作者有权对某些病情保密。

4）医生的特殊干涉权：一般情况下，医生的一般权利都应服从于患者的权利。但是，在特殊条件下，医生需要根据实际情况限制患者的某些自主选择权，来达到完成医生对患者应尽的义务和对患者利益负责任的目的。

特殊干涉权适应范围主要包括：①自杀未遂、精神病患者等拒绝接受治疗时，医生可以强制治疗或采取必要措施控制其行为。②在人体试验性治疗时，虽然得到患者知情同意，但一些难度高，风险高的试验，医生也可以用特殊干涉权，不予进行。③如果患者知悉诊治情况及预后有可能对治疗过程或效果，形成不良影响时，医生适当的隐瞒真相是一种道德的，受法律保护的行为。

此外，医生还有进行医学研究权和请求支付医疗费用权。

（4）患者的义务：患者在享受以上权利的同时，也必须履行一定的义务，以对自己的身体健康、他人以及社会负责。

1）积极配合诊疗的义务：患者应相信医生，相信科学，积极配合医生对自身疾病的诊治。

2）保持和恢复健康的责任：预防比治疗更重要，所以患者除了要在患病后积极配合医生治疗，使身体尽快康复，更要在平时养成良好的生活习惯，降低疾病的发生率。

3）遵守医院各种规章制度的义务：患者应自觉遵守医院的规章制度，主动维护医院正常的工作秩序，以利于医院工作的正常运行，使患者早日恢复健康。

4）支持医学科学发展的义务：为了提高医学科学技术水平，医务工作者需要不断地对各种疾病的预防、诊治以及疾病发生、发展规律进行探究。很多研究活动都需要得到患者或健康受试者的理解与支持。

（5）医务工作者的义务

1）保卫人类健康作为医生的天职：无论何种见死不救，置生命于不顾的行为都是与医德义务相背离的。不管哪种政治的、社会的以及个人的非医疗理由都不应作为限制或中断医生对患者治疗的理由。

2）有解释、说明病情和医疗保密的义务：医生有义务向患者说明病情、诊疗、预后等情况。保守医疗秘密，一是指对患者为了医疗需求而提供的各种个人秘密不应该随意向他人泄露，更不可以宣扬。二是在某种情况下，出于保护性医疗的目的，凡是不利于稳定患者在治疗过程中保持良好身心健康的事，都应给予保密。

3）医生的社会责任和义务：医生不仅要为患者尽义务，还要为他人、社会尽义务。当这两者发生冲突时，医生要以社会利益为重，并努力使患者的个人要求服从于社会利益。但是绝不可以以社会利益的名义随便牺牲患者的利益。

4）宣传、普及医学科学知识、承担医疗咨询的义务：医务工作者在进行救死扶伤的同时，承担着对社会群体预防与保健的责任。此外，医务工作者是公共事业建设与发展的主力军，要为建立健全社会保险和社会保障制度贡献自己的力量。

5）发展医学科学技术的义务：医学科学的研究和发展，关系到整个人类文明的发展。医学技术是医学科学以及其他科学知识运用于医学实践的产物，是人类为了解、调控人自身及其生存环境的技巧、能力和方法的体系。医务工作者应当不断地去发展它们，并合理地利用它们为人类健康服务。

2. 良心与荣誉

（1）良心的含义：良心是主体自律性的集中表现形式。医务工作者的医德良心，是指在医务工作者、患者和社会的关系上，对自己职业行为所肩负的责任感以及自我评价能力。良心对个体行为的支配，具有法律、社会舆论所达不到的作用，良心可以使人在社会舆论监督不到的地方做到“慎独”。

（2）医德良心的作用：良心在医务工作者的行为过程中起着选择、监督与评价的作用。

首先，良心在医务工作者的道德生活中起选择的作用。在医德良心的驱动下，医务工作者必须对行为动机进行自我审查，对于符合内心道德要求的行为给予肯定，对于不符合道德要求的行为要进行否定或制止，从而确立合理的动机。

其次，良心对医务工作者的行为起监督作用。医务工作者在行为过程中，良心对于满足医德要求的情感、信念以及行为的方式和手段会给予鼓励，对不符合医德要求的情感、欲念应给予克服和更正。

再次，良心对医务工作者医疗行为的后果有评价作用。良心可以自发地评价医务工作者的医疗行为，可以引导他们对自己的行为后果做出肯定或否定的评价。

总之，良心在医务工作者的道德生活中具有非常重要的作用，它支撑起医务工作者道德意识的各个方面，并贯彻于医疗行为的每一个阶段，是他们思想和情操的主要支柱。

（3）荣誉：荣誉是指一定的社会团体对人们履行社会义务的肯定与褒奖，是特定人从特定组织获得的专门性和定性化的积极评价。对医务工作者来说，要珍惜职业荣誉就必须牢牢树立医德观念，并严格遵守医德规范。

3. 情感与理智 情与理的辩证统一：情感与理智的关系是辩证统一的，既要肯定理智，又要认同情感。首先，情感是客观存在的，作为自然界中的人，就必须具备衣、食、住、行等生活条件，这就必然催生了对物质和生理需要的情感。其次，情感与理智并不是绝对对立的，而是相互渗透，相互作用的。一方面，情感影响理智，人们在认识事物的过程中对信息进行选择与加工的同时，情感作为一种长久的心理背景或一时的心理状态，对接触的信息有选择、组织和协调的作用。另一方面，感情的产生、极向和强度，又与认知因素有密切的关系，与人们对事物评价的形成密切相关。

医患双方都必须正确地处理情感和理智。我们承认医务工作者有正常的生理需要和情感，但这些生理需要和情感必须通过合法手段去满足。

坚决维护患者的权益，保障人民的身心健康，是医务工作者的根本职责。在医疗活动中，医务工作者必须压制自己的不良情绪，以免影响诊疗或影响患者的情绪和健康。同时，医务工作者必须培养高尚的医德情感和医学理性。并努力把这些情感建立在患者的健康需求上，全心全意为人民的身心健康服务。医务工作者还必须了解患者的情感变化，以便更有目的地、有效地、合理地满足患者的情欲，促使患者早日恢复健康。

4. 胆识与审慎

(1) 胆识：胆识，即胆量和见识。胆量，就是不惧危险的勇气，为弘扬正义而表现出来的胆量称为勇敢。见识，是指在接触事物过程中要扩大自己的所见所闻。医务工作者的胆识，就是要有勇于承担医疗风险的胆量。一是敢于承担科研工作中的风险，为了探索真理，敢于去质疑权威，敢于提出自己新的见解；二是在诊治患者的过程中，为患者的安全和健康着想，勇于承担医疗风险和责任。

(2) 审慎：审慎，即周密而谨慎。指人在行事前的周密考虑与行为过程中的谨慎细致。医务工作者具备审慎的道德修养对患者的身心健康至关重要，它既是医务工作者内心信念和良心的集中体现，也是医务工作者对患者以及社会履行道德义务具有高度责任感和同情心的集中体现。审慎，作为医德基本范畴，它要求所有的医务工作者应以审慎的态度对待自己的医疗行为，爱护、重视患者的生命，避免由于自己在诊治过程中的过失而给患者的身心带来痛苦和危险。医疗行业是高风险行业，稍有疏忽就会对患者、社会和自己带来非常严重的伤害。

在医疗行为过程中，对患者诊断、治疗、语言需要审慎。然而，强调审慎，并不是忽视胆识。与此相反，心细还需胆大，特别是对危重病患的抢救，一定要当机立断，刻不容缓，临危不惧，才能救人一命。

四、医德规范

（一）医德规范的概念

医德规范作为医学伦理学体系的重要组成部分，是人们在长期的医疗实践过程中，总结和概括各种医德关系和医德现象的基础上，提出在医疗实践过程中怎样正确处理人与人之间关系的基本要求。医德规范是在医疗活动中应遵循的伦理标准或准则，它是在医德原则的指导下，协调医务人员人际关系及医务人员与社会关系的行为准则或具体要求，表现为对医务工作者个体行为的规范与要求，是医务人员道德行为和道德关系的普遍规律的反映，也是培养和评价医务人员医德品质的具体标准。

（二）医德规范的作用

1. 医德规范是构成医学道德准则体系中的主体 医学道德规范、医学道德范畴、医学道德原则共同构成了分工明确、功能互补的医学道德准则体系。在这一系列医学道德准则中，医务工作者在医疗活动中可以做什么，不可以做什么，医学道德规范都明确而具体地给出了答案，并较系统地指出了医务工作者应当如何在医疗实践过程中选择自己的行为。医学道德规范是医学道德原则的主要体现。同时，医学道德规范是医学道德准则的直接指导者，它明确规定了医学道德范畴的实质内容以及价值取向。

2. 医德规范是进行医学道德评价的直接尺度 医学活动是一个非常复杂的过程，医务工作者的医疗技术水平、医学道德修养都不能离开医德评价。进行医学道德评价，无论是社会的外在评价，还是自我的内在反省，都必须把医德规范作为评价的直接尺度，也就是用医德规范来衡量每个医务工作者在医学活动过程中道德行为的善与恶。对于符合医德规范要求的医学行为，应通过社会舆论等有效形式提出表扬，对违背医德规范要求的行为要给予谴责。

3. 医德规范是实施医院管理的主要机制　医院管理不仅需要实现医疗技术和医疗设备的现代化，完善各种规章制度，还需要制定相应的医德规范，加强对医务工作者的医德教育并纳入医院管理过程。医德规范是医院实施科学管理的主要依据，只有运用医德配合其他手段进行管理，制定完备的规章、制度和措施，才能使整个医院工作正常运转。

4. 医德规范是进行医学修养的主要内容　实现医学道德的调节职能，取决于医务工作者医学道德修养的提高。在医学活动中，只有以医学道德规范为依据，认真指导并自觉反省自身言行，医务工作者才能快速实现医德规范的内化与上述各个环节之间的转化，从而提高并完善个人的医学道德人格。

（三）医务工作者医德规范

1988 年 12 月 15 日，卫生部颁布了《医务人员医德规范及实施办法》，医务工作者医德规范全文如下：

1. 救死扶伤，实行社会主义的人道主义。时刻为患者着想，千方百计为患者解除病痛。
2. 尊重患者的人格与权利，对待患者，不分民族、性别、职业、地位、财产状况，都应一视同仁。
3. 文明礼貌服务。举止端庄，语言文明，态度和蔼，同情、关心和体贴患者。
4. 廉洁奉公。自觉遵纪守法，不以医谋私。
5. 为患者保守医密，实行保护性医疗，不泄露患者隐私与秘密。
6. 互学互尊，团结协作。正确处理同行同事间的关系。
7. 严谨求实，奋发进取，钻研医术，精益求精。不断更新知识，提高技术水平。

五、医德修养

（一）医德修养的含义

“修养”是一个含义广泛的概念，“修”包括修整、修治、提高的含义。“养”包括养成、涵义、培育的含义。“修”犹切磋琢磨；“养”犹涵育熏陶，二者结合，就构成了一个广泛的概念。修养主要是指修身磨砺、内心反省和道德品质上的自我提高。

医德修养即医学道德修养，它是指医务工作者在为实现一定的医德理想，在医德意识和医德行为方面按照一定的道德原则和规范进行自我锻炼、自我改变、自我提高的行为活动以及经过这种努力所形成的相应的医德情操和达到的医德境界。它可以分为三个层次含义：①动态的过程，即医务工作者按照一定的道德原则和规范进行学习、检查、体验、反思等心理活动和医疗实践活动过程。②静态的结果，即经过长期的努力之后所形成的医德品质、情操、和道德境界。③医务工作者待人处世的态度，即对处理医患关系、医医关系、医社关系的认识态度。

（二）医德修养的意义

注重医德修养，对每一个医务工作者来说，都具有特殊的意义。

1. 医德修养是提高医务工作者个体医德素质的内在依据　良好医德品质的养成，是以医务工作者的自觉能动性作为前提条件。所有医德教育产生的影响，只有通过自身的医德修养才能很好地表现出来。教育只是外在条件，内在修养才是依据。医务工作者如果不注重医德修养在疾病发生、发展和转归中所起的作用，不注意自己的言行，就会对疾病的预防产生不利影响，甚至会引起医源性疾病，造成严重后果。

2. 医德修养是培养新型的、合格的医学人才的必要条件　历史上著名的医学大家都十分注重医德修养。唐代名医孙思邈《千金方·大医精诚》中提出：“大医”必须“精诚”。他认为，医生首先要具备“诚”，即学医、行医的出发点应该是为了救死扶伤而不是为了获得名利；其次必须具备“精”，即要有精湛的医疗技术。这表明良好医德是合格的医务工作者不可或缺的条件，缺少医德的医务工作者，不仅不能造福人类，反而会祸害人类。在第二次世界大战中，日本“731”部队是有精湛医术的披着“医生”外衣的战犯，把活人当实验品，制造各种杀人武器，被人们唾弃为“披着白衣的狼”。

今天新一代医务工作者必须是有理想、有道德、有纪律、有文化的“四有”医务工作者。为此，医务工作者一定要在实践中加强医德修养，提高自身素质，使自己成为符合社会需要的新型医学人才。

3. 医德修养是提高医疗质量的根本保证　医疗工作虽然很平凡，但它的每一个环节都和患者的生命健康有密切的关系，医务工作者的医德修养水平高低，会直接关系到患者的根本利益。在对患者治疗的过程中，医务工作者要坚决抵制周围环境中各种不良道德的诱惑，主动做好自己工作。

4. 医德修养是改善医德医风，推动社会主义精神文明建设的巨大动力　医疗卫生事业是为人类的健康保驾护航的事业，医务工作者的医德水平，直接决定着医德医风的状况，医德医风是社会主义精神文明建设的重要组成部分，又是我国社会主义精神文明建设巨大推动力。医德医风的改善，归根到底还依赖医务工作者道德素质的提高，而提高道德素质必须通过加强医务工作者的医德修养才能实现。医务工作者在为人民服务的过程中，体现热情的态度、美好的语言、纯洁的心灵、高尚的情操，是搞好医德医风建设的关键。

（三）加强医德修养的途径和方法

在道德修养与实践相结合这一根本的前提下，历史和现实生活中很多人的道德修养实践说明，下列这几种修养方法是行之有效的。

1. 把学习医德理论与实践相结合　培养自我道德修养首要的方法，就是学习。学习医德理论，是培养医德修养的必备条件。学习的最终目的是为了指导我们在医学实践中的活动，正确地处理医学实践活动中所遇到的难题，因此学习不可以脱离医疗实践活动。参加医疗实践活动是医务工作者医德修养的根本途径，只有参加医疗实践活动才能把医德理论与具体实践相结合，用实践来检验自己对医德理论的掌握程度，进一步完善医德理论和提高自身的医德修养。也只有在医疗实践活动中，才能深切地体会患者的疾苦，体现出医疗工作者的价值，增强自己的社会责任感。

2. 学习医德典范，从榜样中汲取力量　榜样的力量是无穷尽的，它总是能给人以鼓舞、教育和鞭策。所谓榜样示范，就是以先进典型为榜样，以典型人物的先进思想和先进行为，教育引导受教育的医务工作者模仿和学习高尚医德，是一种更直接、生动的医德修养方法。向榜样学习，可以使人看到鲜活的医德理想人格，潜移默化地起到了“点燃一盏灯，照亮一大片”的作用。

3. 开展批评和自我批评　古人的“省身”、“正身”、“洁身”、“澡身”等，指的都是自我批评，这是培养医德修养的重要方法。只有常常进行自我批评，才能自觉地揭示不足，积极地开展思想斗争。医德修养不会在风平浪静中进行，它总是在美的、善的观念与丑的、恶的观念斗争过程中进行。当前我国医德医风存在许多问题，这是无法回避的。关键在于我们如何看待它，在于我们在医德修养的过程中，敢不敢通过自我批评，坚决地、自觉地抵制它。因此，我们应当很好地用自我批评这一方法，形成高尚的医德境界。

4. 严格自律，力行“慎独”　“慎独”是我国伦理学所特有的范畴，是指在个人独处时，在没有任何人监督的情况之下，仍能坚持道德信念，按照道德原则行事。慎独是道德修养的一种方式，也是道德修养所要达到的一种更高的境界。医德修养中说的慎独，指的是医务工作者在独自工作、无人监管时，仍然可以坚持医德信念，遵守医德原则和规范，不做任何违反医德的事。

医德修养并非一日之功，培养医德品质也不是一次完成，一蹴而就的，需要长期的曲折

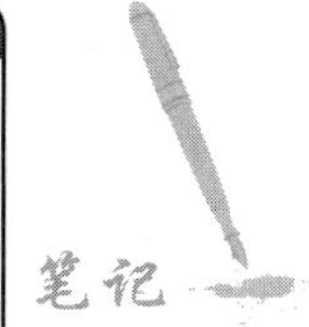

的过程。这就需要我们医务工作者磨炼自己坚强的意志，做到：第一，提高“慎独”的自觉性；第二，在“隐”、“微”之处下功夫，防微杜渐，从小事入手，努力提高自己的医德境界。

（闫海润）

第二节　医学生道德规范

一、医学生誓言

古希腊的希波克拉底是西方医学伦理学的创始人，1949 年世界医学会上通过决议，将他的著名的“希波克拉底誓言”作为国际医务工作者准则，影响至今。1991 年国家教委颁布实施了《医学生誓言》（高教司〔1991〕106 号文件），它吸收了《希波克拉底誓词》、《日内瓦宣言》等医师誓词的精华，又结合了当代中国卫生事业与医学教育发展的实际，重在对医学生的思想品德与职业素养进行启蒙教育，是当代医学史上的一项重要事件与文献。《医学生誓言》具体如下：

“健康所系、性命相托。

当我步入神圣医学学府的时刻，谨庄严宣誓：

我志愿献身医学，热爱祖国，忠于人民，恪守医德，尊师守纪，刻苦钻研，孜孜不倦，精益求精，全面发展。

我决心竭尽全力除人类之病痛，助健康之完美，维护医术的圣洁和荣誉。救死扶伤，不辞艰辛，执著追求，为祖国医药卫生事业的发展和人类身心健康奋斗终生。”

二、高等医药院校学生行为规范

高等医药院校学生是我国社会主义医药事业的重要后备力量，毕业后将从事拯救生命、保障人类健康的崇高职业。为了培养他们成为德、智、体全面发展的社会主义建设者、接班人和品德高尚的医师，除要求遵守国家教育部颁发的《高等学校学生行为准则》外，还要求他们自觉遵守以下行为规范（国家教育委员会高教司 1991 年 106 号文件）：

1. 立志献身于祖国医药卫生事业，救死扶伤，实行革命的人道主义。培养高尚的医药职业道德，以白求恩为榜样，全心全意为人民服务。
2. 学习和宣传我国医药卫生工作方针、人口政策及各项卫生和药政法规。
3. 刻苦钻研业务，掌握医药科学的基础理论、基本知识、基本技能，努力做到政治坚定、技术优良。
4. 要视患者如亲人，不可为了学习技术而增加患者的痛苦，影响患者康复；要严格保守患者信托的一切秘密和隐衷；要学会做患者的思想工作，帮助他们解除因疾病造成的心理负担，增强战胜疾病的信心。
5. 培养良好严格的职业道德和严谨的工作作风，严格执行医药技术操作常规。
6. 勤俭节约，合理使用实验动物及各种实验材料，珍惜、爱护实验标本和教学、科研、医疗设备。
7. 廉洁克己，不借实习之便弄虚作假，谋取私利。
8. 严格遵守实习单位的各项规章制度，尊敬指导老师，认真完成实习任务。
9. 积极参加医护劳动和社会预防医疗工作，提高实践能力，了解卫生医药国情，增强社会责任感。
10. 执行国家医药方针和路线，为解决我国农村、基层缺医少药的现状到祖国最需要的地方去。

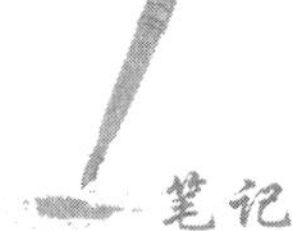

第三节　医学检验人员职业道德

职业道德是指从事一定职业的人们，在职业生活中应遵循的道德规范，以及与之对应的道德理念、情操和品质。职业道德不仅是从业人员在职业活动中的行为标准和要求，还是本行业对社会所承担的道德责任和义务。

医学检验人才的职业道德是指医学检验人才与其服务对象、医学检验人才之间、医学检验人才与工作门之间以及医学检验人才与社会之间的关系行为规范的总和。虽然目前国家还没有制定医学检验人员职业道德具体内涵，但除了具有医务人员应该具备的职业道德外，应该还包含以下主要内容：

一、以患者为中心，提供检验服务

社会主义职业道德及其观念的灵魂就是为人民服务，它贯穿于职业道德观念的方方面面。为人民服务的原则对于医学检验人员来说就是要“以患者为中心，提供检验服务”，具体体现在以下几个方面：

1. 医学检验人员工作的出发点是提供以患者为中心的整体服务，要与临床医生、护士及其他医务人员共同协作为患者提供优质高效的诊疗服务。

2. 医学检验人员工作的核心就是为患者及健康体检人员提供准确、及时、客观、规范的检验报告。

3. 医学检验的各项工作均要体现为人类健康负责的宗旨，临床检验项目的开展要满足临床需要的原则，尽量提高服务能力，临床教学工作要以学生为中心培养高素质的医学检验人才，临床科研要以人类疾病为研究主体并用于指导临床实践。

二、坚持原则，实事求是

医学检验工作的产品是检验报告单或检验诊断报告，这是健康评估、临床诊断及治疗监控的重要依据，来不得半点虚假，所以医学检验人员任何时候都必须实事求是、坚持原则。

1. 认真对待每一份检验标本　标本是医学检验人员的直接研究对象，标本的可靠性决定着检验结果的有效性，所以标本接收时应严格依据标本接收和拒收标准认真进行核对，对不合格的检验标本应坚决拒收，同时检验中要珍惜每一份标本，避免差错与浪费，检验后按要求进行标本的保存。但对一些特殊检验标本，如胸腹水、脑脊液、骨髓等，由于其采集比较困难，所以应区别对待，当标本不合要求时应征求临床医生意见后先行检验、报告结果，但应如实备注说明以供临床参考。

2. 严格遵循操作规程　在检验过程中，从取样到操作，从观察到出报告，都必须严格遵循操作规程，按照实验要求的步骤和方法，实事求是地做好每一次检验。因为操作的每一个环节与步骤准确与否，将影响到检验结果的正确性，从而关系到临床的准确诊断及患者的生命安危，稍有不慎，将造成严重后果。所以，要求我们医学检验人员，必须对患者生命安危具有高度负责任的态度，准确、及时、客观地为临床提供可信的检验报告，绝不允许凭直觉和经验“想当然”。当发现做出的检验结果有疑点时，应该进行复查。

3. 实事求是地填写报告单　报告单作为临床医生评价患者病情的客观依据，具有一定的法律效应，报告是否属实，对患者和临床医生都十分重要。因此，医学检验人员在填写检验报告单时，必须以科学的态度，绝不允许有任何的随意性，更不允许利用手中的这一权利弄虚作假，应做到廉洁奉公，自觉遵守法纪，不以医谋私。社会上一些人，为了升学、招工、营业以及一些个人目的，要求检验人员为其出具假报告，在这种不正之风面前，医学检验人员应实事求是，坚持原则，本着对国家、社会、患者高度负责任的态度，绝不能徇私枉法，丧失医学检验人员起码的道德原则。

三、热情服务，保障权益

医学检验人员的服务对象包括临床医生、护士、患者及医院相关部门，只有热情服务，保障各服务对象的权益，才能有效提高检验科室及人员的权益。

1. 为临床医生服务　检验科的主要任务是依据临床医生的医嘱（检验申请）对标本进行检验并提供检验报告。检验科的直接服务对象是临床医生，新检验项目的开展、急诊检验项目和检验危急值的制定等要依据临床需求，检验报告只有在临床得到合理的应用才具有价值，所以检验人员与临床医生的沟通与联系十分重要，只有充分尊重并保障临床医生在检验过程中的权益才能有效提高检验科的经济效益和社会效益。

2. 为护士服务　检验标本的采集多由护士完成，标本的送检主要由护工完成，合格检验标本需要护士和护工的密切配合，所以检验人员同护理、护工的关系应是合作关系。当接收到不合格标本时除按要求进行拒收外，更应及时分析不合格原因，科学指导护士、护工正确地采集并运送标本。

3. 为患者服务　检验科是医院与患者接触的窗口，医学检验人员的工作态度既直接影响患者对医院的信任，又关系到医院的医德医风，同时也反映社会主义精神文明好坏，因此，医学检验人员应具备高度的责任心、同情心，关心、尊重、爱护每一个患者，热情、周到地为患者提供优质服务。在取样时应消除患者的紧张、恐惧心理，做到语言亲切、态度和蔼，动作轻、快、准。对一些不清楚医院送检规则而送检样品的患者，应耐心指导，切忌态度粗暴，无端训斥，增加患者的心理负担。对急诊和危重患者，更要树立主动服务的思想，随叫随到，及时准确地提供检测数据，帮助临床医师及早明确诊断。

4. 其他服务　检验科的服务还应保障患者对标本搜集的知情权，做好标本的保存与查询服务，同时保证患者检验结果的机密性，有效保护患者的隐私。

四、钻研技术，精益求精

检验医学是为临床诊疗提供证据的学科，检验报告的准确性和可靠性直接影响着临床诊疗，所以医学检验工作者应具有高度的责任心，对工作认真负责。检验人员在工作中应加强自我学习，努力钻研业务技术，不断提高自己的专业理论水平和操作技能，技术上做到精益求精。

精益求精就是最大限度地提高检验结果的准确性，最大限度地减少患者的痛苦，这就需要检验人员刻苦学习，练就扎实的检验技术基本功，操作中做到准确无误。对技术精益求精，需要检验人员在工作中，自觉地应用辩证法，敢于否定自己，特别是当检验结果与临床医生的初步诊断差异很大时，更要反复验证，然后再做结论。对技术精益求精，还需要医学检验人员有不断学习，刻苦钻研的精神。

随着医学科学技术的飞速发展，技术更新周期越来越短，要求检验人员不应满足现有的技术，要不断学习新的检验知识，掌握新的检验技术，攻克新的检验技术难题，使自己尽快适应现代检验医学事业发展的需要，力求用丰富的知识、精湛的技术、过硬的本领为人民的健康事业服务。

五、密切配合，团结合作

1. 检验科与临床科室的团结合作　医学检验工作是医院整体医疗工作的一部分，随着现代医学的发展，检验技术的不断提高，疾病的诊断越来越多地依赖检验工作的支持，因此

笔记

检验人员需要主动与临床各科室团结协作，密切配合，共同完成诊疗任务，即使发生矛盾，也应相互谅解，共同协商，以求得到问题的解决，不允许为了各自利益或其他原因互相推诿，从而损害患者的利益，损害医院的形象。

2. 检验科与职能部门的团结合作　随着检验医学的发展，医学检验在医院感染监测与控制、预防保健中的作用日益重要，同时检验科的健康发展也依赖于医务科、设备科、总务科等职称部门的支持，所以医学检验人员需要同相关职称部门密切配合、共同合作。

3. 科室内部的合作　检验科内现有不同的专业组，随着检验医学的发展，专业组的划分也在不断地发生变化，这要求检验科不同专业组之间、不同岗位之间须加强合作，形成团队，做到谦虚谨慎，以诚相待，取长补短，切磋技术，共同提高，围绕共同的目标和利益高效地完成工作任务。

4. 遵循伦理，科学研究　检验医学是一门不断发展与成熟的医学学科，新技术、新方法正不断被发现与应用，科研是检验医学学科的重要任务之一。检验医学人员在创新技术、方法与科学研究中，要遵循伦理学和循证医学要求，树立正确的科研态度，科研选题时应紧密结合临床实际，强调创新性，同时也要考虑到可行性。

本章小结

医学道德简称“医德”，是医护人员在医疗职业活动中，用以调整医生与患者之间、医护人员之间，以及医护人员与社会之间关系的行为规范的总和。医德基本原则主要包含三个要素，即医德价值目标、医德手段和医德基本要求。医德范畴内容包括：医务工作者和患者的权利和义务、良心与荣誉、情感与理智、胆识与审慎。《医务人员医德规范及实施办法》规范了医务工作者的基本医德规范与要求。

医德修养是指医务工作者的医德情操和达到的医德境界。把学习医德理论与实践相结合、学习医德典范并从榜样中汲取力量、开展批评和自我批评、严格自律并力行“慎独”是提高医德修养的重要方法。

《医学生誓言》和《高等学校学生行为准则》是医学生的行为规范。树立“爱岗敬业、立志献身；政治坚定、技术优良；廉洁奉公、不图名利；精益求精、严谨求实；一视同仁、平等待患；举止端庄、文明行医；尊敬师长、虚心学习；严肃学风、尊重科学”的道德规范，是医学生未来走向医疗岗位，奠定良好医学道德的基础。

目前国家还没有制定医学检验人员职业道德具体内涵，但一般应包括：以患者为中心，提供健康服务；实事求是，坚持原则；热情服务，保障权益；钻研技术，精益求精；密切配合，团结合作；遵循伦理，科学研究等。

（胡志坚）

笔记

第九章
医学检验人员人际关系与人际沟通

通过本章学习，你将能回答下列问题：

1. 何谓人际关系？人际关系有何特点和功能？
2. 处理人际关系的基本原则是什么？如何建立良好的人际关系？
3. 何谓人际沟通？人际沟通有何特点和功能？
4. 人际沟通有哪些层次、基本要素及种类？如何培养沟通能力？
5. 医学检验人员如何构建良好的医患关系和医务关系？
6. 医学检验人员与患者沟通时应掌握哪些原则与技巧？与医务人员相互沟通时有哪些技巧、沟通的方法与内容？

第一节　医学检验人员人际关系

在现代社会，人们追求高质量的生活，需要人与人之间的真诚理解、和睦相处，人们追求事业上的成功，需要团结互助、平等友爱、共同前进的人际关系。人际关系的触角无处不在。“有关系就没关系，没关系就有关系”的中国式警句让学汉语的外国人困惑，也让“视人脉如血脉”的中国人感慨。成功学之父戴尔•卡耐尔说：“无论从事何种工作，只要你学会处理人际关系，你就在成功的路上走了80%的路程”。古语云：“天时不如地利，地利不如人和”，也是在谈“人和”这个重要因素。因此，医学检验专业学生在大学要学习人际关系的基本理论，学习建立与发展良好的人际关系的策略，将有助于建立良好的师生关系、同学关系、朋友关系以及今后与检验科领导、同事及患者的人际关系，让自己在成功的路上走得更顺、更远。

一、人际关系概述

每个人每时每刻都处在各式各样的复杂社会关系中，都必须与周围的人打交道。社会是人际关系编织的网络，人际关系的好坏总是和一定的心理反应相关联，并对人的行为发生积极或消极的作用。人人都希望自己能有一个良好的人际关系网，都希望能拥有多一些朋友，并与他们保持真挚的友谊。

（一）人际关系定义

人际关系是指人与人通过交往（包括沟通和其他形式的交流）过程发展起来的较为稳定的倾向性情感联系。人与人之间彼此注意、欣赏、倾慕等心理上的好感，并进而使彼此接近并建立感情关系的历程是发展人际关系的前提，人际交流则是人际关系形成的实质条件。人际关系包括亲属关系、朋友关系、学友（同学）关系、师生关系、同事关系、领导与被领导关系、医务人员与患者关系等。

笔记

（二）人际关系特点

人们在相互交往的过程中具有客观性、渐进性、多面性、变动性和复杂性等特点（表 9-1）。

表 9-1 人际关系特点

特点	内容
客观性	健康的人际关系，取决于交往双方有明确的社会角色，如亲戚、同学、同事、领导等
多面性	人和人之间的关系，受交往双方个人的性格、表象、经历、知识、需求以及社会生活、社会环境等多方面因素影响，不单纯是两个人之间的因素
渐进性	人与人之间彼此注意、欣赏、倾慕等心理上的好感，并进而使彼此接近以建立感情关系的历程
情感性	人际交往中所具有的倾向性往往受交往者情感的影响和支配，情感是交往的动力
变动性	在人生的不同阶段，人的社会阅历、社会环境的变化，人际交往的性质和形态也会发生改变
复杂性	复杂的社会因素、不同的交往动机、不同的情绪情感、不同的交往方式，都在人际关系的多面性和变动性中得以体现，也导致了人际关系的复杂性

（三）人际关系功能

人际关系的功能是指人际关系在现实生活中对个人和社会所显示出来的作用。良好的人际关系可以使个体保持身心健康，开发个人内在的自我潜能；同时也有助于营造良好的社会氛围，促进群体和社会的发展。主要见表 9-2。

表 9-2 人际关系的功能

功能	内容
了解自己 发展自我	通过与他人建立关系来了解自己，从而对自己进行定位，清楚自己要什么、现在在干什么；让自己学会理性，不让情绪影响思维，不让欲望放纵自己；积极参加社会实践，不拒绝做事，让自己的生活丰富起来；让自己学会适应，学会调整自己去适应外界环境，而不是总批判外界环境不尽如人意
促进个人社会化	通过人际关系，使自己价值观、行为规范内化为社会规范，培养职业角色意识和职业技能
促进行为改变	良好的人际关系中，一方的行为会对另一方有很大的暗示作用和影响作用
增强群体合力， 提高效率	工作中保持良好的人际关系，能够保持步调一致；团结合作，相互支持和帮助；形成融洽的群体氛围，发挥群体的整体效能
增进身心健康	良好的人际关系，能够使人心情愉快，有安全感，促进身心健康发展
优化社会环境	良好的人际关系，能够营造和谐、融洽、友爱、团结的社会氛围
利于信息交流	人们通过与他人的沟通，可以提供及传递信息，并搜集自己所需的信息资料

（四）处理人际关系的基本原则

处理好人际关系的关键是要意识到他人的存在，理解他人的感受，既满足自己，又尊重别人。其基本原则见表 9-3。

表 9-3 处理人际关系的基本原则

原则	内容
平等原则	任何好的人际关系都让人体验到自由、无拘无束的感觉。如果一方受到另一方的限制，或者一方需要看另一方的脸色行事，就无法建立起高质量的心理关系
真诚原则	真诚是打开别人心灵的金钥匙，真诚能让人产生安全感，减少自我防卫。越是好的人际关系越需要关系的双方暴露一部分自我，也就是把自己真实想法与人交流
主动原则	主动对人友好，主动表达善意能够使人产生受重视的感觉。主动往往令人产生好感
交互原则	人们之间的善意和恶意都是相互的，一般情况下，真诚换来真诚，敌意招致敌意。因此，与人交往应以良好的动机出发

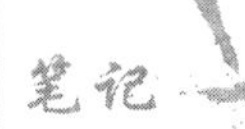

（五）建立良好人际关系的策略

医学检验学生在学习和工作中要建立良好的人际关系，需重视以下几个方面（表9-4）。

表9-4　建立良好的人际关系的策略

策略	内容
建立良好的第一印象	首先要注意仪表美，衣着整洁、大方、仪表举止自然会给人一种亲近感。其次，待人要真诚，实事求是、态度热情，往往给人一种信赖感、亲近感，这有利于交往的继续深入。第三，做一个忠实的听众。在初次交往中，有效地表现自己固然重要，但做一个耐心的听众，鼓励别人多谈他们自己，同样是不可少的
主动提供帮助	当交往的对象遇到困难时，从精神上和物质上给予对方真诚的帮助，可以迅速缩短双方的心理距离，建立良好的人际关系
关注对方兴趣	双方在交流的过程中，彼此关注对方的兴趣点，找到共同的交集，交谈才会继续和深入，才能相互接近和吸引
肯定对方价值	选择适当的时机和适当的方式表达对对方的赞许是增进彼此情感的催化剂，其实质是对对方的尊重，传递的是信任和情感
掌握批评技巧	批评在人际关系中是负能量，当交往中出现错误或裂痕时，要用善意的、委婉的、真诚的措辞，恰当方式“化干戈为玉帛”
学会感恩	当交往的一方在自己遇到困难时伸出援手，应当心存感恩之心，在适当的时候以适当的方式表达感激之意，会使对方把你当作重情重义的可交之人，有利于人际关系的良好发展
经常互致问候	经常互致问候，可以缩短心理距离，密切交往程度

二、医学检验人员与患者人际关系

（一）医患关系概念

医患关系就是在医疗活动中，通过医患沟通建立起来的一种特殊的人际关系。医是指为群众提供卫生医疗保健服务的群体，包括医生、护士、医技人员、卫生管理人员的统称。患是指来就诊的患者及其他的相关人员，比如家属、亲戚、朋友，或者是监护人，或者是他同事领导等。也包括未病求医的的人，如健康体检、咨询、采取各种预防措施的人。广义地讲，他们都是患者。

（二）医学检验人员与患者人际关系的基本内容

1. 技术性关系　技术性关系是指医患双方在一系列的医疗活动中，以检验人员拥有的医学检验专业知识和技能为前提建立起来的人际关系。医学检验人员以扎实的专业理论知识、熟练的操作技能、严谨求实的工作作风，为临床诊断及治疗提供准确、快速的检验结果，帮助患者恢复健康，这就构成了医学检验人员与患者关系建立的基础。

2. 帮助与被帮助的关系　患者来医院就诊时，由于对医院环境不熟悉，会莫名产生一种紧张、慌乱、焦虑的情绪，再加之对临床医生开具的检验项目不了解，不知道标本采集及留取的程序，往往会询问检验科窗口工作人员，医学检验人员需利用自己的专业知识为患者提供耐心细致的解答与帮助。

3. 工作关系　医学检验人员与患者交往是职业行为，不管面对何种年龄、性别、职业、素质的患者都应一视同仁，设身处地为患者着想，并真诚地给予帮助，以满足患者对检验工作的需求。

4. 以患者为中心　随着生物医学模式向生物 - 心理 - 社会医学模式转变，医学检验模式也正在从“以标本为中心、以检验结果为目的”的传统检验模式向“以患者为中心，将所测得数据转化为高效的诊治信息，参与临床诊治为目的”的检验医学新模式转变，医学检验人员要透过试管里的标本看到活生生的患者，只有了解到患者的情况，或通过告知程序留取标本，才可能获得对临床有用并相对准确的信息，帮助临床医生诊断和治疗。

（三）医学检验人员与患者人际关系常见问题及预防方法

医院检验科作为医院为患者服务的窗口，每天来院就诊或住院的患者都需要通过物理、化学、免疫学和分子生物学等方法对其血液、体液以及分泌物排、泄物进行检验分析，也会发生医患冲突，必须认真分析其产生的原因及影响因素，有针对性的加以解决。

1. 医学检验人员与患者人际关系常见问题

(1) 检验服务态度不好引起冲突：在检验科窗口服务中患者投诉服务态度不好的情况比较常见。经常听到患者对医务人员的服务态度的评价是用“生、冷、硬”来概括。有些检验科工作人员服务技巧不足，只是埋头于自己的工作，忽视患者的心理感受，怠慢患者、敷衍患者；与患者的接触没有发自内心的微笑服务，缺乏一定的沟通技巧，或者业务知识不足，无法全面回答患者的疑问等。有时，工作繁忙、压力大，个别人员对自身的工作流露出厌倦、不满情绪。接待患者不能做到客气、尊重、周到、友善，是造成关系紧张的最主要原因。有的检验科在高峰期服务不到位，患者排长队等候，不能按时取到化验报告等现象都导致引起的不满。

(2) 检验技术性因素引起的冲突：目前，检验科医患纠纷中有些是检验技术自身存在缺陷造成的。任何先进的临床检验技术都有特定的适用范围和不可避免的技术缺陷。检测周转时间（TAT，主要指样品接收到结果报告发出的时间）在不同检验科也不尽相同。这些都容易造成患者对不同的医院检查的结果及速度作相互比较，引起冲突。

(3) 由于操作不规范造成的冲突：如采血不当导致标本溶血、凝固，或血量不够，采血穿刺不成功或采血时使用止血带时间过长或过紧，引起某些检验结果的改变，标本储存不当或存放时间过久导致标本失效，标本运送不当导致标本污染，标志不清导致张冠李戴等。其他的技术因素如仪器设备没有定期校准、维护，检查结果出现偏差；不合格试剂流入医院等。

(4) 患者自身因素：部分患者由于缺乏医学知识或者对医学知识一知半解，当医师开出的检查申请单与自己的看法不一致时，往往会怀疑医师在做“过度检查”，患者复杂的心态在检验科人员不恰当的沟通下容易产生口角。

2. 医学检验人员与患者人际关系避免出现问题的预防方法

(1) 牢固树立“以人为本”、“以患者为中心”的医疗服务理念和“为人民服务”的服务宗旨，打造诚信医院、诚信科室。公立医院要坚持公立属性，把社会效益放在首位，尊重患者、处处为患者着想，重视患者安全、提高服务质量，改善就医环境，尊重患者权益，控制医疗成本等。检验科应打造成为以质量为生命，以为临床服务为目标，将患者利益放在首位的诚信科室。

(2) 保持优良的服务态度：服务态度的优劣直接关系到医患矛盾的转化，处理得当，能消除摩擦，处理不当，小矛盾升级为大矛盾。检验科工作人员在面对患者咨询时，应话语温和，语言诚恳给予答复。当患者对检验结果提出质疑时，更要态度和蔼，用通俗易懂的语言，科学客观地给予解释。无论患者语言态度如何，都要保持优质的服务态度，做到微笑服务。用精湛的技术、优质的服务，与患者建立相互理解、相互信任的医患关系。

(3) 重视检验科医患间的有效沟通：有些医学检验人员与患者疏于沟通，使患者感觉不被重视，而产生对立情绪，诱发医疗纠纷。优质的服务、有效的沟通可以弥补技术性失误导致的不足。

(4) 完善患者投诉管理，畅通医患沟通渠道：它可以提高患者的信任度和满意度，改善医院的服务管理，提高医院的服务水平。检验科应建立投诉受理处，保证投诉、抱怨渠道的通畅性。检验门诊咨询台负责解释患者质疑，投诉受理后应尽快对患者的投诉作出实质性的答复，并对不良的服务质量及时补偿，并将改进结果及时向患者反馈。

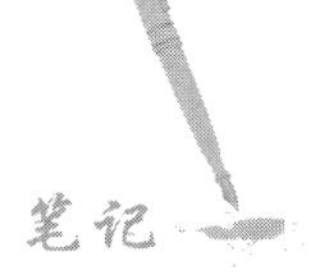

三、医学检验人员之间及与医护人员人际关系

（一）医学检验人员之间的人际关系

检验科同事之间相处得如何，直接关系到自己的工作、事业的进步与发展。如果同事之间关系融洽、和谐，人们就会感到心情愉快，有利于工作的顺利进行，从而促进事业的发展，反之，同事关系紧张，相互拆台，经常发生摩擦，将会影响正常的工作和生活。医学检验人员之间的人际关系主要有师徒型关系模式、指导 - 被指导模式、平等合作模式等。处理好与检验科同事之间的关系，可以从以下几个方面着手：

1. 建立彼此平等、相互尊重的同事关系　保护患者的生命与健康，捍卫患者的正当权益，这是医务人员的共同义务与天职。“一切以患者为中心”是医务人员所应共同遵循的道德原则，也是建立良好同事关系的基础。检验科工作人员有分工不同和上下级之分，但在工作性质、人格上没有高低贵贱之分，彼此是平等的，这种平等是建立在互相尊重的基础上的。要重视别人的意见，不妒贤嫉能，不医者相轻，不贬低他人抬高自己。

2. 建立相互信任、彼此支持的协作关系　检验科内部分工是医学技术发展的必然结果，它有利于医学的不断深化。各司其职，搞好本职工作是检验科工作人员的基本职责。在不同的工作岗位上，同事间要相互支持和彼此协作。相互信任是相互支持、协作的基础。在立足本职、安心本职的基础上，要以自己工作的可靠性赢得他人的信任，同时也要相信他人工作的主动性、可靠性和能力。

3. 建立共同提高和发挥优势的竞争关系　作为一名医技人员，要加强包括身心素质、思想道德素质和科学文化素质等方面的自我完善，并通过医德修养，达到职业上的“慎独”境界。在自我完善的过程中，同事间要相互学习，由于各人的年龄不同，智能优势不一，道德品质各异，相互之间可以学到更多东西。这种学习既体现了和谐的道德关系，又是自我完善的必要补充和重要途径。这种互相学习，可以达到共同提高，使每一个人都能发挥自己的技术特长和技能优势，更好地为患者服务。

（二）医学检验人员与医护人员人际关系

医学检验人员与临床医护人员的关系也是医际关系的一种，彼此平等、相互尊重，团结协作、公平竞争，交流沟通、相互学习，互相监督，避免差错是建立良好医际关系的原则。

1. 医学检验人员的高素质是构建良好医际关系的基础　作为一名医学检验人员，首先要注重思想道德修养，树立以“患者为中心”的服务理念，培养严谨、踏实的工作作风。其次要正确认识医学检验在临床诊疗中的地位和作用，严格按检验项目操作规程进行操作，为临床诊疗提供准确及时的检验报告。积极掌握医学检验的新理论、新知识和新技术，提高自身综合素质。

2. 质量是医学检验的生命线，是构建良好医际关系的关键　作为一名医学检验人员，不仅要熟悉质控工作的理论、规则和要求，还要有扎实的基本技能。要以认真负责的工作态度和对业务精益求精的精神做好室间质控和室内质控，可靠的检验结果是医学检验人员和医护人员之间相互信赖的基础。

3. 相互交流和沟通是构建良好医际关系的重要途径　医学检验人员要服从临床医生的要求，根据检验申请单进行检测，而且还要对检测结果进行分析，对不符合常规的检测结果要高度重视，及时与临床医生、护士联系，查明原因。对于不符合要求的送检标本，应坚持拒收的原则，不能盲目发出报告。医学检验人员应充分发挥主观能动性，以高度的责任心与临床相互支持，团结协作，虚心听取医护人员的意见，经常性地与医护人员交流检验和诊疗情况，努力协助临床做好工作。

（张家忠）

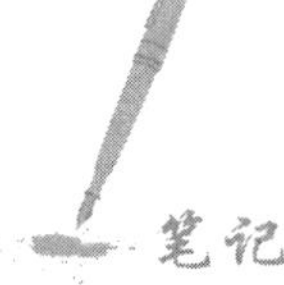

第二节　医学检验人员人际沟通

有人类的地方就有沟通，有沟通的地方，就有希望；人际沟通是人与人之间通向彼此的桥梁。医学检验人员之间保持良好的沟通有利于检验科创建良好的工作环境和氛围，医学检验人员与医护人员、患者保持良好的沟通，对检验结果的质量保证和建立良好的医患关系，都具有十分重要的意义。

一、人际沟通概述

（一）人际沟通概念

人际沟通（interpersonal communication）是指人们运用语言或非语言符号系统将一方的语言、意见、态度、知识、观念以至情感等传递给对方的过程。人际沟通是人与人之间通过各种方式的交流，在心理上和行为上发生相互影响的过程。人际沟通是建立在人际关系的基础上，是人与人之间的心理沟通，是情感、态度、兴趣、思想认识、人格特点的相互交流与相互感应的过程。人际沟通包括三方面的内容：①沟通是对信息的传递。②沟通的关键是沟通双方准确地理解信息的意义。③沟通是一种双向的、互动的信息和反馈的过程。

（二）人际沟通特点

作为发生在人与人之间的信息、情感交流及共享过程，人际沟通具有以下特点，见表9-5。

表9-5　人际沟通的特点

特点	内容
目的性	以改变对方的态度或行为为目的
互动性	是一个相互影响、相互作用的积极过程
双向性	即在一个完整的沟通中，沟通参与者几乎在同时充当沟通者和接受者的双重角色
双重性	人际沟通不仅沟通观念和思想，同时还传递着情感
情境性	总是在特定的时间、地点、参与者、主题等各种因素中进行
统一性	不仅涉及沟通内容，同时也体现参与双方的人际关系水平。在人际沟通中必须保证内容与关系的统一，才能达到有效的沟通
整体性	人际沟通过程中，参与者不仅交流信息，同时也是整个人格的反映和身心的投入
客观性	人际沟通不仅通过语言方式表达，也会通过非语言方式体现，所以人际沟通的发生一般不以个人的意志为转移

（三）人际沟通功能

1. 社会功能　社会中绝大多数的信息和反馈都与人际沟通有关。通过沟通，人们可以发展、改变或者维系社会关系；通过沟通，个体可以接受社会信息，学习各种知识，联合起来开展活动；通过沟通，人们可以树立社会意识，强化协作精神，成为社会需要的人。

2. 心理功能　人际沟通的心理功能主要体现在两方面：满足人的交往需求和促进心理的正常发展。人与人交往就像需要食物、水、住所一样重要。如果一个人不与他人交往，缺乏人际沟通，就容易引起心理失调进而影响心理健康，出现心理行为问题。心理学认为，人类社会环境是人的心理正常发展的必要条件，而其中人际沟通又是人类社会环境发生作用的重要环节。个体出生以后，人际沟通对心理发展的意义巨大，通过沟通，个体学会语言，发展了思维，完成了社会化。

3. 学习功能　人际沟通的学习功能是指人类的知识、技能等的学习大多是通过沟通来实现的。正式的学习往往发生于学校课堂内，通过师生互动进行的。非正式的学习，所谓

"三人行必有我师"，也是通过与他人的沟通进行的。

4. 决策功能 人际沟通的决策功能是指人们在做决策时需要通过了解信息、交换意见，尤其是在团体决策时，沟通更是不容忽视。正确和适时的信息是有效决策的前提。生活中的人们时时刻刻都在进行各种决策，依靠自己或需要同他人商量后作出决策。而人际沟通刚好满足了决策过程的两方面：促进信息交换和影响。

5. 职业功能 人际状况不仅影响到人的心情是舒畅还是压抑，而且还关系到职业是否得到别人的支持和配合。现代社会，很多职业直接取决于人的沟通能力，如果你和工作对象不能很好地沟通，工作就难以进行。

（四）人际沟通基本要素与层次

1. 人际沟通的基本要素 人际沟通的基本要素包括信息背景、信息发出者、信息接收者、信息、渠道、反馈六大要素（表9-6）。

表9-6 人际沟通的基本要素

基本要素	特点
信息背景	沟通发生的场所、环境及事物、沟通时间和参与人的个人特征，如情绪、经历、知识水平等
信息发出者	指信息发出的人，发出者必须充分了解接收者情况，选择合适的沟通渠道以利于接收者理解
信息接收者	对发出者所传递的信息进行解码并加以理解的人，接收者也是沟通的主体，在沟通中不是被动的
信息	信息发出者希望传达的思想、观点、事实、态度、情感等，是发出者想要传递的内容
渠道	信息通过渠道进行传递。沟通渠道可以是语言的，也可是非语言的。语言沟通可分为口头语言和书面语言；非语言沟通主要包括面部表情、身段表情和语调表情
反馈	是接收者向信息发出者反馈的信息。有利于了解信息是否准确地传递给信息接收者，以及信息的意义是否被准确地理解。反馈可以通过语言方式，也可以通过非语言方式进行

2. 人际沟通的层次 根据人际交往中交往双方的信任程度、参与程度及个人希望与他人分享感觉的程度不同，可将沟通分为一般性沟通、事务性沟通等层次（表9-7）。

表9-7 人际沟通的层次

人际沟通的层次	特点
一般性沟通（一般性交谈）	指一般性社交应酬的开始，是沟通的最低层次。沟通的双方仅涉及一些表面性的、肤浅的、社会应酬性的话题，此层次沟通适用于初次见面的双方，双方具有一定的安全感
事务性沟通（陈述事实）	不掺杂个人的意见及感情，也不涉及私人关系，仅简单地陈述沟通当时的事实，目的是将信息准确地传递给对方
分享性沟通（交换看法）	指沟通双方已建立起一定信任基础，可以彼此谈论看法，交流意见的沟通。沟通除了传递信息，还分享个人的观点和判断。沟通发出者希望表达自己的观点和判断，并与对方分享，以达到相互理解的目的
感情性沟通（交流感情）	指沟通双方彼此无戒心，有了安全感时进行的沟通。通常在交往时间长、信任程度高的人之间才会进行该层次沟通。沟通的双方除了分享对某一问题的观点和判断外，还会表达及分享彼此的感觉、情感和愿望
共鸣性沟通（沟通高峰）	是沟通的最高层次。在这一沟通层次，沟通的双方不需要任何语言就能完全理解对方的体验和感受，也能理解沟通双方希望表达的含义。不是所有人的人际沟通都能达到这一层，只有非常相知的人才能进行共鸣性沟通

（五）人际沟通种类及障碍

1. 人际沟通种类 按照不同的划分标准，人际沟通有不同的种类：

(1) 按沟通符号分类：按人们在沟通时所使用的符号系统，分为语言沟通和非语言沟通。

1) 语言沟通：是指使用语言、文字或符号的沟通。语言沟通可分为书面语言、口头语言和类语言三种。①书面语言：以文字及符号为传递信息的工具的交流方法，如：报告、信件、文件等。不受时空限制，具有比较正式、准确，权威性，常可作为法律依据，具有备查功能，且容易长久保存。②口头语言：采用口头语言的形式进行沟通，又称为交谈，是人们最常用的沟通方式，此沟通比较亲切而具有弹性，反馈快而直接，有利于双向沟通，包括交谈、电话、讨论、咨询、演讲等主要形式。口头沟通局限性较大，受时间、空间条件以及沟通双方自身条件的限制，有可能导致信息传递失误、歪曲。

使用语言沟通时，要注意力求表达准确，注意选择准确的词汇、语气、标点符号等，注意逻辑性及条理性，必要时加上强调性的说明，以突出重点。

2) 非语言沟通：是指不使用词语，而在沟通中借助如动作、手势、眼神、表情等来帮助表达思想、感情、兴趣、观点及用意等的方式。非语言沟通的内涵十分的丰富，包括副语言沟通、身体语言沟通等多种形式。副语言是指有声但没有固定含义的说话。口语中的副语言是通过非语言声音来实现的，如声调、音质、音长、重音、哭声、笑声等。身体语言沟通是通过目光、表情、手势等身体运动或静态无声的身体姿势、衣着打扮等形式来传递或表达沟通信息。

所谓"此地无声胜有声"即指非语言沟通的效果。在人们的沟通行为中，非语言沟通与语言沟通常常一起进行，相辅相成。在人们的沟通行为中，真正做到心灵沟通，除了要掌握语言交流技巧外，还要注意感受对方的身体语言等非语言沟通形成。非语言性行为在沟通中具有加强语言、配合语言、实现反馈和传达情感的作用。其特点是信息负载量大，可以表达语言不能表达的思想和情感，且比语言符号普遍、生动。在进行非语言沟通时要注意适时、适地、适情、适人，方可具有好的沟通效果。

(2) 按沟通渠道分类：分为正式沟通和非正式沟通。

1) 正式沟通：是指通过正式的组织程序，按组织规定的路线和渠道进行的信息传递和交流。如召开会议制度、情况汇报、文件的下传达与呈送、组织之间的公函往来等。其优点是沟通渠道比较固定，信息传递准确，受重视程度高，信息权威性、约束力都较强；其缺点是沟通速度慢，互动性不够。

2) 非正式沟通：是指正式沟通之外进行的信息交流和传递。非正式沟通是建立在日常人际关系基础上的一种自由沟通。如组织成员的私下交流、朋友聚会、小道消息的传播等。其优点是沟通形式方便灵活、速度快、内容不受限制，更能体现情感交流；缺点是信息不一定可靠，容易失真。

(3) 按沟通目的分类：分为征询型沟通、告知型沟通和说服型沟通。

1) 征询型沟通：是以获得期待的信息为目的的沟通，一般采用提问的方式进行。

2) 告知型沟通：是以告知对方自己的意见、观点和资讯为目的的沟通。通常采用知照的方式进行。

3) 说服型沟通：是以改变对方的态度或行为为目的的沟通，常常采用晓之以理、动之以情的说服方式。临床上常见的说服型沟通有规劝、批评和调节等形式。

(4) 按沟通意识分类：分为有意沟通和无意沟通。

1) 有意沟通：是指沟通者对自己的目的、预期的结果都有所意识的沟通，具有明确的目的性的沟通。

2) 无意沟通：是指在与对方的接触中，没有意识到的信息与交流。

(5) 按信息流动方向分类：分为上行沟通、下行沟通和平行沟通。上行沟通是下情上达，下行沟通是上情下达，平行沟通（非上下级）是同一级组织中的沟通。在不同的沟通类型中，使用语言措辞、语气语调都应有所区别。

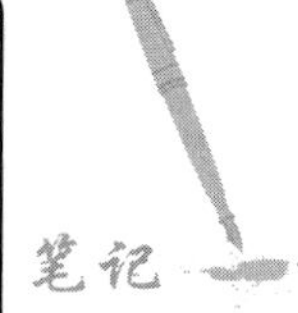

2. 人际沟通的障碍　在人际沟通中，有可能产生沟通障碍。生活、工作中，许多人际误会、矛盾、冲突都源于人际沟通障碍。

（1）语言障碍：语言是最重要的沟通工具，但由于语言的复杂性，又使得语言运用存在诸多困难。①语言的差异造成的沟通障碍。不同的国家和民族通常有自己的语言，由于地域的差异，语言的发声以及部分词汇所表达的意义也不尽相同，这给语言沟通设置了障碍。②语义不明造成歧义。沟通主体之间在语法表达及词汇的选择不明确，就不能清晰表达沟通的目的，不能成功沟通。③专业术语引起的理解障碍。不同行业有不同行业的专业术语和专有名词，因此沟通主体所处的行业环境及专业背景是沟通障碍的主要原因之一。

（2）习俗障碍：习俗又称风俗习惯，是在一定文化背景下形成的具有固定特点的调整人际关系的行为准则，如道德习惯、审美传统、礼节礼仪等。习俗通常因民族而异，或因地域而异，习俗的不同也成为人际沟通的障碍。

（3）观念障碍：封闭观念排斥沟通，僵化观念窒息沟通，极端观念破坏沟通。

（4）角色障碍：社会地位不同的人通常具有不同的意识、道德标准和价值观念，从而造成沟通的困难。政治差别、职业差别、宗教差别甚至年龄差别对同一信息会有不同的甚至截然相反的认识，常常容易造成沟通障碍。

（5）个性障碍：主要是指人们不同的个性倾向和个性心理特征所造成的沟通障碍。个性缺陷往往会对沟通产生不良影响。

（6）心理障碍：心理障碍是指个体无法有效地按照社会规范或适宜的方法去沟通，从而表现出心理活动的一种异常。但我们所说的心理障碍并非医学中的心理障碍，而是影响沟通的一般心理活动规律。心理障碍又分为认知不当导致沟通障碍，感性失控导致沟通障碍，态度变化导致的沟通障碍等。

（六）人际沟通技巧及能力培养

1. 沟通能力必要性　沟通能力是一个人生存与发展的必备能力，也是决定一个人成功的必要条件。

（1）社会活动需要沟通能力：人们在生活中离不开实践活动，免不了与他人沟通，所以人们在实践活动中需要有一定的沟通能力。

（2）工作需要沟通能力：沟通技巧对各行各业、不同岗位的人都非常重要。

（3）沟通是个人身心健康的保证。若要身心健康就需要不断从外界获得新的刺激，保持沟通。

2. 人际沟通技巧　在人际交流沟通中，适当地使用沟通技巧，可以促进有效地沟通。

（1）说话的技巧：语言是人际沟通的直接桥梁，人世间的一切人情世故都可表现在语言交流中，所以说话是一门艺术。说话时应注意：态度要诚恳、多说对方感兴趣的事情、重视每一个人、注意停顿、学会使用万能语。

（2）倾听的技巧：倾听对于沟通双方来说至关重要。善于倾听可以促使沟通的顺利进行，有助于增进彼此的了解，加深感情，建立良好的人际关系。因此，倾听的重要性包括以下几点：倾听可以获得更多重要信息、倾听可以避免产生误会、倾听可以激发对方的谈话欲望、倾听可以发现说服对方的关键、倾听可以获得友谊和信任。

（3）同理他人的技巧：同理是指侦查和确认他人的情绪状态，并给予适当的反应，设身处地，以对方立场去体会其心境的心路历程。同理有以下四个层级：很少从他人的角度思考问题，做事情很少考虑到他人的感受；能够从他人的角度思考问题，做事情会考虑到他人的感受；能够站在对方的角度思考问题，想对方之所想；将心比心，设身处地地去感受和体谅他人。

（4）自我暴露的技巧：自我暴露是指个体在自愿的情形下，将纯属个人的、重要的、真实的内心所隐藏的一切向他人吐露的历程。人际沟通中，自我暴露是人与人之间建立感情、发展感情的重要途径之一。通过自我暴露，向对方传递信任，展示愿意与对方更深入交往的诚意。自我暴露的过程通常渐进而缓慢，但是，随着自我暴露的增多，人际关系也日趋亲密、稳固。

（5）沉默的技巧：语言技巧固然重要，但不是人际沟通的唯一方法，并不是整个过程中都必须说话。恰当地使用沉默可以给对方时间考虑想法、回顾资料，有时间观察对方的非语言行为；当对方受打击时。保持沉默并陪伴左右可提供感情支持。但双方不能一直保持沉默，在适当的时候需要打破。

3．人际沟通能力培养　沟通能力不是某些人所独有的，也并非可望而不可即的，沟通能力的培养是渐进的过程。害怕沟通是心理现象，有可能是生理反应，更重要的是由于自身缺乏沟通能力造成的。所以，人际交流能力的培养需要人们积极沟通、勇于实践，沟通能力才会不断提高。实践活动是提供沟通能力最基本、最关键的因素，其不仅影响着人们的沟通心理和沟通认识，还直接制约着人们的沟通能力。

二、医学检验人员与患者人际沟通

（一）医学检验人员与患者人际沟通意义

为了了解患者的状态和标本采集的质量，为了做好临床咨询工作，为了提高服务意识，改变传统的“坐等”和“以标本为中心”被动服务方式为“以患者为中心”的主动服务方式，医学检验人员加强与患者人际沟通变得越来越重要，也非常有必要。

1．良好的医患沟通有利于构建和谐的医患关系　患者询问检验结果时耐心解释；患者有不合理检验方面要求时委婉拒绝，晓之以理；患者对检验结果有疑问时，认真倾听，正确处理；急诊患者催促检验结果时耐心安抚，尽快处理；患者因疾病痛苦时，换位思考，关心患者，良言一句三冬暖。检验人员与患者进行良好的沟通，可帮助彼此之间相互理解，对提高服务质量，减少医患纠纷，构建和谐医患关系具有十分重要的意义。

2．良好的医患沟通可以提高检验结果的质量　检验人员与患者良好的沟通可取得彼此间的信任，有利于患者积极、主动、如实告之检验标本留取、采集的情况，如：精液标本的采集，通过检验人员和患者良好的沟通，患者对检验人员产生信任感，就会如实报告精液标本留取的方式、留取的精液量及留取的时间等，让检验人员了解标本采集、运送的质量。检验人员与患者良好的沟通也有利于患者按检验人员的告之要求留取、运送标本，确保检验结果准确可靠。

（二）医学检验人员与患者人际沟通基本原则

与患者的沟通，虽然只是检验工作中普通的一个细节，医学检验人员与患者种种沟通的细节若有不慎或不妥，也常常会引发医患矛盾和纠纷，甚至影响检验质量，干扰医院正常的工作秩序。所以，检验科有效的医患沟通应遵循以下原则：

1．以人为本原则　以人为本是医学检验人员与患者沟通的最根本指导思想，坚持一切从患者出发，在提高技术服务质量的同时，思考并创造人性化服务的办法和措施。如：检验科在布局上科学合理、标识清晰，做到以人为本，建立一个舒适、整洁、美观、温馨便民的工作环境，具有清晰明了的检验流程标识，简便易懂的标本留取、放置指引，方便患者送检标本。同时，多设立自助打单服务，检验人员将更多的关注度放在标本的检测上，准确、快捷地发放报告，真正贯彻以人为本，以患者为中心的理念。

2．诚信原则　诚信也是医学检验人员与患者沟通的基础和根本，只有讲诚信，才能建立良好的医患关系。患者及家属有可能对检验的过程不放心，怀疑结果张冠李戴、检验不认真、应付了事，要取得患者的信任，质量是关键。为保证质量必须遵循各项检验操作规

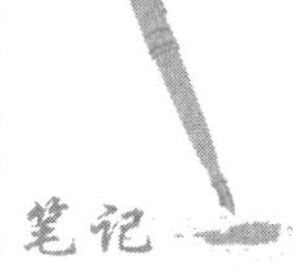

程，强化质量管理和质量控制意识，确保检验数据的准确、及时、无误。

3. 平等与尊重原则　医学检验人员和患者双方是平等的，两者之间建立良好关系的秘诀就是尊重。尊重患者就是尊重其权利，维护其尊严，医患双方应在人格平等的基础上相互交流，同时还要包容其心理、语言、个性、习惯。服务周到热情是最基本要求，尊重患者、一视同仁是道德准则。具体工作中就是当患者提出要求及问题时，予以耐心合理解释，委婉含蓄，尽量使患者和家属满意。

4. 理解与宽容原则　沟通双方要相互理解，换位思考，在理解的基础上学会宽容患者的种种行为。医学检验人员要设身处地为患者着想，理解患者的感受，体谅患者，站在患者及其家属的角度，实施理解关怀，做好思想工作，将工作的科学性、程序性与语言的亲善性、灵活性有机地结合起来，融洽就诊环境，避免矛盾发生。

5. 保密原则　医学检验人员要尊重患者的意愿，在工作中不能询问患者与检验无关的事情，在检验过程中不得泄露对患者的声誉造成损害的相关信息，如性病的检验结果，要注意保密，不允许电话查询及随意告知他人。

6. 留有余地和区分对待原则　在沟通过程中，应贯彻区分对象的原则，区分每一位患者。沟通时应针对不同年龄、性别、职业和文化背景的患者选用不同的语言和方式，对感情、语言、动作强烈的患者，注意使沟通在平静气氛中进行；对性格固执的患者，沟通时要耐心，循循善诱，措辞婉转；和年轻人沟通时要注意避免教训的语言，以免引起反感；与小儿患者沟通时，应采用鼓励、夸奖的语言；而对老人，则采用通俗易懂的语言，以儿女情怀来倾听患者的诉说，使老年患者产生信赖和亲切感，增强交流效果。

此外，检验科人员在跟患者解释检验结果时，一定要有分寸，留有余地，不能给出“结果完全正常，没有任何问题”等结论，否则一旦发生意外，会造成纠纷。

（三）医学检验人员与患者人际沟通方法、技巧和注意事项

随着患者对检验科医疗服务质量要求的日益提高，作为医院窗口部门的检验科，医学检验人员尤其是急诊、门诊检验室的检验人员在与患者接触和沟通中，应注意沟通的方法和技巧。

1. 谨记窗口意识，严格遵守医务人员行为准则，正确使用文明用语，态度和蔼，关心爱护患者、有同情心，给患者多一份理解。

2. 以患者为中心，改变工作作风　检验科应从患者角度出发，尽可能地从每个细节上完善窗口的管理，努力使患者的就医流程便捷化。如根据不同时段灵活增减窗口开放个数，分流高峰拥塞，减少患者等候时间；设置大小适合的窗口，舒适的座椅，保持窗口的清洁，创造人性化的服务环境；公示服务指南，包括检验项目价格、标本留取的要求和时间、检验时间、领取报告单时间等；加强化验单管理，随着现代科技的进步，许多医院已建立信息网络系统，化验单集中打印已不是问题，但仍有许多医院此项系统还未健全，还需加强化验单管理，如可进行分类、分时管理、专人保管、实行签收制度等以免遗失。

3. 增强应急、应变的能力　医学检验人员要增强应对突发事件的能力，把医患沟通的矛盾扼杀在萌芽状态。如果遇到纠纷，首先不要使矛盾激化，态度一定要冷静，说话语气要委婉，讲究方式方法，客观的分析纠纷的根源，不要互相推卸责任，提出有效的解决纠纷的办法。如当窗口发现患者化验单付费与检测项目不符，让患者去收费处补费时，往往引起患者不满，而收费处又因化验单字迹不清或情况不明让患者再次返回询问时，纠纷发生了。此时检验窗口人员不仅要耐心解释，诚恳道歉，甚至亲自帮助患者办理手续，适时化解纠纷。

4. 在服务过程中要善于及时、有效地与患者沟通，以解除患者的疑惑和恐惧如在静脉采血过程中，要善于观察患者的心理状态，对患者的恐惧、晕针、晕血等进行有针对性的心理疏导，适时地与患者沟通，使其保持放松，以便顺利采样。

5. 及时向患者提供检验结果，对患者的需求认真倾听，及时作出反应优化操作流程，尽量缩短报告时间，便于患者就医，减少路远或外地患者无谓的跑路，真正为患者着想。

6. 遇到就诊检验高峰时，应及时向患者做好解释工作；患者出现不满情绪并大声抱怨时，应冷静对待，保持克制与尊重，可改变场所再进行沟通，避免影响到其他人。

7. 可能由于检验报告迟发或者检验结果有问题或者某些原因要求患者重新采集标本以及患者其他不合理的要求等原因，检验人员可能与患者发生矛盾、冲突甚至医疗纠纷，此时，检验人员应积极沟通，协商解决。可采用以下方式处理：

(1) 选择合适场所，单独沟通：医院环境、人多声杂，不利于安抚患者，如果投诉者有过激的言行，还会扩大事态，因此，当检验人员和患者发生冲突或患者投诉时，应选择合适场所，与投诉者单独沟通，以求问题解决。

(2) 认真倾听，鼓励宣泄：在与患者发生冲突或纠纷时，有效倾听对于妥善解决纠纷至关重要，不论患者情绪如何激动、要求是否合理、陈述是否明白，都要冷静、耐心倾听，使患者不满情绪得以宣泄，逐渐恢复平静理智。

(3) 谨慎解释、科学指导：在与患者发生冲突或纠纷时，检验人员要对患者的疑虑和不满要用充分的科学的知识作谨慎的解释，不说“过头话”，对患者不能接受的客观事实要用检验专业知识给予解释，对患者不理智的行为要指出正确的解决方法。

(4) 审慎答复，谨慎承诺：医疗纠纷中，在来龙去脉弄清之前，不忙于表态，不作轻率承诺。在和患者积极沟通的同时，要视事态的轻重缓急，及时向科室负责人、主管领导汇报，并争取上级领导协调处理。

(5) 尽快处理，协商解决：受理患者投诉时应马上作出反应，对事态严重的、决策困难的问题要立即请示上级领导，争取尽快解决就诊者的投诉，以免耽误时间，引起患者更大的不满；如实在不能立即解决患者的诉求，也可把采取的措施和所需的时间告诉患者，并征得患者同意，如有可能，可请患者参与选择解决问题的方案或补救措施。不能对患者表示“无能为力”，也不能向患者作出不切实际的许诺，要充分估计解决问题所需要的条件和时间，留有一定的余地。

(6) 区分责任，客观公正：在处理患者与检验人员的冲突或纠纷时，应该本着对患者、检验人员公正、客观、负责原则。属于检验人员责任，要公正处理，并及时做好补救措施；属于患者或客观原因，做好耐心解释工作，属于双方互有责任，先解决自身不足，并请患者配合解决。要注意的是急于得出结论，一味道歉都是不可取的。

三、医学检验人员之间及与医护人员人际沟通

（一）医学检验人员之间人际沟通

检验科人员之间加强沟通和联系，可以保持良好的人际关系，使检验人员感到心情舒畅，利于建立良好工作环境和氛围，提高工作效率，提高检验科凝集力和团队协作精神，创建和谐科室。检验科人员在沟通时要尊重上级，爱护下级，互敬互学，取长补短，换位思考，团结协作，维护整体，不炫耀己长，不揭他人之短，不高傲自大，不自私、乐于助人、不背后说三道四。在沟通时还应注意开诚布公、尊重对方、平等、换位思考、虚心，多倾听、求同存异、抓大放小，坚持批评与自我批评原则等。

医学检验人员之间沟通时要运用一些恰当的技巧，这些技巧对沟通检验人际关系、缓和人际矛盾、解决实际问题及促进沟通的顺利开展起着极其重要的作用。医学检验人员沟通时经常会遇到称赞沟通、批评沟通、说服沟通、道歉沟通等，其主要沟通技巧如下：

1. 称赞技巧　心理学家威廉·詹姆斯说：“人类本性中最深刻的渴求就是受到赞赏”，选择恰当的时机和适当的方式表达对对方的赞许是增进彼此情感的催化剂。在称赞时要注意

以下策略：恰如其分的赞扬、在适当的场合给予、在逆境时给予赞扬、在背后给予赞扬、间接赞扬、事过之后赞扬等。

2. 批评技巧　如果说赞扬是抚慰人灵魂的阳光，那么批评就是照耀人灵魂的明镜，能让人真实认识自己。“知人者智，自知者明”，但人非圣贤，不能真实地看待自己的不足，这是人的一大劣根性，这就必然潜藏着对批评的抵触。

3. 说服技巧　检验人员经常要进行说服沟通，在进行说服时要注意：建立信任、晓之以理，动之以情，商讨式说服等。

4. 道歉技巧　检验人员交往沟通之间经常会自己说错一些话、做错一些事等，这就需要自己有勇气向当事者表达诚挚的道歉，取得当事者谅解。道歉有三个要素：承认错误、表达遗憾以及表明愿意担负起责任的态度，是否同时表达这三点，要视情况而定。要做到真正有效的道歉。

5. 拒绝技巧　不善于拒绝别人的人，往往自己很辛苦，又丢失了自我，事后常常后悔不已。其实，学会拒绝并不困难，常见有以下一些方法：直接拒绝法、转移拒绝法、沉默拒绝法、幽默拒绝法、拖延拒绝法、补充拒绝法等。

（二）医学检验人员与医护人员人际沟通

为了保证检验结果的准确性、可靠性，为了加强分析前、分析中和分析后的质量控制和管理，尤其是分析前和分析后的质量控制和管理，检验人员必须加强与临床医护人员的沟通和联系，确保检验标本采集、运送等各个环节的质量。随着医学检验已经发展到检验医学，检验科功能和内涵扩大了，检验科除了完成标本检测，提供及时可靠的结果外，还应提供其检查范围内咨询服务，包括结果解释和为进一步适当检查提供建议等，检验科从以标本为中心到以患者为中心，变被动为主动。医学检验人员有责任、有义务向临床提供对检验的结果解释以及进一步做哪些检验项目的建议。因此，加强医学检验人员与医护人员的沟通和联系非常重要。医学检验人员与医护人员的沟通方法、方式主要有：编写服务手册（检验项目手册、标本采集与运送手册等），发放到临床；定期举办专题讲座，向临床医护人员介绍一些新的检验项目和新技术开展情况；定期向临床医护人员征求意见或建议；参加临床查房、病例讨论，保持电话联系和沟通等。

本章小结

人际关系具有明确性、渐进性、多面性、变化性和复杂性等特点。良好的人际关系可以使个体保持身心健康，开发个人内在的自我潜能；同时也有助于营造良好的社会氛围，促进群体和社会的发展。处理人际关系的关键是要坚持平等原则、真诚原则、主动原则和交互原则，并掌握建立良好人际关系的策略。人际沟通是建立良好人际关系的基础，具有社会功能、心理功能、学习功能、决策功能及职业功能；包括信息背景、信息发出者、信息接收者、信息、渠道、反馈六大要素；人际沟通分为一般性沟通、事务性沟通等层次；沟通的形式有语言沟通、非语言沟通、正式沟通、非正式沟通等。在沟通时，适当的使用说话的技巧、倾听的技巧、同理他人的技巧、自我暴露的技巧等，可以促进有效沟通。医院检验科作为医院为患者服务的窗口，在与患者交往的过程中，应牢固树立“以人为本”、“以患者为中心”的医疗服务理念和为人民服务的服务宗旨，秉承诚信、平等、尊重、理解与宽容原则、保密原则、留有余地与区分对待原则，保持良好的服务态度，掌握一定的与患者保持有效沟通的技巧与方法，建立良好的医患关系。同时，检验科工作人员之间建立良好的人际关系，有利于创建良好的工作环境和氛围，与医务人员保持良好的沟通和交流，有利于保证检验结果的可靠性和准确性，提高医疗质量。

（冷　平）

笔记

第十章 临床实验室质量、信息及安全管理

通过本章学习，你将能回答下列问题：

1. 临床实验室为什么要进行质量管理？
2. 临床实验室质量管理包括哪些内容？
3. 如何做好分析前质量控制？
4. 分析后质量控制的主要内容。
5. 临床实验室信息系统的基本组成要素有哪些？
6. 临床实验室信息系统有哪些基本功能？
7. 临床实验室的主要危害源有哪些？
8. 临床实验室常见的应急事故有哪些？如何正确处理？

临床实验室的主要工作是提供准确的检验结果及为临床提供咨询服务。检验结果的质量管理是临床实验室全程质量管理的核心。现代社会已进入信息化时代，需要建立临床实验室信息管理系统，以提高工作效率和工作质量。临床实验室要确保工作人员、工作环境及周围环境的安全，防止生物安全及其他安全事故发生。临床实验室质量、信息及安全管理是实验室管理学的重要内容。

第一节　临床实验室质量管理

临床实验室全程质量管理（total quality management，TQM）指从临床医生开出检验医嘱开始到实验室完成检测等步骤，包括检验申请、患者准备、样本采集、样本检测、报告审核、临床咨询、抱怨处理等全过程中一系列保证检验质量的方法和措施。包括分析前质量控制、分析中质量控制和分析后质量控制三个阶段。

一、分析前质量控制

分析前阶段是指从临床医师选择检验项目，提出检验申请，到将检验样本送到实验室这个阶段，包括检验申请、患者的准备、原始样本的采集和运送到实验室。分析前阶段主要在临床实验室外进行，由医生、护士、护理人员以及受检者和家属等共同配合来完成，因此它是影响因素最多的环节，最易出现问题，据统计在临床不满意的检验结果中，60%～80%是因检验样本质量不合格所致。分析前质量控制是全程质量控制的基础和前提。

分析前阶段每个环节都非常重要，需要临床医生、护士、患者和护工等的通力配合。临床医生依据患者的病情提出检验申请，告诉患者采集样本前注意事项，并正确采集样本和及时送检。如下是几个例子：①某患者有吃鱼生史，B超检查显示肝脏有肝吸虫病改变，

如果医生申报检验时选择大便常规检验，而没有选择大便找寄生虫卵（使用集卵法检验），那么有可能漏检。②某患者需要做精液检验，如果医生或检验人员没有清楚告诉患者收集样本的注意事项或已告知但患者没有听明白均可导致检验结果不能反映患者的真实情况，如患者没有把全部精液标本射入精液容器或没有在30分钟内将样本送到实验室可导致结果不准确。③护士抽血不顺利，可导致患者样本溶血，造成假性高血钾等。④护士抽血后，样本没有及时送检，如早上抽血的血液样本，中午或下午才送检，可导致血糖结果降低。

临床实验室人员在接收标本时，必须及时检查送检标本是否符合检验要求。血液样本检查溶血、脂血、血凝、抗凝剂和抗凝比例等情况，对于不合格的样本应立即联系临床，告知重新采集，以免影响及时检验。总之需要制订检验样本采集、运送、接收和不合格的标本拒收制度等。必须严格执行制度，加强交流培训（如新员工岗前的检验样本采集、运送要求的培训，定期开展检验项目尤其是新开展检验项目的专题讲座，定期到临床科室沟通），重视临床医生、护士反馈的检验质量信息等，以提高分析前阶段质量控制效果，从而确保检验结果的准确性。

二、分析中质量控制

分析中阶段是指临床实验室各专业组接收到合格标本到分析测定完成的过程。这阶段主要包括标本前处理、分析测定、室内质量控制等过程。其中标本前处理是检验工作的基础，包括标本的分离和保存，标本分离和保存应严格按每个检验项目标本分离和保存的操作规程来进行。标本分析测定：①需要选用推荐或适当的检验方法，严格控制好分析测定过程中所涉及到的仪器、试剂、校准品、标准品、质控品等，要使这些要素保持在合格的状态。②检验项目需要建立标准操作规程（Standard Operation Procedure，SOP），严格按照操作规程操作。③为了保证检验项目的检验结果可靠性，在定性检验项目中应该设立阳性对照和阴性对照；在定量检验项目中应该随机插入质控品和标本同时进行分析，通过质控品的检验结果来判断患者样本的检验结果是否准确。

三、分析后质量控制

分析后阶段是指患者样本分析后检验结果发出到临床应用这一阶段，包括检验结果正确审核和发出，检验人员对结果的解释与咨询服务的过程。这一阶段的质量控制工作有3个方面：①检验结果的审核和发出。②检验后样本的保存及处理。③检验结果的解释与咨询服务。

临床实验室需要保证发出的检验结果完整、准确和及时，因此检验结果的审核和发出应该建立如下制度，并认真执行：①严格的报告单签发、审核制度；②异常结果的复核规则或复查制度；③建立危急紧急报告制度；④特殊项目的检验报告复核制度；⑤建立检验报告单发送的签收制度；⑥检验数据管理制度。另外，检验后样本保存（至少保存48小时）为备查性保留，主要用于临床反馈结果不符合病情时复查或重新采样时比较检查。如下以血液分析仪检测结果，需要显微镜复检为例，说明分析后质量控制的重要性：①某淋巴结炎患儿，血常规结果为WBC 24.01×10^9/L，NEU% 0.10，LYM% 0.74，MON% 0.15；而仪器提示单核细胞、淋巴细胞增高，存在异形淋巴细胞或原始淋巴细胞可能。就必须进行显微镜复检，才能保证检验结果的准确性。该患儿人工显微镜分类结果为中性分叶核粒细胞0.05，成熟淋巴细胞0.45，异形淋巴细胞0.36，单核细胞0.14；结合临床，患儿可诊断为传染性单核细胞增多症。②某患者血常规结果WBC 38.45×10^9/L，PLT 28.50×10^9/L，HGB 84.80g/L，不管仪器有无报警提示，都应该进行人工显微镜外周血细胞形态学检查，保证结果准确后，与临床沟通，报告危急值。③上述患者，如果外周血细胞形态学检查发现有原始细胞，需要经验丰富的检验人员或科主任授权的人员复核无误并签名后，才能发出报告。

检验结果的解释与咨询服务是分析后质量控制重要组成部分。完成好这一服务，需要检验人员既掌握基础医学知识、医学检验知识和技能，又掌握一定的临床医学知识。必须指出的是，医学检验作为临床医学的重要分支，其在精准医疗和保障人民健康方面发挥越来越重要的作用，这就需要医学检验高等教育培养既掌握医学检验知识和技能，又掌握一定临床医学知识的合格人才。

（林发全）

第二节 临床实验室信息管理

临床实验室信息管理系统（clinical laboratory information management system，LIS）是将实验室所有仪器设备通过计算机网络连接起来，采用科学的管理思维和先进的数据库技术，既能满足实验室日常管理要求，又能保证各种实验数据的严格管理和控制，实现实验室的全面管理。

现代科学技术的高速发展给临床实验室管理工作带来了根本性的革命。随着检验医学的迅速发展，新方法、新技术、新设备的不断涌现，检验医学已进入了“自动化”和“大检验”时代，检验人员面对“大数据”状态下检验信息的收集、储存、加工、监督和管理时，采用传统的工作模式难以有效完成，而基于计算机技术和网络技术等现代信息技术、现代管理科学与现代分析技术完美结合形成的 LIS，实现了检验数据的实时自动接收、控制与综合分析，优化了检验工作流程，提高了工作效率和工作质量。LIS 与医院管理信息系统（hospital information system，HIS）的连接，医生能及时、便捷地看到检验结果，保证了检验诊断的客观性，以及更加有效地利用实验室资源。

一、临床实验室信息系统组成要素

LIS 主要由硬件部分、操作软件、数据库管理软件、应用软件四部分组成。

1. 硬件部分 主要由计算机服务器、计算机工作站、打印机、条形码打印机、条形码扫描器等外部设备组成。其中，计算机服务器是核心设备，具备强大的网络功能和人性化的操作界面，能在网络环境下提供高可靠性的共享资源（包括查询、存储、计算等）。

2. 操作系统（operation system，OS）**软件** 是连接硬件和应用软件之间的桥梁。OS 提供人与计算机的输入和输出信息交流、光硬盘存储管理、备份和修复结构，其他软件必须在操作系统软件下才能运行。通常使用的操作系统有：① Microsoft Windows98，XP，Win7。② Microsoft Windows NT，2000。③ UNIX。④ LINUX。

3. 数据库管理软件（database management system，DBMS） 是为系统内储存设置复杂数据和文件的定义、构造及使用而提供的，负责组织和管理信息的程序，由数据库软件按照一定的方式对网络生成的数据进行存储，并可以查询、排序、重组和其他操作，按照用户要求调用数据。常用的数据库软件有：① Microsoft Access。② Microsoft SQL Server。③ Informix。④ Oracle。⑤ Sybase。⑥ Unify。

4. 应用软件 LIS 不是一个单一的系统，它由几个主要的模块结合在一起，在临床化学、血液学、微生物学、免疫学、血凝学、血气分析、尿液分析和质量控制等方面提供不同的服务和发挥作用。还有一些附属模块用来支持主要模块，包括分析界面、标本读取、结果报告和管理报告。LIS 系统与 HIS 系统连接后，还可以调取患者信息、收费等关键资料。

LIS 同其他信息系统一样，必须有一个信息编码标准化体系。该体系的建立，可以保证系统中的信息资源符合标准和规范，便于计算机对信息进行识别、分类排列、检索和统一分析等。同时，各医院之间、医院与行政部门之间也能实现信息相互交换，使信息系统能为公共卫生、行政管理、医疗服务提供可靠的支持。LIS 的标准化还有利于规范检验操作流程，提供行业健康发展的环境，保护用户和开发商的利益。

二、临床实验室信息系统功能

为满足临床实验室质量管理和流程监控的需要，临床实验室使用的信息系统应具备基本的功能。

（一）LIS 基本功能

LIS 基本功能包括：系统设置、业务系统、统计查询、资料打印、质量管理、代码设置等基本模块。

1. 系统设置模块 具有系统登录、修改个人口令、选择输入代码、打印机设置、操作员调动等功能。

2. 业务系统模块

（1）主业务操作模块：具有信息输入（含标本登记、批量处理、结果输入、手工收费等）、质量管理、打印、查询等功能。

（2）其他模块：温度数据、仪器使用情况、仪器保养、试剂使用管理、标本存放、标本接受处理、不合格标本登记、住院患者自动收费 / 查询、门诊 / 住院 / 体检中心检验抽血、标本运送确认 / 接收核对 / 拒收处理、外送标本登记 / 接收核对等。

3. 统计查询模块 具有报告单、信息修改、危急值、统计分析、患者信息、检验标本周转时间（turnaround time，TAT）统计、标本监控和状态查询与统计分析、项目收费统计分析、工作量统计分析等功能。

4. 资料打印模块 具有报告单、工作清单、异常结果、收费清单、标本条形码以及标本二级或三级条形码打印等功能。

5. 质控管理模块 具有质控批号、质控靶值、质控数据输入，质控月报表、质控日报表、结果统计分析、靶值设置等功能。失控重做或修改质控结果时，应保留原始数据，并记录所有修改操作。

6. 代码设置模块 具有检验项目、收费项目、样本类型、设备种类维护、仪器通道、通讯参数、计算公式、本地参数、系统参数、审核人员设置等功能。

7. LIS 工作流程 见图 10-1。

（二）LIS 拓展功能

1. 临床意义查询 查询检验项目的临床意义以协助临床诊断。

2. 历史结果查询 显示患者自本系统建立以后的所有检验结果。

3. 结果动态分析 显示自本系统建立后某患者某检验项目所有结果的动态曲线，有利于临床医生分析实验结果与病情的关系，以及分析后质量控制。

4. 标本采集提示 正确采集标本（采集方式、抗凝剂或防腐剂的应用、标本的运送等）是保证检验质量的关键。因此，在护士执行医嘱时 LIS 系统除了提示患者基本信息（包括姓名、性别、年龄、住院号、病区、床号等）外，还应提示采血要求（使用何种试管、采血量、标本核收的部门等）。

5. 报告审核功能 对报告前的数据按审核规则严格把关，自动报警，拒绝异常结果通过审核，协助实验室工作人员避免发出错误报告。

6. 用户自定义功能 包括快捷键的自定义、输入界面的排版、审核界面的显示调整、报告单完全自定义等。

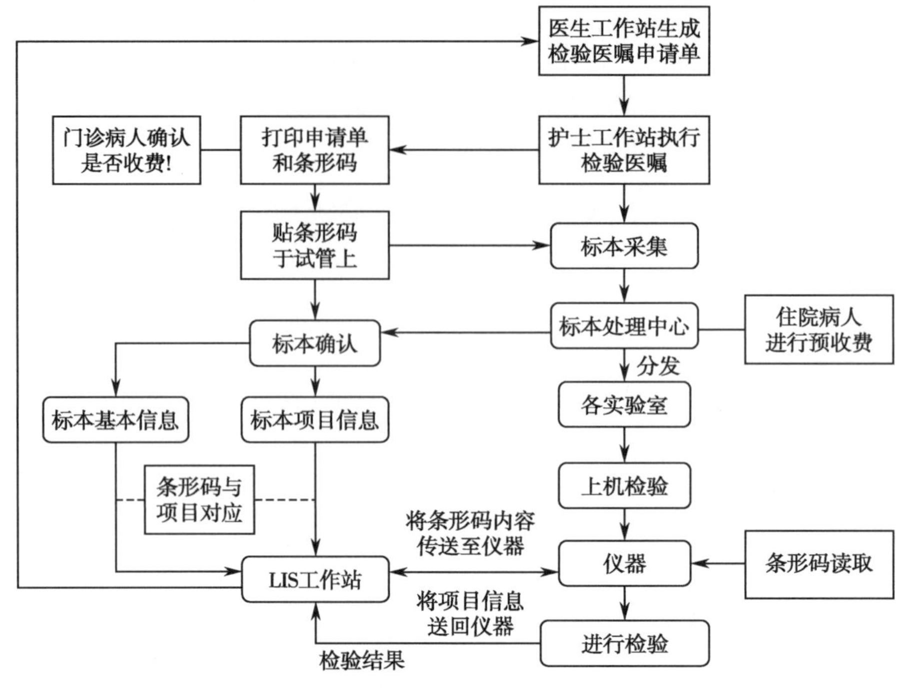

图 10-1　LIS 工作流程

7. 双向通讯功能　对支持双向通讯的仪器，系统实现计算机与仪器的双向控制功能，减少检验人员工作量。

8. 主任管理模块　协助实验室主任对检验质量以及科室的人员、财务、试剂、耗材等方面实施全面管理。

9. 自助报告系统　患者或体检者通过条形码扫描、刷卡（门诊卡、医保卡、银联卡等）或屏幕输入有效号码（发票号、报核联号、条形码号）等方式自行从自助报告打印机上获取报告单。

10. 身份识别　通过生物识别技术（指纹、掌纹等）识别工作人员及患者、供血员、体检者等的身份，以确保数据的安全性、完整性和溯源性。

11. 温控技术　采用有线或无线信号收发技术对冰箱、培养箱、水浴箱的温度及实验室温度、湿度等全方位实时监控和记录，确保温度和湿度在允许范围内。

12. 临床实验室数据社会化服务平台　基于网络通讯平台，建立临床实验室、患者或体检者（或家属）、移动或联通等的信息化服务平台，为患者、体检者或用户提供检验信息服务。

13. 中间件（middleware）功能　选择中间件可以让实验室在实现共性化功能的同时增加个性化特殊需求，提高工作效率。

14. 危急值报告功能　LIS 系统自动筛检出患者的危急值后，通过 HIS 系统第一时间通知患者主管医师和护士，并作相关记录。

15. 全流程在线动态监控功能　基于网络通讯平台，将检验全部流程在线公开，包括实验时间、温度、湿度、标本状态、质控情况等信息，接受外界动态监控。

16. 专家诊断咨询功能　根据患者检验数据，结合临床资料，给临床提出检验诊断的参考意见和建议。

三、临床实验室信息管理发展趋势

目前，LIS 系统已不再局限于单纯的数据储存、处理、报告打印等功能，而是临床实验室管理的重要工具。随着检验医学领域的自动化、标准化、社会化进程的进一步加快，LIS

系统必须适应学科发展要求。

1. 加强自动化和系统化程度 临床实验室的自动化、系统化极大地促进越来越多的全自动检验仪器进入信息管理网络，形成现代化的临床医学检验的新局面，大大提高了整个临床实验室的效率、缩短了检测有效时间，减少了检验人员被感染的危险，减轻了检验人员的劳动强度。提高了实验的精密度，减少了实验误差。

2. 推动实验室标准化进程 临床实验室认可（clinical laboratory accreditation）制度是目前国际上通行的对临床实验室技术能力和质量管理进行评价和正式承认的制度。我国目前正在推行ISO15189《医学实验室质量和能力认可准则》，等同于国家临床实验室认可标准。该标准有助于推动实验室常规质量管理，以及从患者的准备、确认到收集和检验样本的全程质量控制。借助LIS系统贯彻该标准是系统设计必须达到的高度，例如，可以通过规范的流程设计，严格遵从标准中提到的“检验申请”、“标本收集”、“标本处理”、“书面报告”、“报告审核”等环节，从而实现临床实验室管理的标准化。

3. 实现智能化决策 LIS作为HIS的一部分，不仅能对患者检验结果等资料做出分析，提出初步的诊断意见，而且具备技术升级功能；嵌入专家系统使得LIS决策系统可与医学检验技术的发展同步，持续提高决策系统的智能化水平。此外，通过对个体数据的长期跟踪管理，LIS决策系统还将在个体化治疗和疗效评价上体现重要价值，实现智能化分析决策。

4. 达到资源共享 在传统的管理理念中，医院的各个部门总是隶属于医院的，临床实验室也不例外，它是从属医院的私有资源。然而，随着医院经营模式的转变，临床实验室不仅对内提供检验业务，而且可以向社会上众多医院、社区门诊、私人诊所等机构提供专业服务，实现资源共享。LIS系统在设计时可采用面向服务体系结构（service oriented architecture，SOA）的设计方法，满足LIS与其边界系统之间的开放式交互需求，实现和异构系统之间的信息集成。

随着网络安全系统的完善，通过与客户端的HIS相连或利用行业局域网与Internet的连接，实现更大范围的信息共享和数据发布。例如与全国社保及其他系统进行统一标准，实现多系统的无缝链接和信息共享。

将患者检验结果报告与移动通信公司合作实现短信平台及时发布，使患者随时随地接收LIS报告信息，实现信息即时化。

（张纪云）

第三节 临床实验室安全管理

临床实验室是医疗机构病原体最集中的场所，管理不善会引起感染事件的发生；临床实验室也是检验人员的工作场所，在工作过程中不可避免地要接触危险化学品、电、火及电离辐射等，操作不当就可引起爆炸、火灾等事故发生，因此，学习和普及临床实验室安全方面有关知识和加强临床实验室安全管理非常重要。

一、临床实验室主要危害源

（一）生物危害源

1. 基本概念

（1）生物因子（biological agents）：是指可能引起感染、中毒或过敏的所有微小生物体，包括寄生于人体的或经基因修饰、细胞培养的一切微生物及其他相关的生物活性物质。

（2）病原体（pathogens）：是指能使人、动物和植物致病的各种生物因子的统称，包括细菌、病毒、真菌、立克次体、支原体和寄生虫等。

(3) 生物危害(biohazard):是指生物因子对环境、社会及生物体的健康造成的危害。

(4) 气溶胶(aerosols):是指固体或液体微粒悬浮于气体介质中所形成的相对稳定的分散体系。其中的气体介质称为分散介质,通常为空气;固体或液体微粒称为分散相,成分复杂,大小不等,一般直径为0.001～100μm,是气溶胶研究的对象。分散体系中可能含有生物因子,在液体或半流体的开启、摇动、倾注或搅拌过程中,均有可能产生气溶胶。

2. 生物危害源 临床实验室生物危害源是指来自患者各种标本的病原微生物或其他生物因子,包括细菌、真菌、病毒和寄生虫等。实验室工作人员在工作中会对患者的血、尿、粪便等各种标本进行处理和检验,标本中可能含有各种病原体,稍有不慎就会造成实验室相关感染。实验室相关感染的常见原因有吸入气溶胶、被锐器刺伤、被动物抓伤或咬伤及感染性材料处理不当等。

3. 临床实验室生物安全管理 加强实验室生物安全管理的措施和办法主要有:

(1) 临床实验室建筑设计、布局、环境和设施等应符合国家和行业有关的标准和要求:如实验室应当按照生物防护级别配备必要安全设备和个体防护用品,如生物安全柜、洗眼器、紧急喷淋装置、离心机安全防护罩等。

(2) 建立临床实验室生物安全机构:临床实验室要有安全管理负责人及生物安全管理员负责实验室的生物安全管理,定期对生物安全规定的落实情况进行检查,定期对实验室设施、设备、材料等进行检查、维护和更新,以确保其符合国家生物安全标准。

(3) 制定实验室生物安全管理规章制度:如实验室准入制度、人员培训制度、仪器设备使用及管理制度等。

(4) 制定实验室生物安全标准化操作规程并严格遵守:制定实验流程的整个过程各个环节的标准操作规程,从取样开始到所有潜在危险材料被处理的整个过程以及实验室的清洁、消毒、废弃物处理和质量控制等;严格遵守实验室生物安全操作规程,如进入实验室要穿符合规定的工作服、按要求戴口罩、手套或换工作鞋等,操作时严格按生物安全有关规定进行,实验后要消毒、洗手等。

(5) 临床实验室废弃物处理:严格按照《医疗废物管理条例》、《医疗卫生机构医疗废物管理办法》、《医院器械监督管理条例》、《医疗废物分类目录》、《一次性使用无菌医疗器械监督管理办法》和《临床实验室废物处理原则》等法律法规执行,防止二次污染。①感染性废物置于黄色专用袋或有"生物危害"标识的垃圾桶内,生活垃圾置于黑色专用袋内。②利器(如针头、小刀或玻璃等)应直接置于耐刺、防漏容器内,无害化处理。③处理感染性或有潜在危害的废物时,必须穿戴防护服和手套。处理含利器的感染性废物时应戴防刺破手套。④对有多种成分混合的感染性废物,应按危害等级最高者处理。⑤废弃物应置于密封、防漏包装物或容器中安全运出实验室,盛装医疗废物的包装物、容器外面应有警示标识。每天于规定时间将废弃物交由废弃物处理部门统一处理。清运与交接均应严格记录。⑥有害气体、污水、废液等均应经无害化处理后排放,动物组织和尸体的处置按国家相关要求执行。

(二) 化学危害源

1. 化学危害源 化学危害源是指临床实验室或一般实验室所使用的危险性化学试剂,主要包括易燃易爆化学试剂、强酸强碱化学试剂、腐蚀性化学试剂及有毒有害化学试剂等,常见的危险性化学试剂见表10-1。化学危害品可以通过皮肤和黏膜的接触或吸收、呼吸道吸入、饮食摄入、针刺或注射等方式侵入机体,实验室工作人员一旦暴露于化学危害品,将会受到不同程度的危害。化学危害可累及机体某个或多个组织或器官,如皮肤和黏膜组织、血液、肺、肝脏、肾脏等,导致机体局部或全身症状,甚至有些化学危害品还具有致畸或致癌风险。

表 10-1　常见的危险性化学试剂

危险性	常见化学物质
易燃性	甲醇、乙醇、乙醚、邻联甲苯胺、苯、苯胺、苯甲醚、丙酮、草酸等
易爆性	叠氮化物、高氯酸、苦味酸、苦味酸盐、硝基苯、乙醚等
腐蚀性	硫酸、盐酸、乙酸、三氯乙钠、苯酚钠、磷酸等
有毒性	氢氧化钠、氢氧化钾、氯化汞、氯化银、硝酸汞、重铬酸钾、铬酸、甲酸、三氧化二砷、乙醛三氯甲烷、二甲苯等

2. 加强化学危害源的管理　临床实验室或一般实验室工作经常接触化学危害品，因此，加强临床实验室化学危害源的安全管理是非常重要的。

（1）化学危害源的防范原则　①制定临床实验室化学危险品使用和管理制度。②实验室工作人员要熟知常用试剂的理化性质，如试剂的毒性、挥发性、溶解性等。③保护好试剂瓶标签，分装或配制试剂后应立即贴上标签。④必须严格按安全操作规程进行实验操作，如取试剂时瓶塞应按要求放好，取用后立即盖好，取用强碱后的小勺应立即洗净等。⑤打开易挥发的试剂瓶时，瓶口不能对着面部。⑥使用有毒、易燃易爆化学试剂的实验必须在通风橱中进行，并采取必要的防护措施，反应剩余物必须倾倒到指定废液缸内，由专人处理。⑦对不相容性化学试剂，操作、贮存或废弃时注意避免相互接触，以免发生爆炸或失火等。

（2）分类贮存危险化学品　为保证实验室工作的安全有序，实验室化学危险品应分类贮存，具体要求：①易燃易爆化学品与易产生火花的设备应隔离放置。②金属氧化剂要置于阴凉处。③压缩气体和液化气体应避免日晒，不能放置于热源附近。④易燃品库房应阴凉干燥、通风散热，并安装防热降温设施。⑤有毒物品应锁在铁柜或保险箱内，由两人负责保管，取用时需两人均在场。⑥腐蚀性试剂应贮存于用抗腐蚀材料制成的架子上。⑦放射性物品的存放应远离生活区，于专用安全场所贮存。

（三）物理危害源

1. 电的危害

（1）电的危害：电的危害包括直接电危害和间接电危害。直接电危害是由于用电不规范或操作不当导致的用电事故，可致人员伤亡或电器损毁。间接电危害是由于用电不规范导致的火灾等。实验室常见引起电危害的原因有：①电器、电线老化或破损。②超负荷用电。③电源无接地系统或接地系统不完善。④电器中未配备断路器或漏电保护器。⑤仪器设备长时间处于待机状态。⑥实验室电源与仪器设备电源不匹配或产生静电等。

（2）加强电危害的管理：实验室用电安全管理措施：①电器设备与电路中配置断路器和漏电保护器。②所有电器设备均应使用三相插头并接地。③定期检查所有电器设备，及时更换老化电器、电线及插座等。④易燃易爆场所应穿戴防静电工作服、鞋和手套。⑤高压带电体应有屏蔽措施，以防感应产生静电。⑥进入实验室前应徒手接触金属接地装置，以消除人体从外界带来的静电。

2. 火的危害

（1）火的危害：实验室不可避免地会遇到火的危害。火灾不仅可危及工作人员、患者及其他到访者等的人身安全，而且还会对仪器设备造成不同程度的损坏，严重的还可导致毁灭性损害。实验室发生火灾的常见原因有：①酒精灯使用不当。②电线老化。③超负荷用电。④易燃易爆物品贮存、使用、处理不当。⑤不相容化学品未正确隔离。⑥在易燃物品或蒸气附近有能产生火花的设备。

（2）加强火危害的管理：实验室防火管理措施：①制定消防安全制度和消防安全操作

规程，配备齐全的消防器材和消防监测与报警系统。②规范使用酒精灯及其他仪器设备。③保障用电安全。④在使用或存放可燃材料的实验室内配备自动烟雾和热量探测报警装置。⑤实验室内要有“禁止吸烟”标识。⑥工作人员下班前切断仪器设备的电源。

3. 电离辐射的危害

（1）电离辐射的危害：电离辐射引起的生物效应包括一系列生物和化学变化，随着吸收剂量的增加，机体先通过代偿机制修复而不出现任何感觉异常，失代偿后可出现组织、器官功能变化，剂量继续增加，可导致结构改变，危害机体健康，严重者诱发癌症或畸形。

（2）加强电离辐射危害的管理：实验室电离辐射危害管理措施：①相应实验室门口应有门禁系统和明显警示语与标识。②培训相关工作人员，使其安全使用危险材料。③尽量减少工作人员辐射暴露时间，缩短放射性废物处理周期，增加操作人员与辐射源的距离。④多种方式屏蔽辐射源。⑤降低空气中放射性核素浓度。⑥用非放射技术替代放射性核素技术，或使用穿透力或能量最低的放射性核素。

4. 噪声的危害

（1）噪声的危害：实验室的设备设施在运转过程中会产生一定的噪声，长期、过度暴露于噪声环境会对工作人员的身心健康造成损害，如听力损害、心血管系统损害（高血压、冠心病等）、消化系统功能紊乱（消化不良、食欲不振等）和神经系统损害（焦虑、烦躁等）等。

（2）加强噪声危害的管理：实验室噪声危害管理措施：①合理规划实验室并采取控制技术，如控制声源、中断传播途径（在嘈杂仪器周围使用隔音罩或屏障等）及个人保护（戴耳罩、耳塞、耳棉等）等。②对临床实验室运行环境定期进行噪声检测与评估，一般建议噪声应低于75dB。

5. 紫外线的危害

（1）紫外线的危害：紫外线是介于电离辐射和可见光之间的电磁波，过强的紫外线会损害人体的皮肤、眼睛和免疫系统等。

（2）加强紫外线危害的管理：实验室紫外线危害管理措施：①对相关工作人员进行培训，保证安全操作。②相关设备专人管理，专业人员操作。③缩短暴露时间，增加接触距离。

二、临床实验室各种危害的警示标识

国际上对生物危害、化学危害、火的危害、放射危害等设有专门的警示标识，要求在临床实验室、消防疏散通道和紧急出口张贴警告。实验室工作人员和相关人员应熟悉各种警示标识并严格遵守，以预防各种危害的发生。

（一）生物安全标识

国际通用的生物危害警告标识，见图10-2，颜色为鲜艳橙色，其使用如下：

1. 实验室入口　在处理危险度2级或更高级别的病原微生物时，在实验室入口处应张贴生物危害警告标识。标识下部有关生物安全等级、责任人姓名、电话等信息必须注明清楚。

2. 生物安全装备　在生物安全柜、离心机等生物安全设备外面也应张贴生物危害警告标识。

（二）感染性物品标识

在保存、运输、处理含有感染性物质的物品外包装上应贴有感染性物品标识，见图10-3。

生物危害

授权人员方可进入
生物安全水平：_______________
责任人：_______________
紧急联系电话：_______________
白天电话：____　家庭电话：____
必须得到上述责任人的授权方可进入

图10-2　生物危害警告标识

感染性物品

图 10-3　感染性物品标识

（三）危险化学品警示标识

1. 爆炸品　在外界因素作用下（如受热、受压、撞击等）能发生剧烈的化学反应，瞬时产生大量的气体和热量，使周围压力急剧上升，发生爆炸。如叠氮钠等，见图 10-4。

图 10-4　爆炸品标识

2. 压缩气体或液化气体　在一定温度下加压后充装在钢瓶里的仍然是气态的气体叫压缩气体。常压下是气态的气体在一定温度下加压后变成了液体状态，充装在钢瓶里，称液化气体。分为易燃气体、不燃气体、有毒气体等。如 NH_3、CO、O_2、N_2 等（图 10-5、图 10-6）。

图 10-5　易燃气体标识

图 10-6　不燃气体标识

笔记

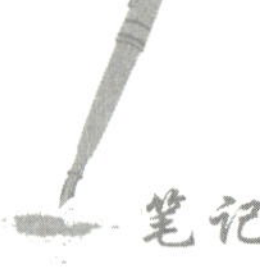

3. 易燃液体 指在常温下以液体状态存在，遇火容易引起燃烧，闪点在45℃以下的物质，如苯、乙醚、甲醇（木醇或木精）、乙醇、丙酮、环辛烷等（图10-7）。

4. 氧化剂 如氯酸铵、高锰酸钾、高铁酸钠等（图10-8）。

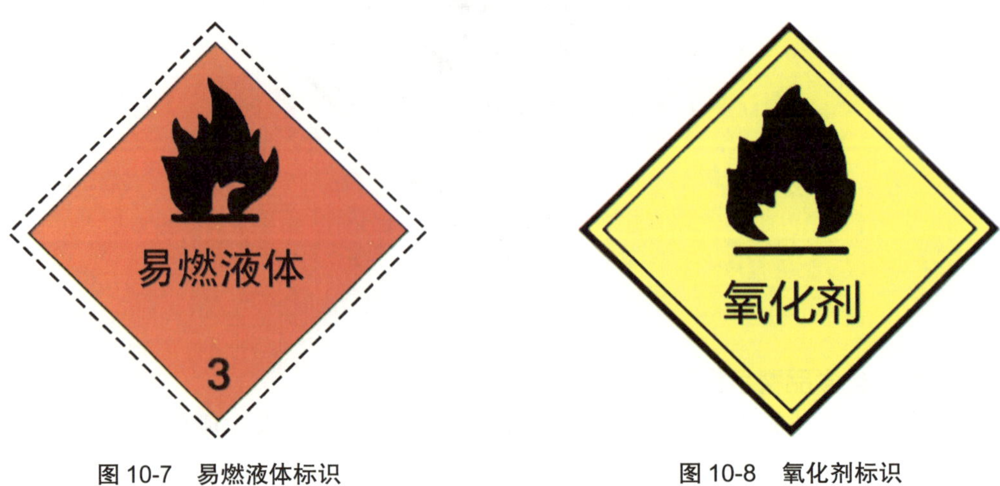

图10-7 易燃液体标识　　图10-8 氧化剂标识

5. 腐蚀品 包括酸性腐蚀品，如盐酸、硝酸、硫酸等；碱性腐蚀品，如氢氧化钠、氢氧化钾、氢氧化锂等（图10-9）。

图10-9 腐蚀品标识

（四）电离辐射标识

实验室区域存在电离辐射危险时，应在门上贴有“当心电离辐射”警示标识（图10-10）。

图10-10 当心电离辐射标识

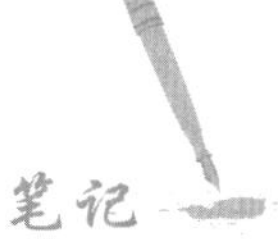

三、临床实验室应急事故处理

临床实验室难免发生意外事件，因此，实验室内应常备急救药品、急救器材，并详细记录事故发生过程、处理方法及治疗措施，通知安全负责人，必要时通知医院相关部门或上报医院生物安全委员会。临床实验室经常发生的应急事故及其处理方法如下：

1. 容器破碎及感染性物质溢出　①立即用布或纸巾覆盖溢洒物和破碎物，在上面从污染区域外围向中心倾倒消毒剂，并使其作用适当的时间。②清理布、纸巾和破碎物品，玻璃碎片用镊子清理。③用消毒剂擦拭污染区域，用过的簸箕等应高压灭菌或浸泡于消毒液内。④全程戴手套操作，如有纸质材料污染，则应复制信息后将原件弃于污染性废弃物容器内。

2. 刺伤、切割伤或擦伤　①受伤人员脱下防护服，用恰当消毒剂清洗双手和受伤部位，必要时进行医学处理。②记录受伤原因和相关微生物，保留完整记录。

3. 潜在危害性气溶胶释放(在生物安全柜以外)　①现场所有人员必须立即撤离，暴露人员均应接受医学咨询。②立即通知实验室负责人和生物安全员。③一定时间(如1小时)内严禁人员进入，以使气溶胶排出和较大粒子沉降。如果实验室无中央通风系统，则应推迟进入实验室(如24小时)。④张贴“禁止进入”标志，过了相应时间后，穿戴适当防护服和呼吸保护装备并在生物安全员指导下清除污染。

4. 潜在感染性物质的食入　①受害人脱下防护服进行医学处理(如含漱、洗胃、催吐等)。②报告食入材料的鉴定和事故发生细节，保留完整记录。

5. 盛有潜在感染性物质的离心管在未装可封闭离心桶的离心机内发生破裂　①如果机器运行中发生或怀疑发生破裂，则关闭机器电源，如果机器停止后发生破裂，应立即盖上盖子，然后让机器密闭30分钟，以使气溶胶沉积。②通知生物安全员。③全程均戴结实手套操作。④玻璃碎片用镊子或夹上棉花进行清理。玻璃碎片、破碎的离心管、离心桶和转子等均应放在无腐蚀性、对相关微生物有杀灭活性的消毒剂内。未破损的带盖离心管放在另一个有消毒剂的容器中，然后回收。⑤离心机内腔用适当浓度的同种消毒剂擦拭至少两次，然后用水冲洗并干燥。⑥清理使用的全部材料均按感染性废弃物处理。

6. 离心管在可封闭离心桶(安全杯)的离心机内发生破裂　①所有密封离心桶在生物安全柜内装卸。②如果怀疑在安全杯中发生破损，应松开安全杯盖子并高压灭菌离心桶，或用化学消毒的方法处理

7. 急救装置　实验室应配备急救箱、灭火器、有效防护化学物质和颗粒滤毒罐的全面罩式防毒面具、全套防护服、房间消毒设备(如喷雾器、甲醛熏蒸器等)、工具(如锤子、斧子等)及划分危险区域界限的器材与警告标识等急救装备。

8. 紧急救助、联系对象　在实验室明显位置张贴实验室负责人的电话号码与地址。

9. 化学试剂中毒的应急处理　最常见的中毒方式是吸入有毒化学试剂的气体、蒸气、粉尘或烟雾，此时应先将中毒者移至室外，解开其衣领和纽扣，让中毒者做深呼吸，必要时进行人工呼吸，好转后立即送医院处理。其次是化学试剂溅入口、眼中，溅入口中应立即吐出，再用大量水冲洗口腔，溅入眼中先用大量水冲洗，然后根据溅入眼内化学试剂性质不同选用恰当的洗液清洗，必要时二者均送医院处理。吞食较为少见，主要发生于误食，因此严禁在检验实验室内饮食，严禁在检验实验室冰箱内存放食物，离开实验室前要洗手，一旦发生吞食，应根据毒物性质给以实验室能提供的任何解毒剂解毒，然后立即送医院处理。

本章小结

临床实验室质量管理是指从临床医师提出检验申请医嘱开始至实验室检测完成，并将检验结果发至临床整个过程中一系列保证检验质量的方法和措施，包括分析前、分析中和

分析后质量控制的三个阶段。做好各环节临床实验室质量管理工作，是为临床提供可靠、快速、经济、安全检验结果的保证。

LIS集标本管理、资源管理、事务管理、网络管理、数据管理（采集、传输、处理、输出、发布）、报表管理等诸多模块为一体，组成一套完整的实验室综合管理和检测质量监控体系，实现了检验数据的实时自动接收、控制与综合分析，理顺了实验室的工作流程，加强了实验室质量控制，降低了误差率，缩短了检验流程时间，提高了工作效率。LIS与HIS的无缝链接，实现了检验结果与诊断或医嘱同步进行，医生能及时、便捷地看到检验结果，保证了检验诊断的客观性，以及更加有效地利用实验室资源。

临床实验室是医疗机构病原体最集中的场所，病原体对实验室工作人员、周边人员及环境具有潜在危害；临床实验室工作人员在工作过程中不可避免地要接触危险化学品、电、火及电离辐射等，稍有不慎就可能引起爆炸、火灾等事故发生。因此，应当把加强临床实验室安全管理放在日常工作的首位，尤其要加强实验室生物安全管理工作。

（孙连桃）

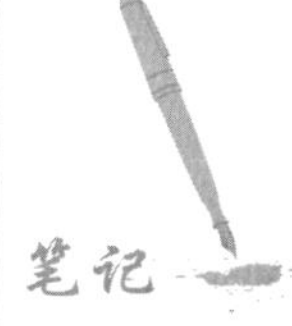

第十一章 临床实验室有关的法律与法规

通过本章学习，你将能回答下列问题：

1. 医疗卫生法的概念与特点。
2. 医疗事故的概念与特征；发生医疗事故后应如何处理？
3. 与临床实验室有关的法律法规有哪些？
4. 临床实验室中常见的违法犯罪有哪些？
5. 如何减少临床实验室医疗事故和纠纷的发生？

为了加强医疗机构的管理，规范检验过程、提升检验质量、确保医疗安全和医务人员安全，国家和医疗卫生机构相继制定了一系列与临床实验室管理相关的行政法规，国家卫生计生委全国临床检验标准委员会已完成多项临床检验国家及卫生行业标准的制订、修订工作。学习有关法律、法规知识，可以使临床实验室工作人员了解与自身工作密切相关的各种法律、法规，正确认识自己在临床实验室工作中应享有的权利及承担的义务，以法律的手段有效维护服务对象及自身的权利，避免法律纠纷，确保实验室各项工作顺利开展，为促进我国卫生事业的发展做出应有贡献。

第一节　概　　述

法律是由国家立法机关制定的行为规范准则，依靠国家强制力调整各种社会关系。法律的这种调节及保障作用对人们的社会生活、家庭生活、经济生活等均具有极其重要的意义。在社会生活中，个人或团体的行为必须符合国家所制订的法律、法规要求，否则将受到法律的制裁。为确保临床实验室所有行为符合法律、法规的要求，避免发生医疗纠纷，临床实验室人员必须学习相关法律法规。

一、基本概念

（一）法律与法规

1. 定义　法律（law）一词源于拉丁语 Jurisprudentia，指调整人类行为的社会规范。法律有狭义及广义之分，狭义的法律指国家立法机关制定的规范性文件；广义的法律泛指国家制定或认可并由国家强制力保证执行的行为规则。可见，广义上的法律除了国家立法机关制定的规范性文件以外，还包括其他国家机关制定或认可的行为规则，如国家行政机关制定的行政法规、地方国家机关制定的地方性法规等。

2. 分类　依据不同标准，法律可有不同的分类体系。根据内容和效力不同，分为根本法和普通法。其中根本法即宪法，具有最高法律效力，规定国家制度、公民的基本权利和义务、国家机构的设置等内容。普通法规定国家的某项制度或调整某类社会关系，法律效力次于根本法。根据法律的调节手段不同，分为民事法、行政法和刑事法。根据法律所调节的社会关系不同，分为经济法、劳动法、教育法和卫生法等。

（二）卫生法律与卫生法规

1. 医疗卫生法的概念 医疗卫生法是由国家制定或认可，并由国家强制力保证实施的关于医疗卫生方面法律规范的总和。医疗卫生法是我国法律体系的一个组成部分，它通过各项权利和义务的规定，调整、确认、保护和发展各种医学法律关系和医疗卫生秩序，旨在保护和增进人民健康，促进卫生事业的发展。它反映医疗卫生领域内人与自然、人与人之间的关系。

2. 医疗卫生法的特点

（1）以保护公民的健康权利为宗旨：通过保证公民享有国家规定的健康权和治疗权，惩治侵犯公民健康权利的违法行为来保护公民的健康。

（2）综合性：吸收并利用民法、刑法、行政法、环境法等法律的调节手段，来解决复杂的社会关系及一系列技术问题，维护公民的健康。

（3）技术性和法律相结合：医疗卫生法将防治疾病、保护健康的客观规律加以法律化，使其成为人人必须遵守的规则，以求最大限度地趋利避害。对不遵从医疗卫生法中的医疗卫生技术规范，造成严重后果者，将实行法律严惩。

3. 医疗卫生法律关系的构成 与其他法律关系一样，由主体、客体、内容三个相互关联的基本要素构成。

（1）医疗卫生法律关系的主体：指医疗卫生法律关系的参加者，具体指享受权利、承担义务的单位及个人。包括卫生行政部门、医疗卫生保健机构，与医疗卫生单位发生直接或间接关系的企事业单位，我国公民及境内的外国人。

（2）医疗卫生法律关系的客体：是法律关系主体权利和义务的指向对象，医疗卫生法律最高层次的主体是生命和健康，卫生法的最终目的是保护人的生命和健康。医疗卫生具体法律关系具有各自的客体，如在临床实验室服务活动中，各种检验行为就是法律关系中客体的范畴。

（3）医疗卫生法律关系的内容：是卫生法律关系的主体依法享有的权利及承担的义务，是法律关系的基础。如临床实验室人员的权利是依法实施临床检验技术服务，并获得相应的报酬，其义务是为服务对象提供及时、准确的检验结果。如果临床实验室人员不履行或没有按要求履行其义务，将受到相应的处理。

（三）医疗事故

1. 概念 医疗事故（medical accident）是指医疗机构及其医务人员在医疗活动中，违反医疗卫生管理法律、行政法规、部门规章和诊疗规范、常规，过失造成患者人身损害的事故。

2. 特征 医疗事故具有以下特征：

（1）责任主体必须是经过考核及卫生行政部门批准或承认取得相应资格的各级各类医务人员。

（2）医务人员在主观上必须有过失，行为人由于疏忽大意和过于自信而不负责任或违反操作规程等造成了患者人身损害。

（3）产生了严重的危害结果，包括患者死亡、残疾、组织器官损伤导致功能障碍等。

（4）危害行为和危害结果之间必须有直接的因果关系。

具有下列情形之一的，不属于医疗事故：在紧急情况下为抢救垂危患者的生命而采取紧急医学措施造成不良后果；由于患者病情异常或者患者体质特殊而发生医疗意外；在现有医学科学技术条件下，发生无法预料或者不能防范的不良后果；无过错输血感染造成不良后果；因患方原因延误诊疗导致不良后果；因不可抗力造成不良后果；虽有诊疗错误，但未造成患者死亡、残疾、功能障碍。

笔记

二、医疗卫生法律责任

医疗卫生违法行为指个人、组织所实施的违反医疗卫生法律、法规的行为。从违反法律性质来看，可分为医疗卫生行政违法、医疗卫生民事违法和医疗卫生刑事违法行为。违法行为由于违反法律规定，侵犯了医疗卫生法律法规所保护的社会和个人的利益，必须承担相应的法律责任。根据违法行为和法律责任的性质及法律责任承担的方式不同，可分为行政责任、民事责任及刑事责任。

1. 行政责任 是指个人、组织实施违反医疗卫生法律法规的一般违法行为而承担的法律后果，分为医疗卫生行政处罚和行政处分。行政处罚指医疗卫生行政机关对违反卫生法律、法规、规章，对应受制裁的违法行为作出的警告、罚款、没收违法所得、责令停产停业、吊销许可证以及卫生法律、行政法规规定的其他行政处罚。行政处分是医疗卫生行政机关对违反法律法规的下属工作人员实施的纪律惩罚，包括警告、记过、记大过、降级、开除等。

2. 民事责任 指根据民法及医疗卫生专门法律规范的规定，个人或组织对实施侵害他人人身、财产权的民事不法行为应承担的法律后果。民事责任主要是弥补受害方当事人的损失，以财产责任为主。

3. 刑事责任 指行为人实施了犯罪行为，严重侵犯医疗卫生管理秩序及公民的人身健康权而依刑法应当承担的法律后果。医疗卫生法的犯罪主体多为特定主体，包括由不法行为造成严重后果的个人、单位或单位的直接责任人员。

三、医疗事故鉴定和处理程序

1987年6月29日由国务院颁布的《医疗事故处理办法》是我国第一个全国性的关于医疗事故处理问题的行政法规，该法规对如何保障医务人员的合法权益和维护医疗单位的正常秩序做出了明确规定，同时也有相应的条款保护患者的合法权益。法规的颁布和实施使我国对医疗事故的处理走上了规范化、法制化的轨道。2002年4月4日，国务院颁布了《医疗事故处理条例》，自2002年9月1日起施行；2002年7月31日卫生部颁布了《医疗事故技术鉴定暂行办法》、《医疗事故分级标准（试行）》。

（一）医疗事故等级

根据对患者人身造成的损害程度，医疗事故分为4级。为了科学划分医疗损害等级，正确处理医疗损害争议，保护医疗机构及其医务人员的合法权益，卫生部根据《条例》于2002年7月19日制定了《医疗事故分级标准（试行）》于同年9月1日起施行。

1. 一级医疗事故 造成患者死亡、重度残疾。又分为甲、乙两等。甲等医疗事故系指患者死亡；乙等医疗事故系指患者重要器官缺失或功能完全丧失，其他器官不能代替，可能存在特殊医疗依赖，生活完全不能自理。

2. 二级医疗事故 造成患者中度残疾、器官组织损伤导致严重功能障碍。又分二级甲等、乙等、丙等、丁等四个等级。

3. 三级医疗事故 造成患者轻度残疾、器官组织损伤导致一般功能障碍。又分为三级甲等、乙等、丙等、丁等、戊等共5个等级。

4. 四级医疗事故 造成患者明显人身损害的其他后果。其中规定了符合15种情形之一的均属四级，在四级中未再分等级。

（二）医疗事故鉴定及法律处理程序

医疗机构应当制定防范、处理医疗事故的预案，预防医疗事故的发生，减轻医疗事故的

损害。当发生或发现医疗事故时，应正确处理。

1. 医疗事故的报告　医务人员在医疗活动中发生或者发现医疗事故、或可能引起医疗事故的医疗过失行为及发生医疗事故争议时，应当按照规定逐级报告。负责医疗服务质量监控的部门或者专（兼）职人员接到报告后，应当立即进行调查、核实，将有关情况如实向医疗机构负责人报告，并向患者通报、解释。发生重大医疗事故，如导致患者死亡或者可能为二级以上的医疗事故，导致 3 人以上人身损害后果等情况时，医疗机构应当在 12 小时内向所在地卫生行政部门报告。

2. 医疗事故的技术鉴定　发生医疗事故的双方当事人协商解决医疗事故争议，需进行医疗事故技术鉴定时，应共同书面委托医疗机构所在地负责医疗事故技术鉴定工作的医学会进行医疗事故技术鉴定。医学会组织专家鉴定组，依照相应法律法规，运用医学科学原理和专业知识，独立进行医疗事故技术鉴定。

3. 医疗事故的行政处理　卫生行政部门应当根据相关法律、法规，对发生医疗事故的医疗机构和医务人员作出行政处理。对参加医疗事故技术鉴定的人员资格和专业类别、鉴定程序进行审核；必要时，可以组织调查，听取医疗事故争议双方当事人的意见。

4. 医疗事故的赔偿　发生医疗事故的赔偿等民事责任争议，医患双方可以协商解决，不愿意协商或协商不成时，可向卫生行政部门提出调解申请，也可直接向人民法院提起民事诉讼。医疗事故的赔偿，应当考虑医疗事故等级、医疗过失行为在医疗事故损害后果中的责任程度、医疗事故损害后果与患者原有疾病状况之间的关系。赔偿的具体数额，在考虑以上三方面因素后确定。

（三）医疗事故责任者处罚

《医疗事故处理条例》第 55 条规定：医疗机构发生医疗事故的，由卫生行政部门根据医疗事故等级和情节，给予警告；情节严重的，责令限期停业整顿直至由原发证部门吊销执业许可证。对发生医疗事故的有关医务人员，应根据事故的等级、情节严重程度、本人态度和一贯表现，追究其刑事责任或民事责任。尚不够刑事处罚的，依法给予行政处分或者纪律处分。除依照前款处罚外，卫生行政部门可以责令暂停 6 个月以上 1 年以下执业活动；情节严重的，吊销其执业证书。《刑法》第 335 条规定："医务人员由于严重不负责任，造成就诊人死亡或者严重损害就诊人身体健康的，处 3 年以下有期徒刑或者拘役。"

第二节　临床实验室中的法律法规

一、与临床实验室有关的法律与法规

（一）与临床实验室相关的法律与法规

1.《中华人民共和国执业医师法》　1998 年 6 月 26 日中华人民共和国主席令第五号公布，1999 年 5 月 1 日起施行。本法是目前我国医疗卫生事业最重要的法规之一。虽然它主要针对执业医师和执业助理医师，但对其他医学专业的执业管理也有一定借鉴意义。

2.《中华人民共和国传染病防治法》　1989 年 2 月 21 日中华人民共和国主席令第五号公布，2004 年 8 月修订，2004 年 12 月 1 日起施行。本法增加了病原微生物实验室生物安全方面的内容。建立严格的监督管理制度，严防传染病病原体的实验室感染和病原微生物的扩散。传染病的实验室管理、方法学规范、病原体保存、传染病报告、生物安全防范都是临床实验室的重要工作。

3.《医疗机构管理条例》　1994 年 2 月 26 日国务院令第 149 号发布，1994 年 9 月 1 日起施行，1951 年国务院批准发布的《医疗诊所管理暂行条例》同时废止。本条例的制定主要为

了加强对医疗机构的管理，促进医疗卫生事业的发展，保障公民健康。内容包括总则、规划布局和设置审批、登记、执业、监督管理、罚则等部分，适用于从事疾病诊断、流动医院、卫生院、疗养院、门诊部、诊所、卫生所（室）以及急救站等医疗机构，对临床实验室的管理工作具有指导性的作用。

4.《医疗事故处理条例》 2002年4月4日国务院颁布，2002年9月1日起施行。临床实验室执业行为是医疗工作不可缺少的组成部分，临床实验室工作直接影响医疗质量、医疗安全和患者的健康。提高临床实验室从业人员的法制、法规意识，恪守职业道德，防范医疗事故的发生是实验室管理的重要环节。

5.《中华人民共和国献血法》 1997年12月29日中华人民共和国主席令第九十三号公布，1998年10月1日起施行。本法是为了保证临床用血需要和安全，保障献血者和用血者身体健康，发扬人道主义精神，促进物质文明和精神文明建设，首次以法律形式实行无偿献血制度。要求血液的采集必须严格遵守有关操作规程和制度，医疗机构在采供血中的责任以及对违法采血、用血的处罚等问题均作出了较为具体、明确的规定。

6.《医疗废物管理条例》 2003年6月16日国务院公布，自公布之日起施行。本条例中突出体现了医疗废物从产生到处置的全过程的管理原则。

（二）管理临床实验室的法律法规

为了规范检验过程、提升检验质量、确保检验人员的安全，更好地为社会提供医疗卫生服务，国家和医疗卫生机构相继制订了一系列管理临床实验室的法律法规。

1.《医疗机构临床实验室管理办法》 2006年2月27日卫生部颁发，2006年6月1日起施行。这是我国卫生行政部门为加强对医疗机构临床实验室的管理，提高临床检验水平，保证医疗质量和医疗安全，根据《执业医师法》、《医疗机构管理条例》和《病原微生物实验室生物安全管理条例》等有关法律法规制定的国内第一部专门针对临床实验室管理的国家法规，明确了医疗机构临床实验室内容、工作范围、一般性规定管理、质量管理、安全管理、监督管理等，是医疗机构临床实验室建设和管理的依据。

2. 法定计量单位命令 1984年2月27日，国务院发布了《关于在我国统一实行法定计量单位的命令》及《中华人民共和国法定计量单位》的文件。要求从1986年起，除古籍及文字书籍外，各种书报杂志，均需参照执行。国际计量单位制（SI单位）是法定计量单位的基本单位。目前国内临床实验室均已经采用法定计量单位。

3. 淘汰及相应可替代的检验项目规定 1991年12月20日发布卫生部部长18号令，公布了“首批淘汰三十五项临床检验项目、方法的规定”。淘汰的检验项目、方法有9个；淘汰及相应可替代的检验项目、方法有26个，如淘汰黄疸指数测定，由总胆红素测定替代等。

4.《临床基因扩增检验实验室管理暂行办法》 卫生部2002年1月14日发布，2010年修订并于2010年12月6日公布施行。文件把临床基因扩增实验室纳入法制化管理范围，按临床实验室认可的程序对PCR实验室进行验收。这是我国临床实验室第一个“准入”的项目，为全国范围内临床实验室认可开创了先河。

5.《全国艾滋病检测技术规范》 1997年9月卫生部颁布《全国艾滋病检测工作规范》，2004年9月由中国疾病预防控制中心颁布《全国艾滋病检测技术规范》，并附《艾滋病检测实验室基本标准》，同时废止了《全国艾滋病检测工作规范》。该《规范》提出，国家对艾滋病检测实验室实行分类设置管理，分别是艾滋病参比实验室、艾滋病检测确证实验室、艾滋病检测筛查实验室，规定了各类艾滋病检测实验室的职能，明确了艾滋病检测点是筛查实验室的一种。《规范》强调，设立艾滋病检测实验室的机构或单位应向省级卫生行政部门提交申请书，经验收合格后方可在规定的职能范围内开展检测工作，检测技术及程序应符合要求。如艾滋病检测实验室有违规情况，则由本级或上级卫生行政部门责令限期改正，并依法对其所在的机构、单位和责任人进行查处。

6.《病原微生物实验室生物安全管理条例》 2004年11月12日国务院颁布，自公布之日起施行。这是我国第一个具有法律效力的病原微生物生物安全方面的法规。对实验室的病原微生物的分类和管理、实验室的设立与管理、实验室感染控制、监督管理、法律责任等生物安全提出了强制性的要求。

7.《临床输血技术规范》 2000年6月1日卫生部颁布，2000年10月1日起实施。本《规范》对于规范、指导和推广医疗机构科学、合理用血，杜绝血液的浪费和滥用，保证临床用血的质量和安全起到了规范和推动作用，并明确指出二级以上医院应设置独立的输血科（血库），负责临床用血的技术指导和技术实施，并对临床输血的整个过程实行了规范化。

（三）与临床实验室相关的标准

为保证临床实验室科学管理，提高检验结果的质量，依据国际通用标准，对临床实验室的质量管理和安全管理提出标准化要求。国家卫计委全国临床检验标准委员会已完成多项临床检验国家及卫生行业标准的制订、修订工作。科学化的管理和规范化的操作，对提高我国临床实验室检验结果准确性和可比性，起到了极大的推动作用，使临床实验室工作有标准可依。

此外，与临床实验室管理相关还有许多法规和标准，如《实验室生物安全通用要求》（GB19489—2008）、《微生物和生物医学实验室生物安全通用准则》（WS 233—2002）、《医学实验室安全要求》（GB19781—2005）、《生物安全实验室建筑技术规范》（GB50346—2004）、《可感染人类的高致病性病原微生物菌（毒）种或样本运输管理规定》等。这些法规和标准具有强制性，临床实验室必须严格遵守有关规定进行生物安全管理。

二、临床实验室工作中违法与犯罪

1. 非法采集、供应、制作血液制品事故罪 是指非法采集、供应血液或者制作、供应血液制品，不符合国家规定的标准，足以危害人体健康的行为。《刑法》第334条明确规定：非法采集、供应血液或者制作、供应血液制品，不符合国家规定的标准，足以危害人体健康的，处5年以下有期徒刑或者拘役，并处罚金；对人体健康造成严重危害的，处5年以上10年以下有期徒刑，并处罚金；造成特别严重后果的，处10年以上有期徒刑或者无期徒刑，并处罚金或者没收财产。

2. 传播病种、毒种扩散罪 是指从事实验、保藏、携带、运输传染病菌种、毒种的人员，违反国务院卫生行政部门的有关规定，造成传播染病菌种、毒种扩散，后果严重的行为。国家对传染病菌种、毒种的引进、供应、保藏、携带、运输、实验以及菌苗、疫苗等生物制品的生产、储存、运输、销售、供应、使用等制定了一系列严肃的管理制度。一方面，国家在《传染病防治法》及其《实施办法》中对传染病菌种、毒种的实验、保藏、携带、运输以及用于预防传染病的菌苗、疫苗等生物制品的生产、经营作了一般性管理规定；另一方面，国家又制定了防止传染病菌种、毒种扩散的专门性管理办法，如《建立健全医院内感染管理组织的暂行办法》、《中国医学微生物菌种保藏管理办法》等。这些规定是防止传染病菌种、毒种扩散的制度保障，必须严格遵守。而传染病菌种、毒种扩散罪直接违反了上述规定，首先干扰和破坏了国家关于传染病防治的管理制度，进而严重危害或威胁广大人民群众的生命健康安全和公私财产安全，应予严惩。本罪的主体为特殊主体，只限于从事实验、保藏、携带、运输传染病菌种、毒种的人员，而且只能是依照国家有关规定享有从事传染病菌种、毒种实验、保藏、携带、运输工作资格的直接负责的主管人员和其他直接责任人员。根据刑法第331条之规定，犯本罪处3年以下有期徒刑或者拘役；后果特别严重的，处3年以上7年以下有期徒刑。

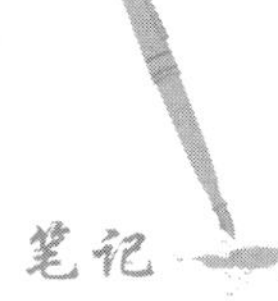

3. 瞒报、谎报传染病报告　《中华人民共和国传染病防治法》规定，发现甲类及按甲类管理的传染病须在2小时内报告相关科室，乙类及丙类传染病须在6小时内报告。发现传染病暴发、食物中毒或突发公共卫生事件，首诊医生要以最快的速度报告相关科室。医院相关科室人员应根据《传染病疫情监测信息报告管理办法》对甲、乙、丙类传染病疫情按要求时限网上直报当地疾病预防与控制中心。医务工作者在医疗过程中，对疑似或确诊甲、乙、丙类传染病不按要求处理、瞒报、缓报、谎报，一经查实将给予教育、经济处罚，并及时补报，情节严重者按《传染病防治法》规定追究行政、法律责任。

4. 篡改伪造检验报告　有些单位或个人受利益驱动或不可告人的目的（司法造假、酒驾、骗保等），将检验报告结果私自进行修改、涂改，或未进行检查即按个人意志随意填写与被检者情况相反或模棱两可的结果，造成有"异常"改变的状况，欺骗被检者进一步检查、治疗等行为。这些涉嫌涂改检验报告、造假的行为，触犯《医疗事故处理条例》第二章第九条：严禁涂改、伪造、隐匿、销毁或者抢夺病历资料，均为违法行为，极易发生医疗纠纷，应予杜绝。如出现应进行教育、经济处罚，并及时修正；造成严重后果者应追究相应法律责任。

三、临床实验室减少医疗事故与纠纷的措施

随着医疗制度改革的深化，患者维权意识的增强，医疗纠纷日益突出。为了有效地防范医疗纠纷，临床实验室必须从自身做起，强化法律法规意识，改善服务态度，优化检验流程，规范实验室管理，提高检验质量，减少或杜绝医疗事故和纠纷的发生。

1. 强化法律法规意识，加强法制观念　临床实验室必须严格遵守《医疗机构管理条例》、《医疗机构临床实验室管理办法》、《医疗机构临床用血管理办法》、《临床输血技术规范》、《病原微生物实验室生物安全管理条例》和《医疗事故处理条例》等法律法规，树立法律法规观念，并组织实验室全体工作人员认真学习和贯彻相应法规，并制定本科室的管理制度。坚决杜绝违反法律法规行为，如使用三证不全的试剂、过期试剂、质量不合格的仪器设备、违反操作规程等，避免不必要的纠纷发生。

2. 加强医德医风教育，增强安全防范意识　加强临床实验室工作人员的职业道德教育，树立良好的医德医风是预防医疗纠纷的重要措施。进行医德医风教育，要坚持针对性、经常性和有效性。教育的效果要达到树立良好的职业道德和建立良好的医患关系的目的。一旦发生差错或纠纷，科主任要及时组织讨论，分析原因，对差错定性，必要时在全科会议上通报，组织全科人员讨论分析，以便引以为鉴，防微杜渐，学会应对处理差错或纠纷的能力，有效进行自我保护。

3. 提高检验质量，规范科室管理　临床实验室工作人员要主动学习和应用新知识、新技术，提高自身综合素质和业务技术水平，必须以高度的责任心认真对待日常工作中每一份标本，始终把质量放在第一位。建立严格的临床实验标准操作规程（standard operation procedure，SOP）文件并严格地执行；严把试剂、仪器设备的质量关，加强与临床和患者的沟通。对于工作中的过失，要虚心接受批评、吸取教训及时改进。对阳性指征结果要为患者保密，不泄露患者隐私。注意保留各种原始记录，对于不同的检测项目，规定合适的标本保留时限，即使出现医疗纠纷也能做到有据可查。

4. 以患者为中心，增强服务意识　临床实验室工作人员应服从临床医师的需要，按检验申请单进行检测，遇到特殊的异常结果，应主动查找原因，与医生及护士及时联系。检验人员与临床要保持密切联系，定期与临床科室召开座谈会，进行交流沟通和征求意见，从而持续改进，不断提高服务质量。对服务"窗口"岗位，注重改善服务态度，增加服务内容，提高与患者沟通技巧。

5. 建立健全各项规章制度，加强监督约束机制　①建立健全临床实验室安全、质量、值

班等规章制度。②建立健全医学检验全面质量管理组织。③建立检验报告管理办法。④建立规范化的医学检验监督机制。⑤培养并设立内审员，建立规范化的内部审核制度。⑥建立规范化的临床实验室认可制度。⑦建立规范化的实验室内部和实验室之间的质量控制措施。通过提高科室管理水平和检验质量，减少或杜绝检验医疗事故和纠纷的发生。

总之，临床实验室要主动、积极地适应时代的挑战，切实加强工作责任心，转变服务模式和理念，真正做到"以患者为中心，以质量为核心"，加强质量管理，提高服务水平，及时、准确地为临床和患者提供准确、可靠的检验结果，只有这样才能有效地防范、杜绝医疗纠纷，更好地为临床和患者服务。

本章小结

医疗卫生法是我国法律体系的一个组成部分。医疗卫生违法行为是指个人、组织所实施的违反了医疗卫生法律、法规行为，分为医疗卫生行政违法、医疗卫生民事违法和医疗卫生刑事违法行为。医疗机构及其医务人员在医疗活动中，违反医疗卫生管理法律、行政法规、部门规章和诊疗规范、常规，过失造成患者人身损害的事故即为医疗事故。医疗事故的处理必须执行医疗事故处理问题的行政法规，以保护医疗机构、医务人员及患者的合法权益。对于侵犯了医疗卫生法律法规所保护的社会和个人的利益，必须承担相应的法律责任。

临床实验室工作是卫生事业发展的重要组成部分，其中民事法、刑事法及卫生法与临床实验室关系密切。为了加强医疗机构的管理，提高临床实验室检查水平，保证检验质量和生物安全，国家和医疗卫生机构相继制订了一系列与临床实验室管理相关的法律法规，国家卫生计生委全国临床检验标准委员会出台了多项临床检验国家及卫生行业标准等。这些法律法规和标准均具有强制性，临床实验室必须严格遵守并进行科学管理，避免在采供血管理、传染病报告和菌毒种传播等方面的违法与犯罪行为。

为了有效地防范医疗纠纷，临床实验室必须从自身做起，强化法律法规意识，改善服务态度，加强沟通交流，优化检验流程，规范实验室管理，提高检验质量，减少医疗事故和纠纷。

（张纪云）

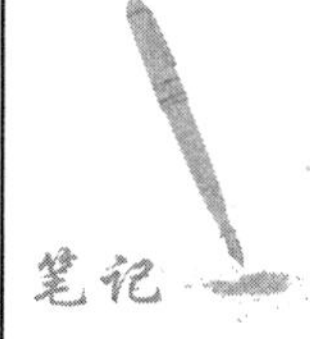

第十二章 医学检验大学生职业理想与职业生涯规划

通过本章学习，你将能回答下列问题：

1. 何谓职业和理想？如何理解职业理想？
2. 职业理想有何特征与作用？
3. 通过对职业理想作用的剖析，对自己的职业理想有什么思考？
4. 诺贝尔奖获得者屠呦呦的事迹带给你什么启示？
5. 医学检验专业学生为实现自己的职业理想，如何培养扎实的职业能力及良好的职业精神、职业素养？
6. 制订职业规划的原则和方法有哪些？如何实施职业规划？

第一节　医学检验大学生职业理想

进入大学，开始四年医学检验的基本理论、专业知识、专业技能的学习和综合素质培养，毕业后主要从事医学检验行业的工作。此时此刻，每位医学检验大学生对未来的生活都有着美好的憧憬，对未来的职业都有向往和追求。但古今中外，凡在职场有所建树，事业有所成就者，在年轻时都会立下大志，树立自己远大的目标和职业理想，并为之而奋斗，才会达到成功的彼岸。

一、职业与理想

（一）职业

职业是人们利用专门的知识和技能，为社会创造物质和精神财富，获取合理报酬，并作为满足自己和社会的物质生活和精神需求的相对稳定的工作，是人们为了谋生发展而从事相对稳定、有收入、有专门别类的社会劳动。所以，职业是谋生的需要，是个人发展的需要，是劳动者为社会做贡献的需要。它是人类社会所特有的现象，是人类社会分工的结果。随着社会分工越来越细，职业类别及其相互关系也将日益多样化。

（二）理想

理想是人们为自我完善设立的价值目标。通俗讲就是我们对自我解释“我们将要成为什么样的人”。它包含了对信仰的追求，是志气和自信心的基础。理想具有一种非凡的魅力，它是人生成功动力系统中的引擎。理想是人生的奋斗目标，是人们对未来的一种有可能实现的想象。

“志存高远”这是一句千年流传的名言。志存高远，就会自我激励，奋发向上，有所成就。自古以来，凡成大事者，无不是立高远之志，以勤为径、以苦作舟去实现自己的理想抱负。远大的志向是大学生自强不息，刻苦成才的内在动力。一个人要想有所建树、有所作

笔记

为，就要确定远大的目标和理想，树立必胜的信心。别人能做的，自己就能做；别人做不到的，自己也要努力争取做到。只有这样，才能在自己的事业上有所建树。

一个伟大科学家的成功往往起源于对自己的事业有所建树的想法，得益于对所从事职业的热爱、追求和孜孜不倦的探索。屠呦呦，第一位获得诺贝尔科学奖项的中国本土科学家，1951 年考入北京大学医学院药学系生药专业。她认为生药专业最可能接近探索具有悠久历史的中医药领域，有着较大的发展前景。从进入大学开始，她就立志将来要在中医药领域有所作为和成就，并把中医药的研究和开发确立为自己的职业理想。在大学四年期间，她充分利用时间，勤奋刻苦、持之以恒地学习，并取得了优异成绩。毕业后，她选择从事中药及中西药结合研究，1969 年她在单位接到一个“中草药抗疟”的研发任务。当时，疟疾是世界性传染病，每年感染数亿人，并导致几百万人死亡。屠呦呦甘于默默无闻，潜心科研，遇到困难、挫折不放弃，具有坚强的意志和毅力。功夫不负有心人，在 20 世纪 70 年代，她带领团队相继研发成功青蒿素和双氢青蒿素。“中国神药”青蒿素和双氢青蒿素在世界各地抗击疟疾显示了奇效，青蒿素复方药物对恶性疟疾治愈率达 97%。2011 年 9 月，81 岁的屠呦呦获得被誉为诺贝尔“风向标”的拉斯克奖；2015 年，因“有关疟疾新疗法的发现”的突出贡献荣获诺贝尔生理学或医学奖。

二、职 业 理 想

职业理想就是人们对未来职业的向往和追求，是人生理想的重要组成部分。职业理想是社会发展的产物，是随着生产力的发展和社会分工的出现而逐步产生和发展起来的，它决定着人们在职业生活中的事业心和责任感。职业理想是人们在职业上依据社会要求和个人条件，借想象而确立的奋斗目标，即个人渴望达到的职业境界。同时，职业理想是人们实现个人生活理想、道德理想和社会理想的手段，并受社会理想的制约。职业理想是人们对职业活动和职业成就的超前反映，与职业期待、职业目标密切相关，与人的价值观、世界观、人生观密切相关。职业理想是人们希望达到的人生目标和追求向往的奋斗前景。随着时代的进步，社会的发展，人们对物质、精神的需求越来越高，竞争也日趋激烈，来自四面八方的诱惑也是纷至沓来……，面对如此复杂的社会，如何准确定位并及时调整自己的职业理想是大学生必须面对的人生课题。

（一）职业理想作用

职业理想是社会进步的助推器，是构建和谐社会的基础，是人生发展的指路明灯、方向标、努力目标、动力来源。俄罗斯著名作家高尔基曾说过：“个人追求的目标越高，他的才能就发展得越快，对社会越有益”。事实上职业理想能为人生发展提供不怕困难、积极进取的充足动力和坚持不懈、永不放弃的持久动力。职业理想具有如下三个方面的作用：

1. 职业理想是职业选择的向导　由于职业理想是人们对未来职业的向往，一个人一旦确立了科学的职业理想，就会朝着实现这一理想的方向去努力。而为了实现自己的职业理想，首先必须选择一个与之相适应的职业（这个职业可以是所从之业，也可以是所创之业），否则，职业理想就无法或者很难得到实现。因此，在进行职业选择时，其职业理想将起着非常重要的导向作用。

2. 职业理想是取得职业成功的推动力　由于职业理想是人们对未来职业的追求，它不仅包括了工作的部门、工作的种类，还包括了工作的成就。无论是从业，还是创业，每个人都有自己的职业理想。为了实现自己的职业理想，从学生时代起就应积极进行相关知识的积累和相关能力的培养，为选择自己理想中的职业作准备；走上职业岗位后，就能够利用自己所学的知识和所掌握的技能，努力地、创造性地做好岗位工作，力争取得优异的工作成绩，并最终取得职业成功。

3. 职业理想是事业成功的精神支柱 职业理想是成就事业、推动社会进步的精神力量。有了这样的精神力量，无论是在职业准备、职业选择，还是在就业或创业的过程中，无论遇到什么样的困难，无论道路如何曲折，都会坚持不懈地朝着已经确立的职业目标前进，直到取得事业上的成功。

哈佛大学的一项调查就很好的显现出职业理想的作用。有一年，一群意气风发的天之骄子从美国哈佛大学毕业了，他们即将开始穿越各自的“玉米地”。他们的智力、学历、环境条件都相差无几。临出校门，哈佛对他们进行了一次关于人生目标的调查。结果是这样的：27% 的人没有目标；60% 的人目标模糊；10% 的人有清晰但比较短期的目标；3% 的人有清晰而长远的目标。以后的 25 年，他们穿越“玉米地”。25 年后，哈佛再次对这群学生进行了跟踪调查。结果是这样的：25 年间那 3% 的人朝着一个方向不懈努力，几乎都成为社会各界的成功之士，其中不乏行业领袖、社会精英；那 10% 的人短期目标不断实现，成为各个领域中的专业人士，大都生活在社会的中上层；那 60% 的人安稳地生活与工作，但都没有什么特别的成绩，几乎都生活在社会的中下层；剩下的那 27% 的人，他们的生活没有目标，过得很不如意，并且常常在埋怨他人、抱怨社会、抱怨这个“不肯给他们机会”的世界。

（二）职业理想的特征

1. 职业理想具有个体差异性 一个人选择什么样的职业，与他的思想品德、知识结构、能力水平、兴趣爱好等都有很大的关系。政治思想觉悟、道德修养水平以及人生观决定着一个人的职业理想方向。知识结构、能力水平决定着一个人的职业理想追求层次。个人的兴趣爱好、气质性格等非智力因素以及性别特征、身体状况等生理特征影响着一个人的职业选择，因此职业理想具有一定的个体差异性。

2. 职业理想具有发展性 一个人的职业理想的内容会因时因地因事的不同而变化。随着年龄的增长、社会阅历的增强、知识水平的提高，职业理想会由朦胧变得清晰，由幻想变得理智，由波动变得稳定。孩提时代，想参军当兵，长大后却成了一名医生的事实就说明了这一点。因此，职业理想具有一定的发展性。

3. 职业理想具有时代性 社会的分工、职业的变化，是影响一个人职业理想实现的决定因素。生产力发展的水平不同、社会实践的深度和广度的不同，人们的职业追求目标也会不同。生产方式越先进，社会经济越发达，分工也就越精细，职业的种类也就越多，人们选择职业的机会也就越多，职业理想实现的可能性也就越大。如计算机的诞生，从而演绎出与计算机相关的职业。职业理想是一定的生产方式及其所形成的职业地位、职业声望在一个人头脑中的反映。任何时代的职业都受到该时代社会生产发展水平的制约。

4. 职业理想具有社会性 人的职业理想的社会性是由人的社会性决定的。人们提出和设定职业理想，是在一定的社会形态和一定的社会条件下形成的。实现职业理想也要受制于一定的社会因素，依赖于特定的社会条件。比如，职业流动是在双向选择、契约方式就业的条件下形成和发展起来的，是在市场经济条件下为人们实现职业理想提供的社会条件之一；而在计划经济条件下，情况则大不相同。可以说，人们职业理想的实现过程就是人们的社会职业活动过程。

医学是人类最崇高的职业之一，“健康所系、性命相托”，作为一个医学生，应该为自己所选择的职业感到自豪和光荣。同时，医学生的职业理想建立在治病救人、救死扶伤，对生命奥妙的探索、对疑难杂症的攻克、对生命的敬畏、对患者的关爱、对社会的责任等高标准，严要求的职业基础上，要求从医者要有高尚的医德，良好的服务态度，无私的奉献精神，竭尽全力除人类之病痛，助健康之完美，维护医术的圣洁和荣誉。救死扶伤，不辞艰辛，执著追求，同时，又要有精湛的医学技术，这样才能实现自己的职业理想。

医学检验为疾病的诊断、治疗、预后及健康评估等提供客观依据，临床医学离不开医学

笔记

检验。当今许多高科技成果和技术如光学、电子、自动化、计算机、信息等都已在医学检验行业得到充分应用，医学检验的需求又推动了这些技术的发展。现代医学重大理论的建立和重要技术的诞生也都是建立在实验室的基础上，而且医学检验将在未来精准医学、个体化医学等方面发挥更大的作用，有广阔的发展前景。医学检验专业学生毕业后可以到医院检验科、独立临床实验室、体外诊断等检验行业相关或相近单位工作，就业范围广，社会需求大。因此，医学检验专业学生应该为自己选择医学检验专业而庆幸和高兴。但同时，检验结果将会直接影响到患者疾病的诊断和治疗，甚至会危及患者的生命，因此，要求医学检验专业学生进入医学殿堂后，要树立远大职业理想，具有坚强的意志和毅力，勤奋刻苦学习，学好专业本领，培养自己的专业素质和综合素养，为今后的事业打下良好的基础。

（三）职业理想的实现

职业理想源于现实也高于现实，它比现实更美好。步入大学的医学生一定要做好自己的职业理想规划，下苦功夫、求真学问，在学好自己专业的同时，注重职业素养的提升，为追求自己的职业理想打下坚实的基础，去营造自己钟爱的事业。人的职业理想从产生、形成到发展经历儿童期的萌发、青少年期的初步形成、大学期的具体化和调整及职业期的理想稳定。要在专业背景下去进行职业岗位探索，实现自己的职业理想，离不开职业能力、职业精神和职业素养三方面。

1. 职业能力　医学检验专业是培养适应我国医药卫生事业和社会现代化发展需要的德、智、体、美全面发展，掌握医学检验的基本知识、基本理论和基本技能，以及与之关联的基础医学、临床医学的相关知识，掌握现代仪器设备及先进医学检验技术，能够从事医疗卫生机构及与检验相关机构的临床医学检验、卫生检验及其他医学实验室工作，具备初步现代医学检验能力、终身学习能力、批判性思维能力和良好职业素养，适应性强、综合素质高，能适应社会经济发展需要的品德高尚、基础扎实、技能熟练、素质全面，具有一定科研发展潜能的应用型医学检验专门人才。

作为医学检验专业的大学生，从入学开始就应该对照以上的目标，严格要求自己，学好检验专业基本理论、基本知识和基本技能。同时，积极参加学校组织的各项活动，有意识培养自己的专业素质、综合素养以及各种能力，为毕业后的就业打下良好的基础。

2. 职业精神　行医既是一门古老传统职业，又是一个需要学习博大精深的科学知识、掌握日新月异的新技术的职业。同时医学关注健康、生命至上的社会属性，对从医者提出了非常高的要求，要求医务工作者具备救死扶伤的人道主义精神、忘我工作的奉献精神、对患者认真负责的敬业精神、对医术精益求精的探索精神、不畏困难勇于攀登的创新精神、对患者全方位关怀的人文精神、维护患者利益的诚信精神和相互协作共同提高的团队精神。其中敬业精神、诚信精神和奉献精神是职业精神的奠基石。

（1）敬业精神：爱岗敬业是公民道德和职业道德的基本要求。“爱岗”指一个人爱自己从事的工作，这个人一定斗志十足、甘于奉献。“敬业”是指敬畏自己的事业，一丝不苟，担起自己该负的责任。也就是说，一个热爱工作、敬畏事业的人是成为“人才”的必备条件。“爱岗敬业”既是工作心态，更是成就职业理想的方法。如果我们把热爱工作、敬畏责任的信念融入到我们的日常工作中，“爱岗敬业”就成为我们的习惯，成为我们自身价值实现最大化、彻底掌握自己命运的有效方法。每个岗位都是平凡的，但如果我们能把它当成生命来热爱，那么它也能闪耀光芒。

爱岗敬业是事业成功的第一步，喜欢、热爱自己的工作，会把工作当成自己的一切，并全身心地投入其中。在职场上，爱岗敬业表面上是为单位、为上司，实际上是为自己。那些爱岗敬业的员工往往能从实际岗位上学到比别人更多的技巧，积累更多的经验，取得更多的业绩，得到大家的认可。所有的这些将成为自己发展的基础，成功的条件。爱岗敬业说得具体点就是认真做好本职工作，把一点一滴的小事做好，把一分一秒的时间抓牢，做好每一次服务，填好每一项记录，算准每一个数据，写好每一个结果，正如一丝不苟、精益求精的“工匠精神”。古人云：不积跬步，无以至千里。不善小事，何以成大器。从我做起，从小事做起，从现在做起，这就是敬业，这就是爱岗。

在这里，我们来看看职场上的成功人士李开复在事业起步时表现出的是怎样的敬业精神。李开复在攻读博士学位的时候，将语音识别系统的识别率从过去的 40% 竟然一下子提高到了 80%，学术界对他刮目相看。当时，他的导师认为：他将成果整理好就可以顺利拿到学位了。然而，李开复并不是这样想，他心里非常清楚第一步的成功一定会让他获得更好的机会。因此，他觉得所得到的 80% 识别率虽然已经是一个优秀的结果，但不是最佳结果。他反而抓紧时间，每周工作 7 天，每天工作 16 小时。最终李开复的语音识别系统的识别率达到 96%。在李开复取得博士学位后，这个系统仍然多年蝉联全美语音识别系统评比冠军。他的这种锲而不舍的敬业精神伴随他一步一步走向成功。

（2）诚信精神：医学是科学，更是人学。医学职业精神作为一种职业理想和信仰，具有很好的导向和塑造作用。诚信是医学职业精神的重要组成部分。在医生宣言中体现当代医学职业的精神，可概括为：患者利益至上，医学诚信第一，提高业务能力，促进社会公平。诚实守信是社会主义职业道德的主要内容和基本准则，是中华民族的优良传统，更是医学检验技术人员实现职业理想的基本要求。

作为医学检验大学生，在进入大学后要注重诚信人格的培养，言行必一致、考试不舞弊；毕业后在医院检验科工作，严格遵守操作规程，不弄虚作假，对自己发的每一份检验报告都认真审核，对检验结果负责；从事在体外诊断行业工作的人员，要特别重视产品质量等。

（3）奉献精神：因为忙碌而美丽，因为奉献而崇高，用朴实的行动诉说生命和爱的意义。作为一名医务工作者，应该坚守岗位，坚守信念，从点滴做起。奉献就是日复一日付出汗水和微笑、是年复一年对生命和健康的执着。我们应该树立“大爱无垠，生命至上”的信念，主动钻研医术，完善医德医风，一心一意为群众健康服务；着力解决医疗卫生服务中群众最关心、最直接、最现实的利益问题；持续改进医疗服务质量，大力弘扬高尚医德，构建和谐的医患关系，作人民健康的忠诚卫士。

有人说，医学检验工作就是为临床及时提供准确诊断依据的前哨工作，就是侦察兵。作为检验科医生，每天接触的不仅仅是患者，还有一台台显微镜、一台台电脑、一台台精密仪器……，需要紧跟时代步伐，不断地充实自我，提高自己的专业水平，掌握各项先进的检验技术。检验科医生可以说是一个幕后的无名英雄，职业决定了他不但要有吃苦耐劳的精神，还要有默默付出的奉献精神。

3. 职业素质　提高自己的职业素质是实现职业理想的关键，医学检验专业学生要具备良好的身体与心理素质、良好的医学道德素质、过硬的业务素质等，而这些都有赖于我们在学校就要有意识着力培养。

（李思虹）

第二节　医学检验大学生职业生涯规划

一、职业生涯规划的制定

（一）职业生涯规划的原则

1. 择己所爱，职业与兴趣相吻合　兴趣是最好的老师，从事一项你所喜欢的工作能给你一种满足感，职业生涯也会变得乐趣横生。在设计自己的职业生涯时，务必注意：考虑自己的特点，结合自己的兴趣，择己所爱，选择自己所喜欢的检验岗位。

2. 择己所长，职业与能力、气质相吻合　任何职业都要求从业者掌握一定的技能，具备一定的能力条件。而一个人一生中不能将所有技能都全部掌握。所以你必须在进行检验岗位选择时择己所长，从而有利于发挥自己的优势。运用比较优势原理充分分析别人与自己，充分分析不同检验岗位对职业能力的要求，尽量选择与自己能力、气质相吻合的岗位。

3. 择世所需，职业与社会需求相吻合　随着医学科学技术的发展以及医疗卫生体制改革的不断深入，医学检验行业也在发生着日新月异的变化，也会有新的医学检验岗位产生。所以在设计职业生涯时，一定要分析医学检验行业的社会需求，择世所需。最重要的是，目光要长远。

4. 择己所利，职业与专业相吻合　依据专业选择职业岗位是规划职业生涯的前提，在明晰医学检验行业所有的就业岗位对能力素质的要求的基础上，要善于差异化求职，脚踏实地设计出符合自己情况的职业生涯路线图，明确努力的方向和重点，有针对性地学习、丰富和提升自己。

（二）制定职业生涯规划的方法

1. 正确认识自我　正确认识自我就是要全面了解自己。一个有效的职业生涯设计必须是在充分且正确认识自身条件与相关环境的基础上进行的。要正确客观的审视自己、认识自己、了解自己，做好自我评估，包括自己的兴趣、特长、性格、学识、技能、智商、情商、思维方式等。即要弄清我想干什么、我能干什么、我应该干什么、在众多的职业面前我会选择什么等问题。

2. 认真分析环境　职业生涯规划还要充分认识与了解相关的环境，评估环境因素对自己职业生涯发展的影响，分析环境条件的特点、发展变化情况，把握环境因素的优势与限制。了解医学检验行业的地位、形势以及发展趋势。

3. 确定职业目标　确定目标是制订职业生涯规划的关键，应结合医学检验就业岗位（医院检验科、中心血站、独立实验室、检验试剂的研制等），合理制订短期目标、中期目标、长期目标。长远目标需要个人经过长期艰苦努力、不懈奋斗才有可能实现，确立长远目标时要立足现实、慎重选择、全面考虑，使之既有现实性又有前瞻性。短期目标更具体，对人的影响也更直接，也是长远目标的组成部分。

4. 确定职业生涯路线　在确定职业目标后，就要选择未来的发展道路，即，是向行政管理路线发展，还是向专业技术路线发展；亦或是先走技术路线，再转向行政管理路线……由于发展路线不同，对职业发展的要求也不相同。因此，在职业生涯规划中，必须作出抉择，以便使自己的学习、工作以及各种行动措施沿着你的职业生涯路线或预定的方向前进。一般来讲，职业生涯路线的选择须考虑以下三个问题：我想往哪一路线发展？我能往哪一路线发展？我可以往哪一路线发展？

回答上述三个问题，是对“知己”、“知彼”有关情况进行综合分析并加以利用的过程，以此确定自己的最佳职业生涯路线。

二、职业生涯规划的实施

机会只会光顾有准备的人，只有当规划真正成为激励和鞭策自己的行动方案，并在你坚持不懈的实施过程中逐步变成现实，规划才具有真正的意义和价值。

（一）当机立断，雷厉风行

大学阶段是为步入职场打下坚实基础的阶段。高中毕业进入大学，面对一个生活环境、学习方法、人际关系等方面与高中阶段显著不同的全新环境，每个人都需要一个适应的过程，都要做好心理调试，以开放的和阳光心态，面对大学的新环境，新生活，学会做人，学会做事，学会学习，学会交往，学会把握和管理自己。尽快尽早了解医学检验专业的培养目标、所需要掌握的医学基础知识、临床医学知识、医学检验的专业知识和技能、毕业以后的就业岗位，为确定职业目标打下基础。

（二）瞄准目标，有效行动

九月开学季，作为医学检验专业一名新入学的大学生，步入自己心目中的象牙塔，开始了人一生中最为关键阶段的学习和生活。从入学的第一天起，就应当对大学四年有一个正确的认识和规划。一年级为探索期，转变角色，适应环境，要巩固扎实医学基础知识，加强英语、计算机能力的学习，掌握现代职业者所应具备的最基本技能；二年级，定向期，确定自己的价值观、动机和抱负，了解不同的医学检验岗位的职业素质及技能要求，初步确定毕业方向以及相应能力与素质的培养，通过参加学生会或社团等组织，培养和锻炼自己的领导组织能力、团队协作精神，学好临床医学相关知识，增强英语口语和计算机应用的能力，通过英语和计算机的相关证书考试。三年级，准备期，在加强医学检验专业知识学习和专业技能训练的同时，了解搜集就业信息，如果决定考研，也要做好复习准备。四年级，冲刺期，重视专业实习，通过实习从宏观上了解医院检验科的工作方式、运转模式、工作流程，从微观上明确个人在岗位上的职责要求及规范，为正式走上工作岗位奠定良好基础，充分利用学校提供的有利条件，强化求职技巧，积极参加招聘会，在实践中检验自己。

大学四年，在学好医学检验专业知识和掌握医学检验基本技能的同时，要关注自身心理健康，提高情商；学会与人交往，提高人际交往能力；积极参加社会活动，培养责任意识、开拓意识、团队意识；在政治上有所追求，积极要求进步。从而全方位的锻炼和提高自己。

（三）克服困难，持之以恒

情绪可以左右人的成败。大学生年轻气盛，情绪容易发生波动。要学会用自我激励法、转移调节法、身心放松法、情绪宣泄法及自我安慰法等方法自我调节情绪，保持健康向上的生活态度。

生活和工作中，每个人都会遇到挫折和失败，失望和否定，要想获得成功，必须学会以正确的态度面对挫折。要正视挫折，以良好的心态和端正的态度面对困境；重视挫折，及时总结经验，永远不要在同一个地方摔倒两次；忘掉挫折，以最快的速度行动起来，全力以赴去做好下一件事；永不言弃，只要你不把自己打倒，别人永远不会把你打倒，永远不要放弃希望与追求。

美国现代成功学代表人物安东尼•罗宾说："知道目标，找出好的方法，起身去做，观察每个步骤的结果，不断修正调整，以达到目标为止"。在实现职业生涯规划的征程中，会遇到很多困难和磨难，一个人克服一点儿困难也许并不难，难的是能够持之以恒地做下去，直到最后成功。历尽磨难，仍疾心不改，仍要坚持挑战挫折。一个人只有守住自己那颗平常心，一步一个脚印，脚踏实地，不畏困难，始终向前进，才能最终实现自己的目标。

三、职业生涯规划的评估和反馈

职业生涯是一个动态的过程，经过审慎思考和论证制定的职业生涯规划，在实施过程中还必须对它进行动态管理，随时对其做好评估，并根据客观实际情况对规划中的相关内容适时加以修正，但不能降低或修改原有的目标，以便更好地适应自身发展和社会发展的需要。

本章小结

职业是人们利用专门的知识和技能，为社会创造物质和精神财富，获取合理报酬，并作为满足自己和社会的物质生活和精神需求的相对稳定的工作。理想是人们为自我完善设

笔记

立的价值目标。职业理想是人们对未来职业的向往和追求。作为一名医学检验专业学生，职业理想应建立在治病救人、救死扶伤，对社会的责任这样一个高标准严要求的基础之上。对照以上的目标，医学检验专业学生应该严格要求自己，学好医学检验专业基本理论、基本知识和基本技能；培养爱岗敬业、默默付出的奉献精神；同时，还应有意识培养良好的身体与心理、团队协作能力、临床沟通能力，使自己具备主动获取知识的能力以及较强的创新素养，为毕业后的就业打下良好的基础。在校期间应根据自身特点，分析医学检验行业背景及就业岗位，尽早确定职业生涯规划，合理制订短期目标、中期目标和长期目标。瞄准目标，合理安排大学四年的学习和生活，学会以正确的态度面对挫折，克服困难，一步一个脚印，脚踏实地，始终向前进，最终实现自己的职业梦想。

（张家忠）

附录 《医学检验导论》教学计划安排建议

医学检验技术专业《医学检验导论》教学计划安排建议

章	内容	理论	见习	讲座	讨论	课外社会实践	课内合计
	绪论	1					
1	医学分类与研究范畴	2					
2	医学检验的形成与发展	3					
3	医学检验教育发展简况、培养目标与课程	2					
4	医学检验专业的学习	2					
5	医学检验人才知识、能力与素质	2					
6	医学检验毕业生就业岗位	2					
7	医学检验硕士研究生应考指导	1					
8	医学检验人员职业道德	1.5					
9	医学检验人员人际关系与人际沟通	1.5					
10	临床实验室质量、信息及安全管理	2					
11	临床实验室有关的法律法规问题	1					
12	医学检验大学生职业理想与职业生涯规划	1					
	医院检验科或独立实验室参观学习		4				
	医院检验科主任、IVD 企业负责人或优秀毕业生讲座			4			
	讨论、演讲或总结				2		
	寒假、暑假到医院检验科和 IVD 企业社会实践					各 1 周	
合计		22	4	4	2	2 周	32

注：①建议本课程安排在大学第一学期第一周 1、2 节授课，周学时 4 节

②以上教学内容和课时安排仅供参考，各学校可根据各自具体情况进行调整

参考文献

1. 马建辉，闻德亮. 医学导论. 4版. 北京：人民卫生出版社，2013.
2. 沈胜娟，王悦. 医学导论. 上海：第二军医大学出版社，2010.
3. 李小妹. 护理学导论. 3版. 北京：人民卫生出版社，2013.
4. 毕开顺. 药学导论. 2版. 北京：人民卫生出版社，2008.
5. 顾鸣敏. 医学导论. 上海：上海科学技术出版社，2001.
6. 姜安丽. 护理教育学. 3版. 北京：人民卫生出版社，2012.
7. 李爱冬. 医学生课程导论. 北京：科学出版社，2006.
8. 尚红，王疏三，申子瑜. 全国临床检验操作规程. 4版. 北京：人民卫生出版社，2015.
9. 刘成玉，林发全. 临床检验基础. 3版. 北京：中国医药科技出版社，2015.
10. 许文荣，林东红. 临床基础检验学技术. 北京：人民卫生出版社，2015.
11. 徐克前，李燕. 临床生物化学检验. 武汉：华中科技大学出版社，2013.
12. 龚道元，赵建宏. 临床实验室管理学. 武汉：华中科技出版社，2014.
13. 胡继春，张子龙，杜光. 医学社会学. 2版. 武汉：华中科技出版社，2014.
14. 郑文清，周宏菊. 现代医学伦理学导论. 武汉：武汉大学出版社，2012.
15. 冯泽永. 医学伦理学. 3版. 北京：科学技术出版社，2012.
16. 陈亚新，王大健. 当代医学伦理学. 北京：科学技术出版社，2002.
17. 卢起华，丽萍，雒从清. 当代医学伦理学. 武汉：华中科技大学出版社，2005.
18. 孙晓春，龚道元. 临床输血学检验技术. 北京：人民卫生出版社，2014.
19. 龚道元，张纪云. 临床检验基础. 4版. 北京：人民卫生出版社，2015.
20. 孙荣伍，王鸿利. 临床实验诊断学. 上海：上海科学技术出版社，2001.
21. 史瑞芬，史宝欣. 护士人文修养. 北京：人民卫生出版社，2015.
22. 尹一兵，倪培华. 临床生物化学检验技术. 北京：人民卫生出版社，2015.
23. 吕建新，王晓春. 临床分子生物学检验技术. 北京：人民卫生出版社，2015.
24. 刘运德，楼永良. 临床微生物学检验技术. 北京：人民卫生出版社，2015.
25. 李金明，刘辉. 临床免疫学检验技术. 北京：人民卫生出版社，2015.
26. 夏薇，陈婷梅. 临床血液学检验技术. 北京：人民卫生出版社，2015.
27. 胡丽华. 临床输血学检验技术. 北京：人民卫生出版社，2015.
28. 樊绮诗，钱士匀. 临床检验仪器与技术. 北京：人民卫生出版社，2015.
29. 杨惠，王成彬. 临床实验室管理. 北京：人民卫生出版社，2015.